Tantra-Yoga

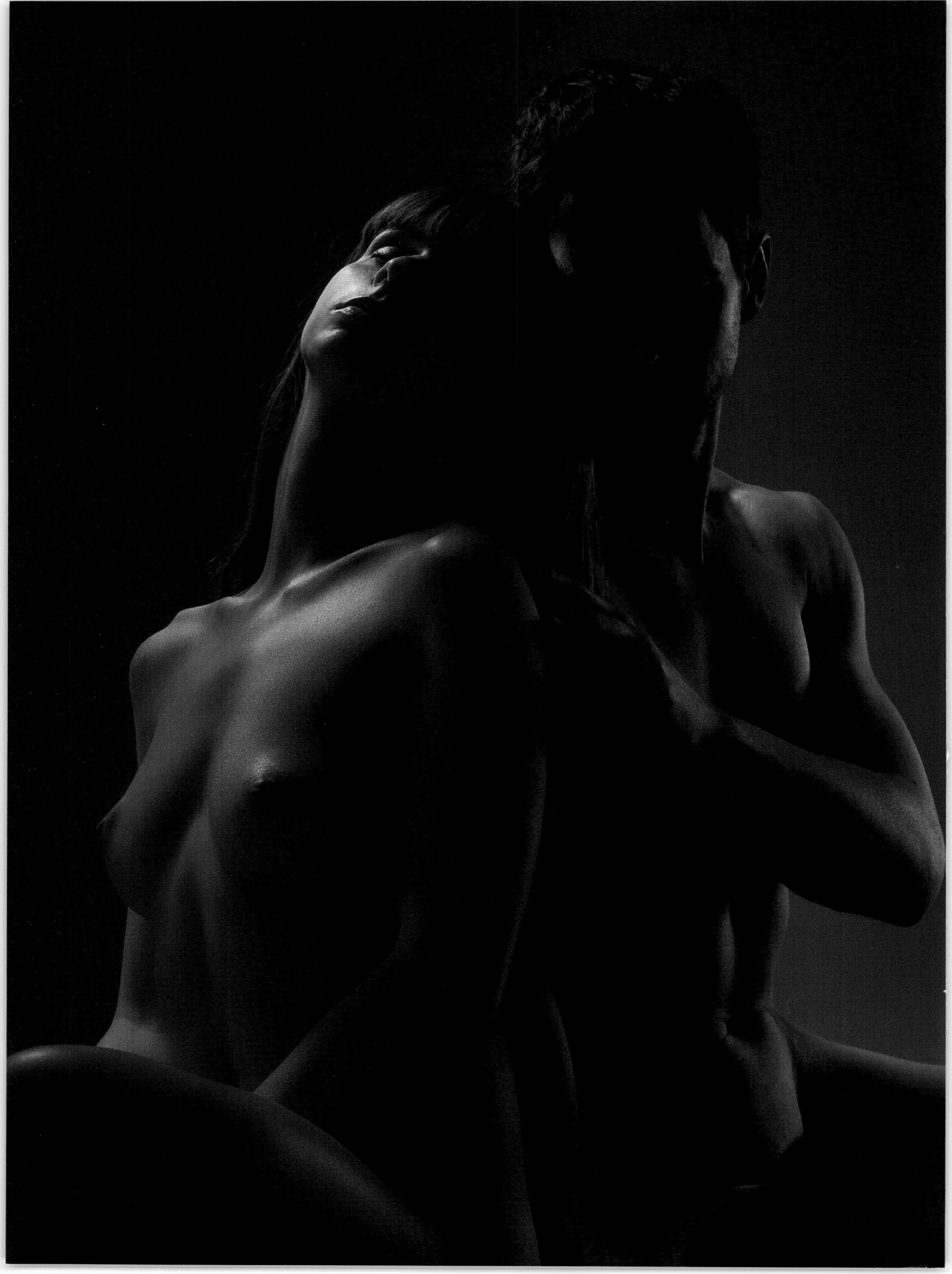

Kalashatra Govinda

Tantra-Yoga

Der achtsame Weg zu spiritueller Sinnlichkeit

IRISIANA

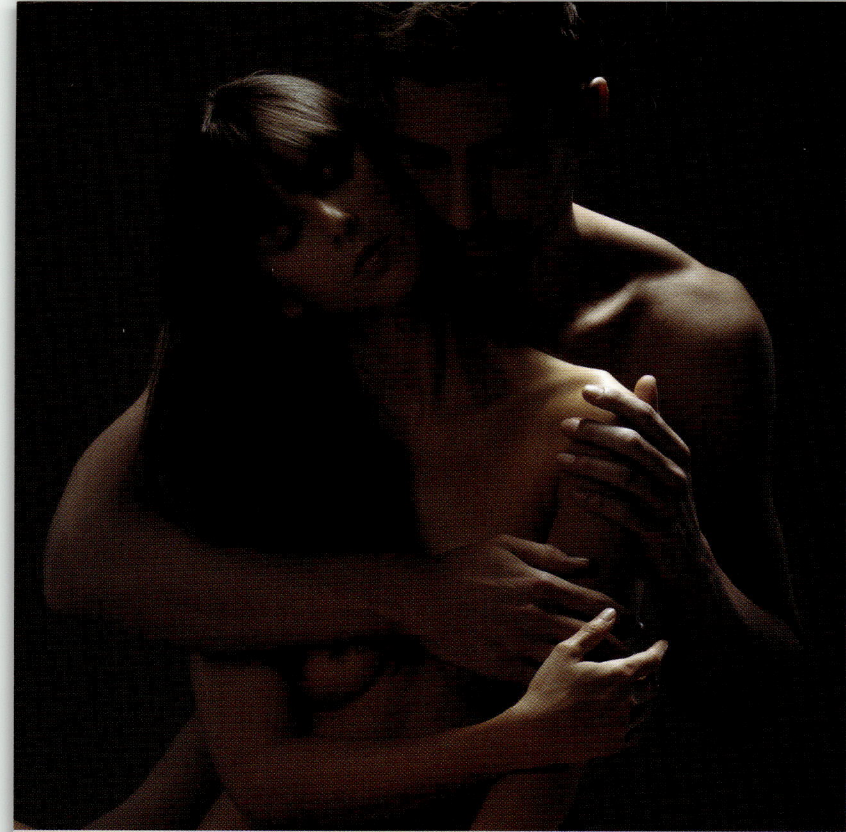

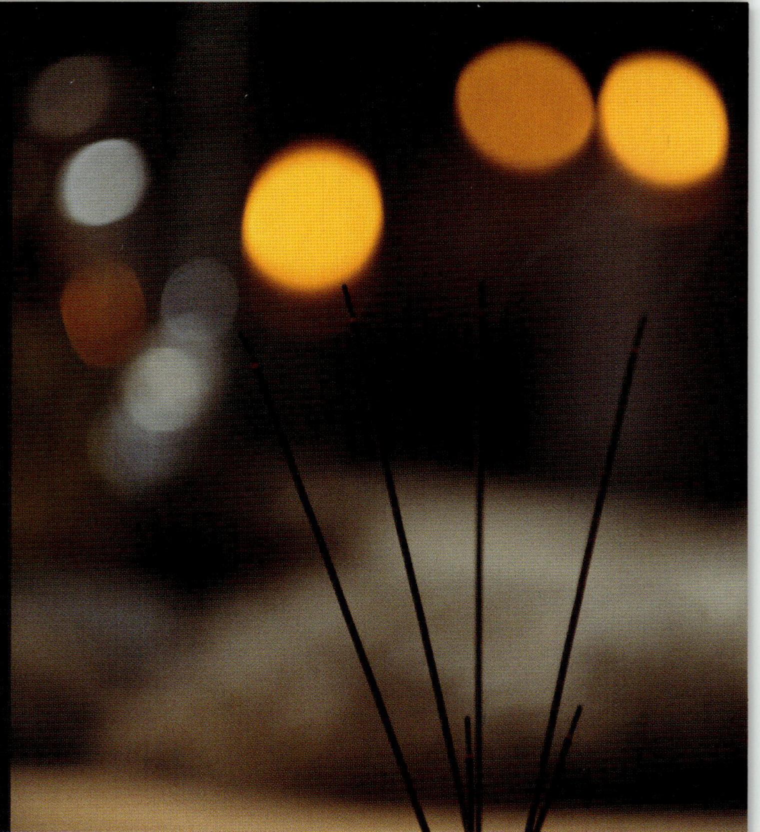

INHALT

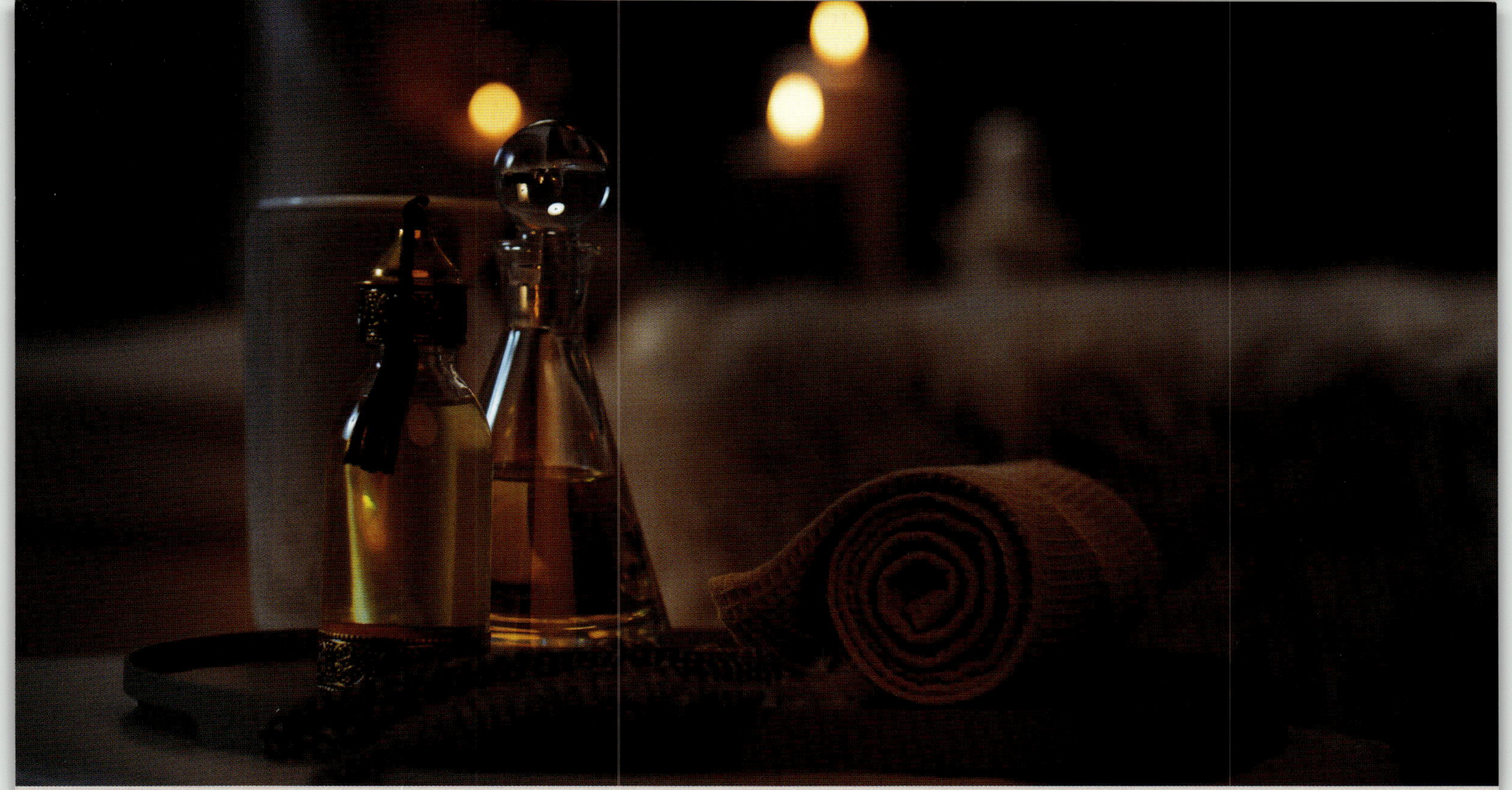

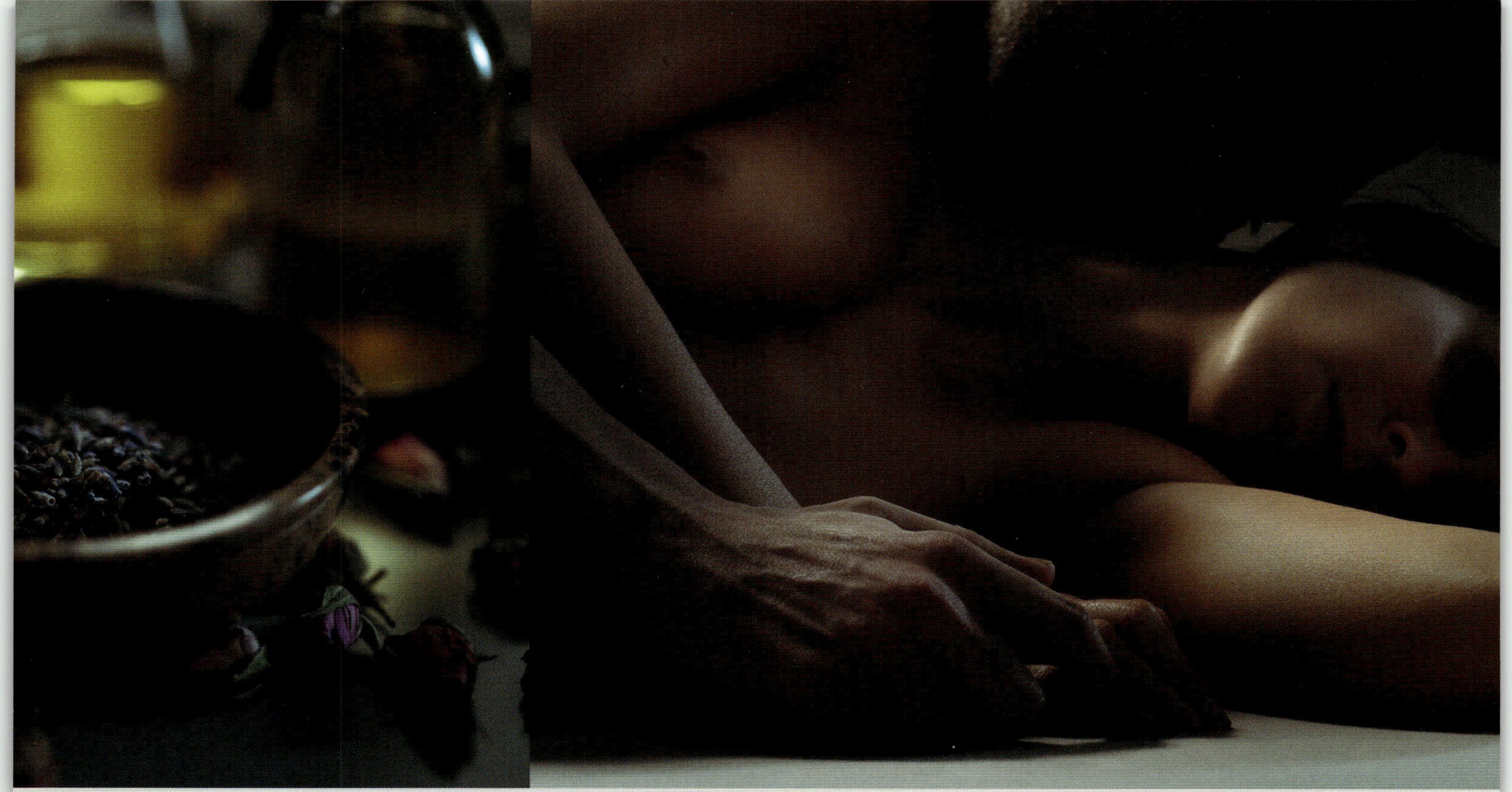

INHALT

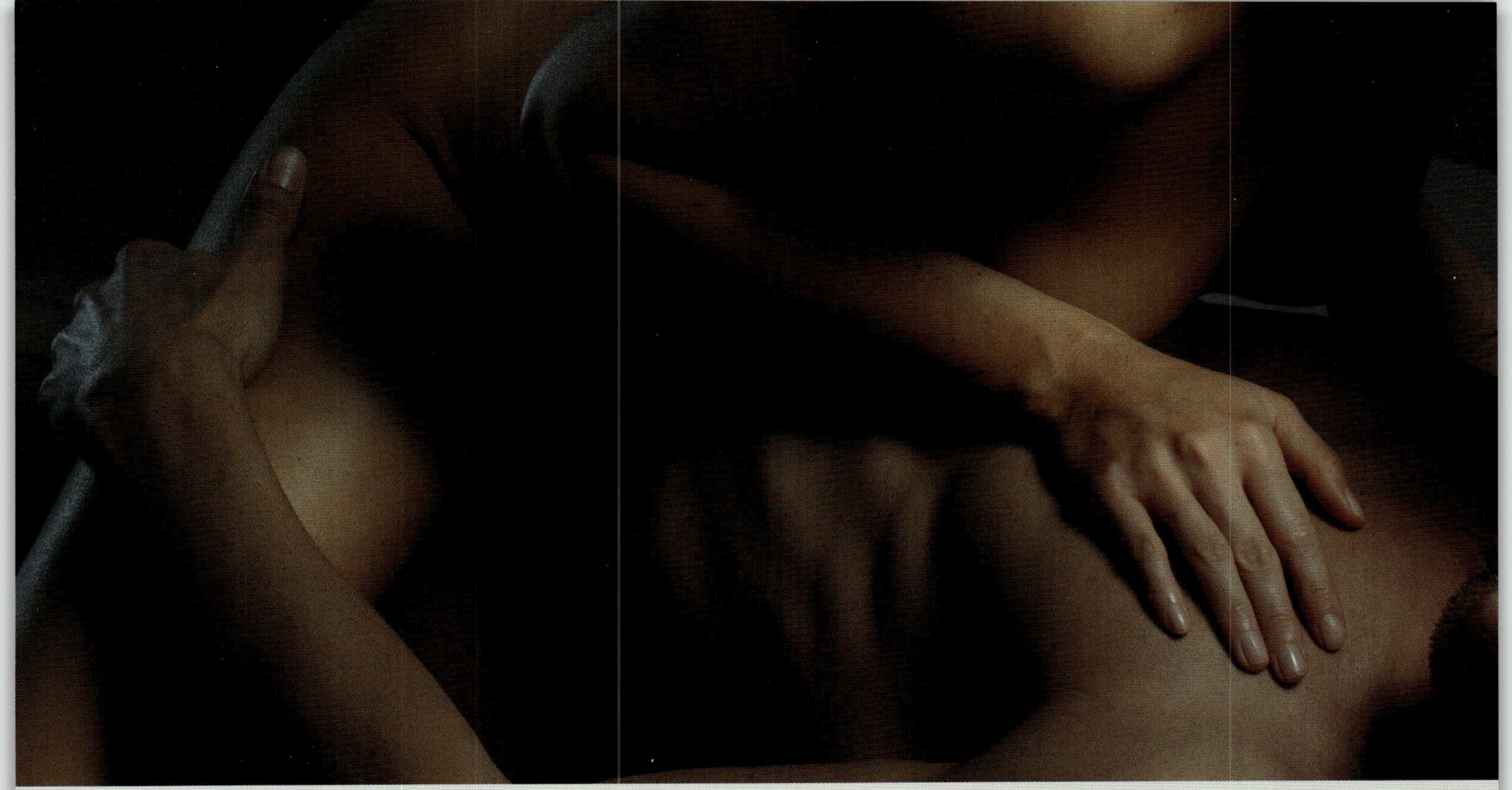

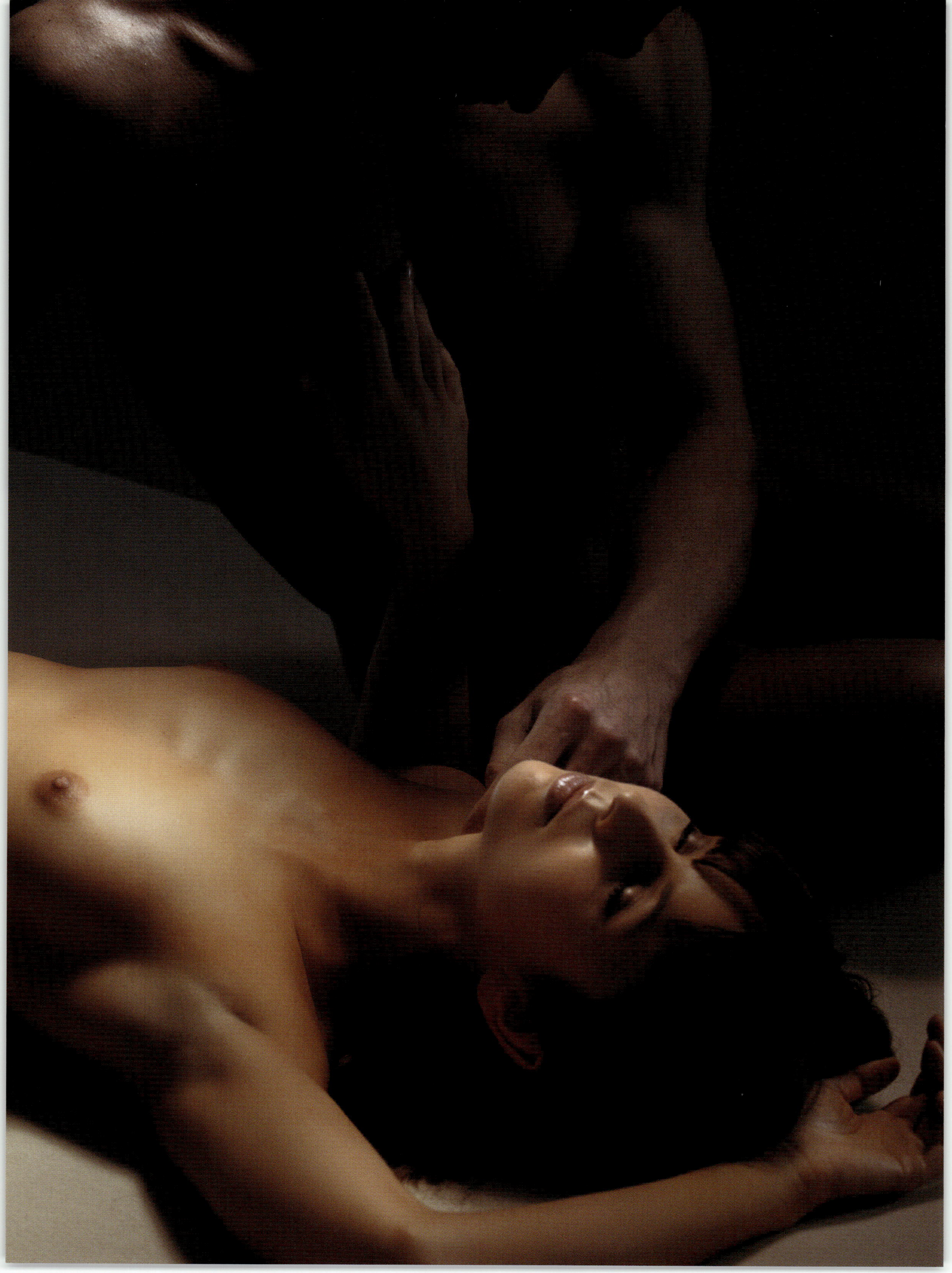

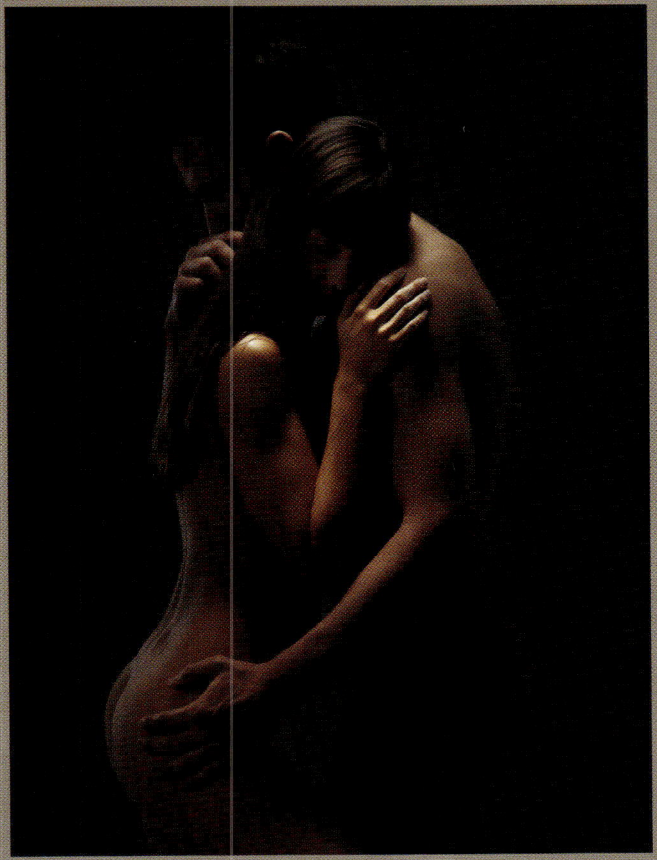

Einleitung

Tantra-Yoga bietet Ihnen und Ihrem Partner eine einfache Möglichkeit, Sinnlichkeit und Sexualität auf eine vollkommen neue Weise zu erfahren – achtsamer, bewusster und sinnerfüllter. Das ist heute wichtiger als je zuvor: Die oft zwanghafte Suche nach schneller Triebbefriedigung und oberflächlicher Sexkonsum auf der einen, sowie zunehmende Lustlosigkeit und das Schwinden der sexuellen Energien auf der anderen Seite führen heute viel zu oft zu Disharmonie und Entfremdung zwischen Liebenden.

Die altindische Kunst der Liebe – Tantra – kann aufgeschlossenen Menschen heute wertvolle Impulse geben, um auf eine wachere und einfühlsamere Weise mit sich selbst und ihrem Partner umzugehen. Doch um die tiefere, spirituelle Bedeutung des Tantra wirklich verstehen und ergründen zu können, brauchen wir einen gangbaren Weg. Tantra-Yoga bietet genau diesen Weg – die Brücke, die von unserem bisherigen, oft unbewussten und gewohnheitsmäßigen Umgang mit der Lust in die ekstatische und zugleich meditative Dimension des Tantra führt.

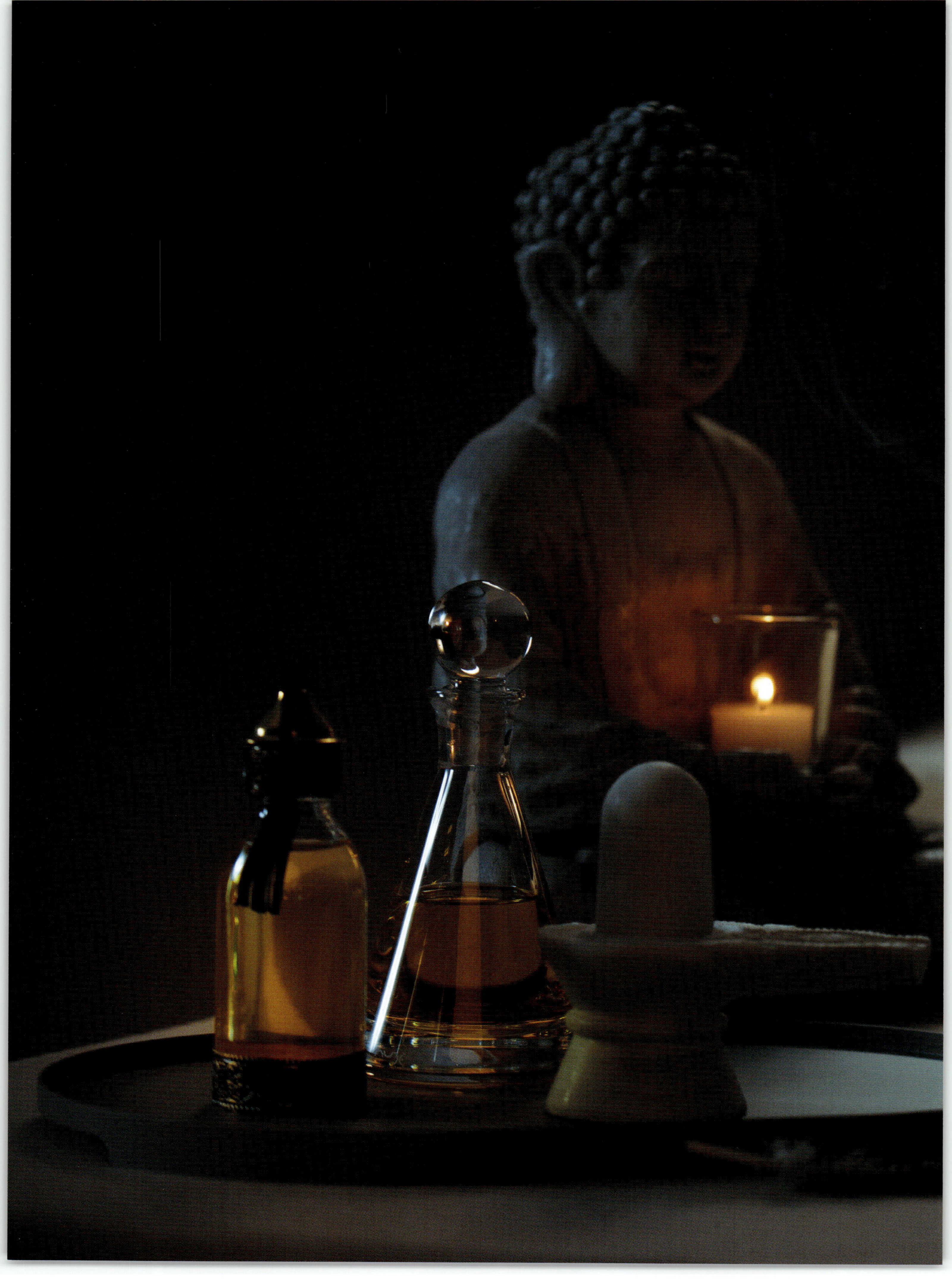

Der Weg des Tantra-Yoga

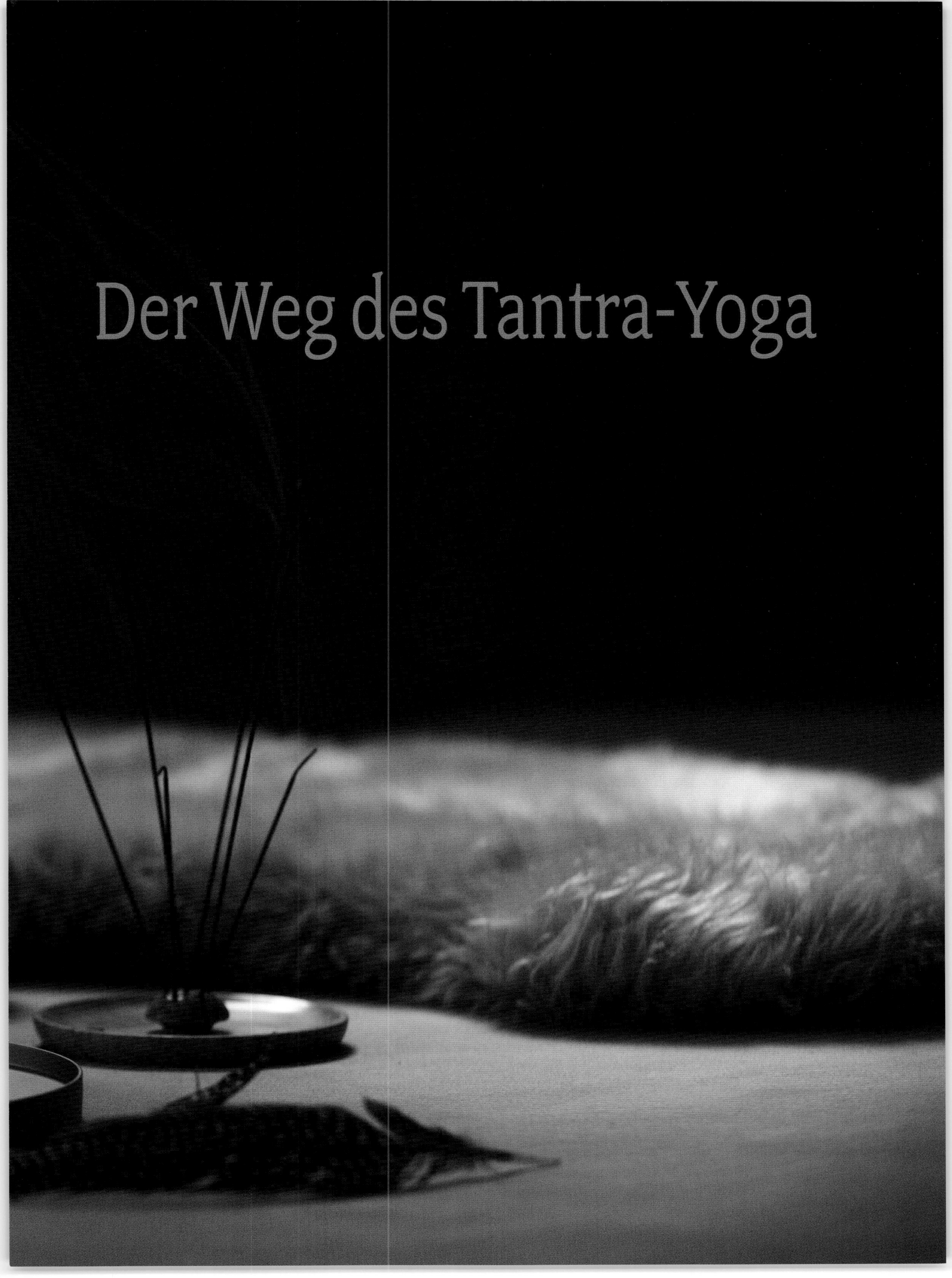

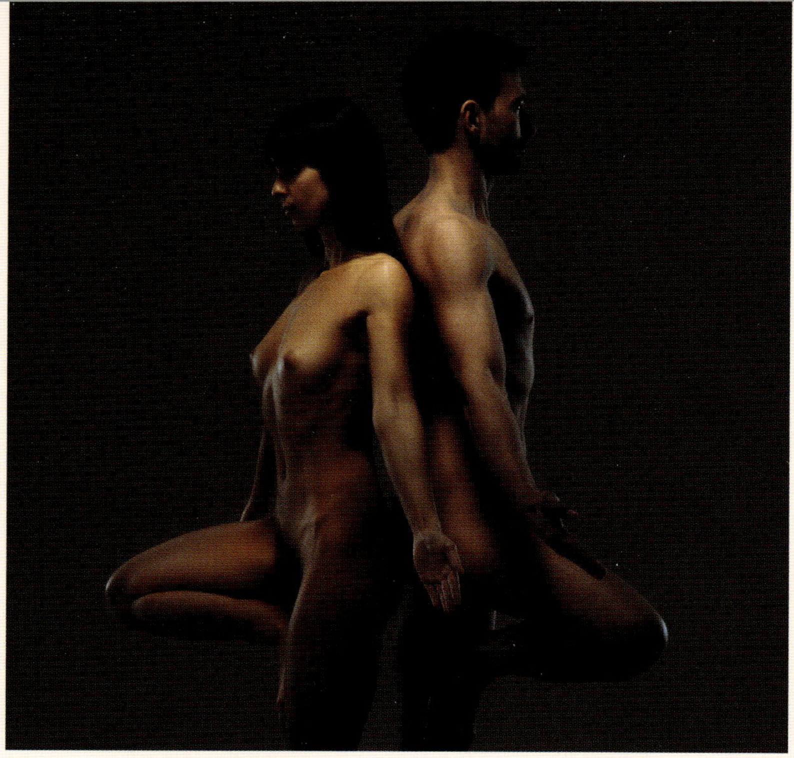

Ursprung des Tantra-Yoga

Die Ursprünge des Tantra-Yoga liegen im Hinduismus und sind jahrtausendealt. Wie schon auf den ersten Blick zu sehen, setzt sich die Methode aus den Sanskritbegriffen »Tantra« und »Yoga« zusammen, die eng miteinander verwandt und letztlich nicht wirklich voneinander zu trennen sind. Beide haben die Vereinigung des Individuums mit Brahman – oder einfacher gesagt: des Menschen mit seiner göttlichen Quelle – zum Ziel.

Im Tantra-Yoga treffen sinnliche, ekstatische Erfahrungen auf die yogische Disziplin. Während Tantra in erster Linie eine bewusste Lebensweise, Sinnlichkeit, Lebenslust und eine spirituelle Sexualität lehrt, bietet Yoga einen konkreten Weg – eine geistige und körperliche Disziplin, die es uns ermöglicht, unseren Geist zu sammeln, Lebensenergie zu speichern und uns von äußeren und inneren Giften zu reinigen. Yoga bietet also gewissermaßen die Methode, die wir brauchen, um mehr Achtsamkeit uns selbst und unserem Partner gegenüber zu entwickeln und gemeinsam mit unserem Partner eine höhere Stufe des Bewusstseins zu erklimmen.

Einfach ausgedrückt könnte man sagen, dass Yoga der Weg und Tantra das Ziel ist. Tantra-Yoga ermöglicht es Ihnen, Ihre Lebensfreude, Sinnlichkeit und sexuelle Lust in klaren, nachvollziehbaren Schritten zu kultivieren. Zugleich ist Tantra-Yoga aber auch beides zugleich: Weg und Ziel.

Neben einfachen, vorbereitenden Übungen bietet Tantra-Yoga verschiedene Asanas (Yogastellungen), Meditationen und Atemübungen an, die dabei helfen, Körper und Geist zu harmonisieren. Viele dieser Techniken können Sie alleine anwenden, um Ihre sexuellen Energien zu wecken und den Strom der Lebensenergie durch Ihre Chakras – die feinstofflichen Zentren im menschlichen Körper – zu aktivieren.

Vor allem geht es im Tantra-Yoga aber darum, die Verbindung zu Ihrem Partner zu stärken und die sexuelle Vereinigung in eine spirituelle Begegnung zu verwandeln. Paar-Yoga-Übungen, tantrische Massagen und klassische Liebesstellungen ermöglichen es Ihnen und Ihrem Partner, sich vertrauensvoll aufeinander einzulassen und Belastendes loszulassen.

Tantra-Yoga ist ein einfacher Weg, den Sie ohne Vorkenntnisse nutzen können, um Erotik bewusster zu erleben und sich mit Ihrem Partner von Herz zu Herz zu verbinden. Durch Tantra-Yoga schaffen Sie die ideale Voraussetzung für ein erfülltes Liebesleben, eine harmonische Beziehung, einen gesunden Körper und geistiges Wachstum.

Yoga – Die Grundlage

Der Begriff Yoga stammt aus dem Sanskrit und bedeutet so viel wie Anschirren, Anjochen oder Vereinigung. Wie der Bauer seine Zugtiere anschirrt, um zu pflügen, so sammelt der Yogaübende seine körperlichen, seelischen und geistigen Kräfte, um sie für seine Kultivierung zu nutzen.

Wann immer von Yoga die Rede ist, ist im Westen in erster Linie Hatha-Yoga gemeint. Tatsächlich ist »Yoga« jedoch viel mehr ein Oberbegriff für zahlreiche verschiedene Systeme und Techniken, die in der altindischen Philosophie gründen.

Neben Hatha-Yoga – der Yogaform, in der unser physischer und feinstofflicher Körper im Mittelpunkt steht –, sind auch der Bhakti-Yoga der selbstlosen Hingabe an

das Göttliche, der Karma-Yoga des selbstlosen Tuns oder der Raja-Yoga der Meditation bekannte Yogasysteme.
Ebenso wie bei allen Yogavarianten, geht es auch im Tantra-Yoga um die Verbindung des Individuums mit dem Göttlichen. Der Weg führt allerdings nicht über den eigenen Körper oder die Hingabe an Gott, sondern vielmehr über die körperliche und seelische Vereinigung von Mann und Frau und die völlige Hingabe an seine Geliebte oder seinen Geliebten. Entscheidend ist dabei jedoch, dass wir nicht auf der persönlichen Ebene stehen bleiben oder mit anderen Worten: So wichtig es ist, unseren Partner als Individuum zu respektieren und ihm mitfühlend zu begegnen, so geht es im Tantra-Yoga doch vielmehr darum, dass Göttliche, Ewige in unserem Partner zu erkennen – das Urprinzip des Weiblichen beziehungsweise Männlichen.

Yoga hat einige Vorteile, die sich gerade im Tantra-Yoga sehr positiv auswirken. Zum einen schenkt Yoga unserem Körper viel Energie – der Körper wird beweglicher und zugleich stärker, der Geist ruhiger und gesammelter. Zum anderen entwickelt Yoga unser Bewusstsein und stärkt unser Selbstbewusstsein. Den eigenen Körper wie auch den Körper unseres Partners bewusster wahrzunehmen, ist ein wichtiger Schritt im Tantra-Yoga. Ebenso wichtig ist die Fähigkeit, sich auf das Hier und Jetzt und somit beispielsweise auf den Augenblick der sexuellen Vereinigung konzentrieren zu können. Nicht zuletzt ist Tantra-Yoga auch ein guter Einstieg für alle, die tiefer in die altindische Kunst des Tantra vordringen wollen.

Das Tantra-Geheimnis

Der Sanskrit-Begriff Tantra heißt wörtlich übersetzt »Gewebe«, »Fäden« oder »Zusammenhalt«. Tantra hat aber auch die Bedeutung von »Essenz« oder »innerstes Wesen«. Tantra ist eine jahrtausendealte, spirituelle Weisheitslehre, die das Verweben unserer eigenen individuellen Energie mit der Energie des Universums zum Ziel hat. Tantriker sehen das Universum als ein Zusammenwirken aus Energie und Bewusstsein an, und so geht es im Tantra immer darum, das Körperliche zu transzendieren und die Grenzen zwischen Materie und Geist, zwischen Körper und Bewusstsein zu überschreiten. Da Tantra dazu die spirituelle und insbesondere auch sexuelle Energie im Menschen nutzt, führt die tantrische Praxis zu einer Stärkung der sexuellen Energie und ermöglicht es zugleich, ekstatische Bewusstseinszustände zu erfahren.

Möglicherweise geht Tantra auf die Anfänge der ersten Hochkulturen matriarchalischer Zivilisation vor mehr als 10 000 Jahren zurück. Archäologische Funde deuten darauf hin, dass die Ursprünge des Tantra innerhalb der Induskultur schon früh in Form von Fruchtbarkeitskulten auftauchten – tatsächlich gibt die Herkunft des Tantra Forschern aber auch heute noch viele Rätsel auf.
Grundsätzlich ist Tantra eine Form der Energiearbeit, durch die verschiedene Ziele erreicht werden können. So lassen sich auch drei grundsätzliche Tantra-Wege unterscheiden: Weißes, Schwarzes und Rotes Tantra.

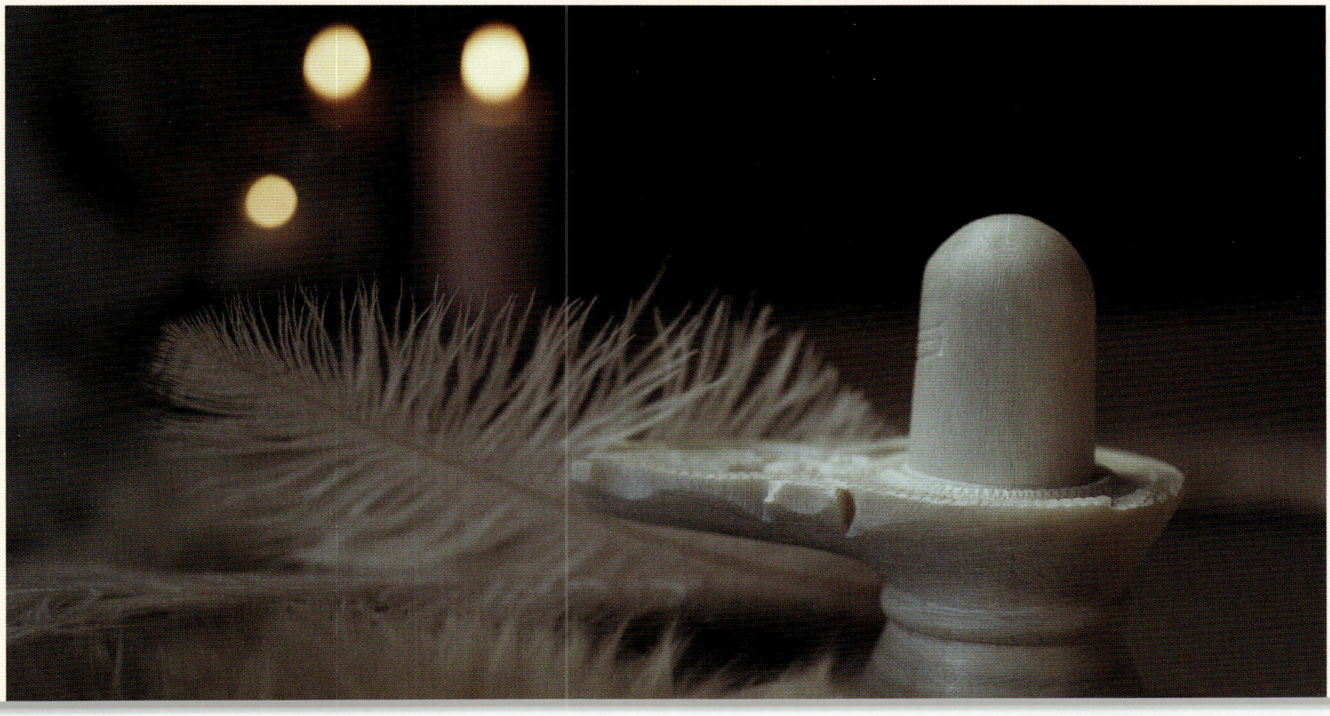

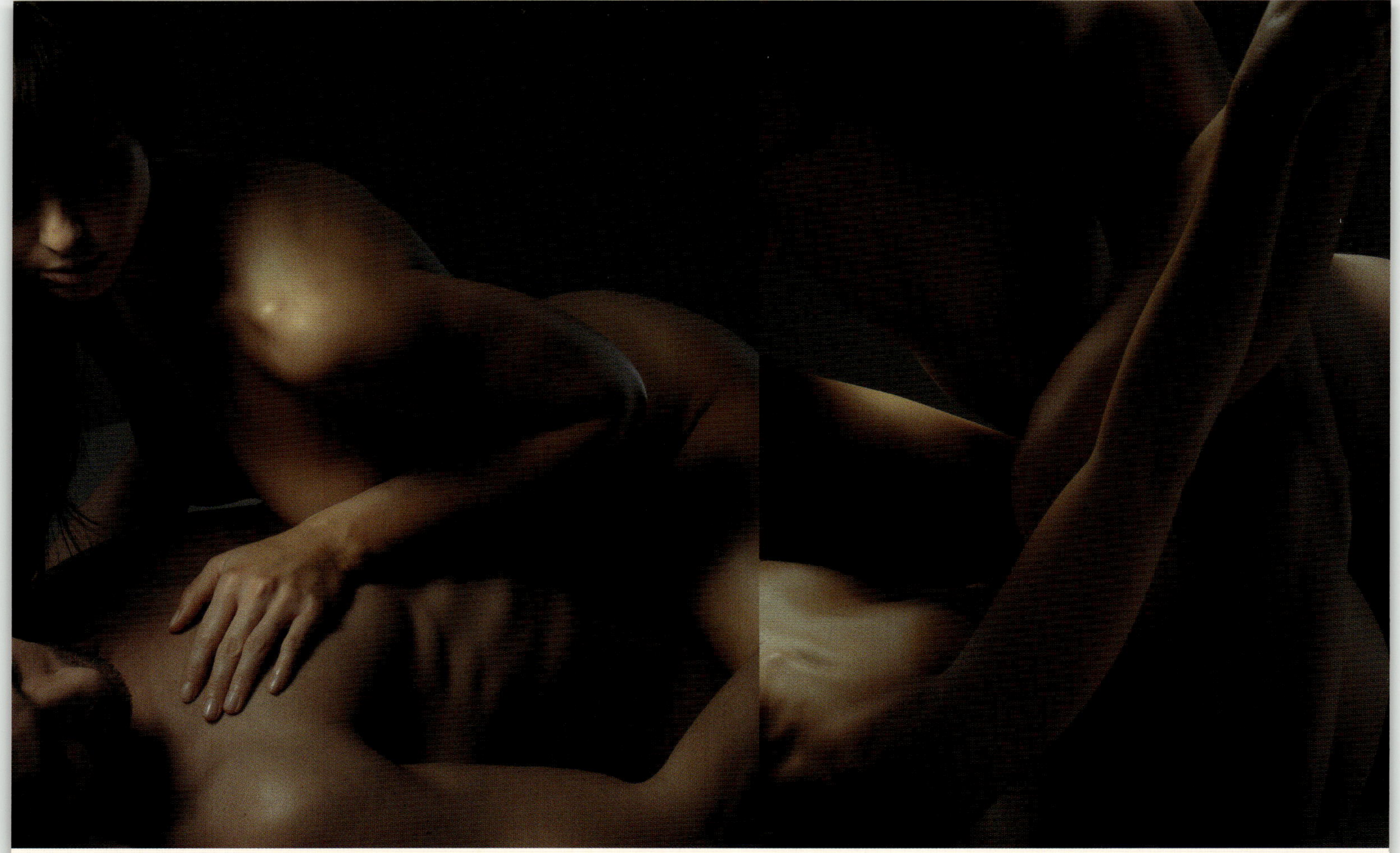

Weißes Tantra-Yoga – Reinheit und Transzendenz

Im Mittelpunkt des Weißen Tantra-Yoga steht die Reinigung des Geistes. Ziel ist es, das Unterbewusstsein von schädigenden Inhalten zu befreien und emotionale Blockaden zu lösen. Die Aktivierung des Energieflusses ist ebenso wie in allen anderen Tantra-Schulen auch im Weißen Tantra von großer Bedeutung.

Weißes Tantra ist stark durchsetzt mit Ritualen aus der hinduistischen Kultur und daher für Menschen aus dem Westen nicht so gut geeignet. Zu den religiös orientierten Ritualen gehören etwa Pilgerreisen (Yatras), Feuerzeremonien (Homas) und Verehrungsrituale (Pujas) sowie das Rezitieren heiliger Schriften. Neben den stark ritualisierten Formen bildet allerdings auch der Kundalini-Yoga eine Unterart des Weißen Tantra. Er kann unabhängig von der jeweiligen Religionszugehörigkeit geübt werden, erfordert aber große Hingabe an einen Kundalini-Yoga-Meister. Die Praxis des Kundalini-Yoga birgt einige Gefahren, denn der Umgang mit feinstofflichen Energien kann unangenehme grobstoffliche Nebenwirkungen haben, weshalb eine gute Einführung in die Techniken des Kundalini-Yoga besonders wichtig ist.

Schwarzes Tantra-Yoga – Macht

Schwarzes Tantra repräsentiert die dunkle Seite des Tantra. Auch hierbei geht es zwar darum, seine Energie – und nicht zuletzt auch die sexuelle Energie – zu steigern. Das Ziel besteht aber darin, die höheren Bewusstseinszustände, die durch die Praxis erlangt werden, für egoistische Zwecke einzusetzen. Im Schwarzen Tantra geht es um Macht, um die Manipulation anderer Menschen und letztlich um schwarze Magie. In einigen Gegenden Indiens wird schwarze Magie sogar ganz mit Tantra gleichgesetzt, und Tantrika werden dort als »Hexer« angesehen.

Um egoistische Ziele zu verwirklichen, sich zu bereichern oder anderen zu schaden, werden im Schwarzen Tantra zauberkräftige Amulette getragen und Mantras rezitiert, zudem werden fragwürdige abergläubische Rituale durchgeführt.

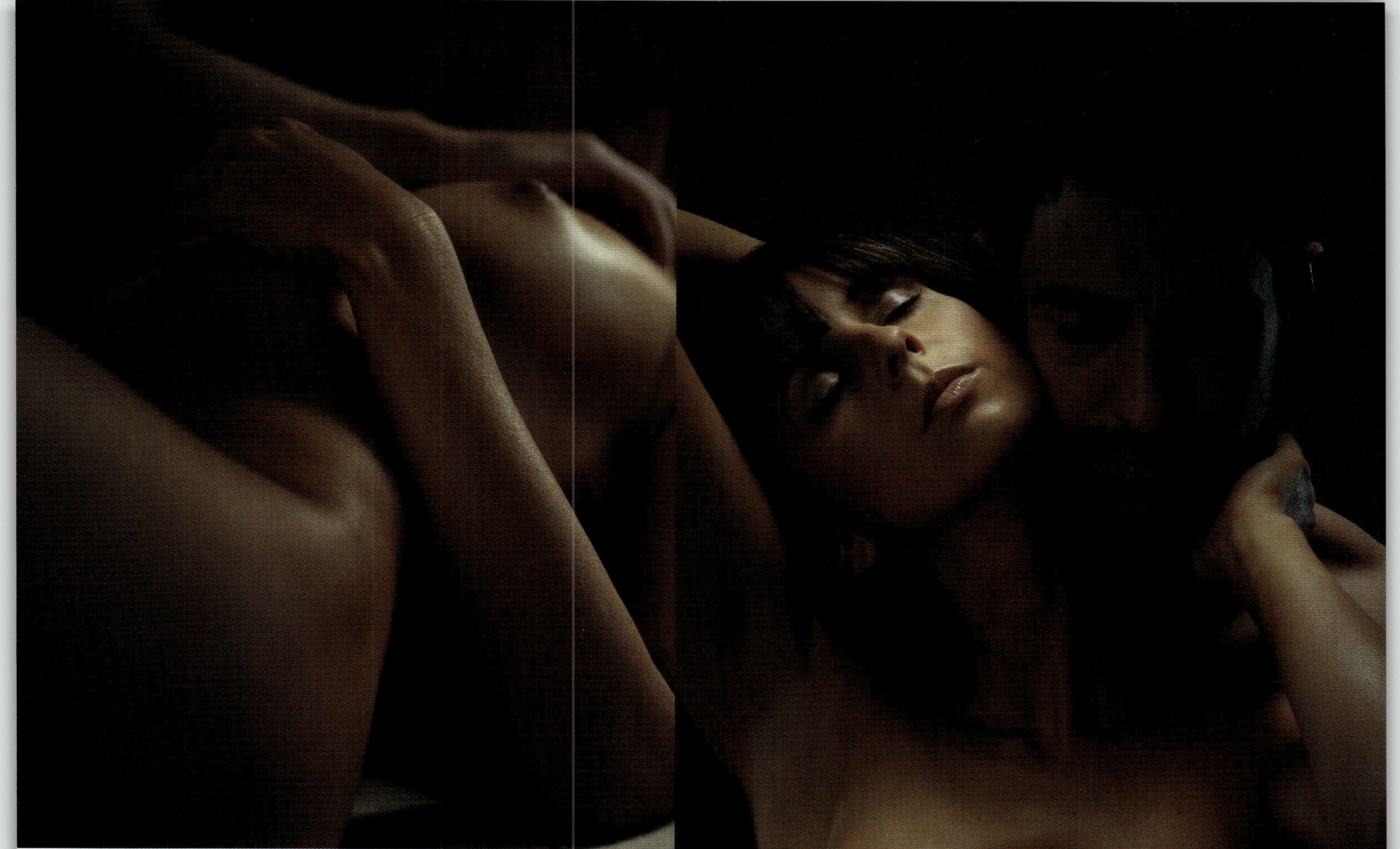

Rotes Tantra-Yoga – Sinnlichkeit und Lebensfreude

Wenn in diesem Buch von »Tantra-Yoga« die Rede ist, bezieht sich das immer auf die Unterart des Roten Tantra-Yoga. Im Mittelpunkt des Roten Tantra-Yoga stehen Praktiken, die die sexuelle Lust erhöhen und dem Verschmelzen von Energien dienen. Rotes Tantra nutzt die sexuelle Vereinigung als energetischen Akt – die Entfaltung der Sexualität ist dabei jedoch nur der erste Schritt, denn letztlich geht es darum, sein Bewusstsein zu erweitern und meditative Zustände zu erlangen.

Neben diversen Liebes- und Yogastellungen werden im Roten Tantra Yoni- und Lingammassagen, also Massagen der Genitalien genutzt, um die unteren Chakras und insbesondere das Wurzelchakra anzuregen. Die Farbe dieses untersten Chakras, des Muladhara-Chakras, ist rot – auch hierin liegt eine Erklärung für den Begriff »Rotes Tantra-Yoga«. Auf die Bedeutung der Chakras und der Kundalini-Energie werde ich noch ausführlicher zu sprechen kommen.

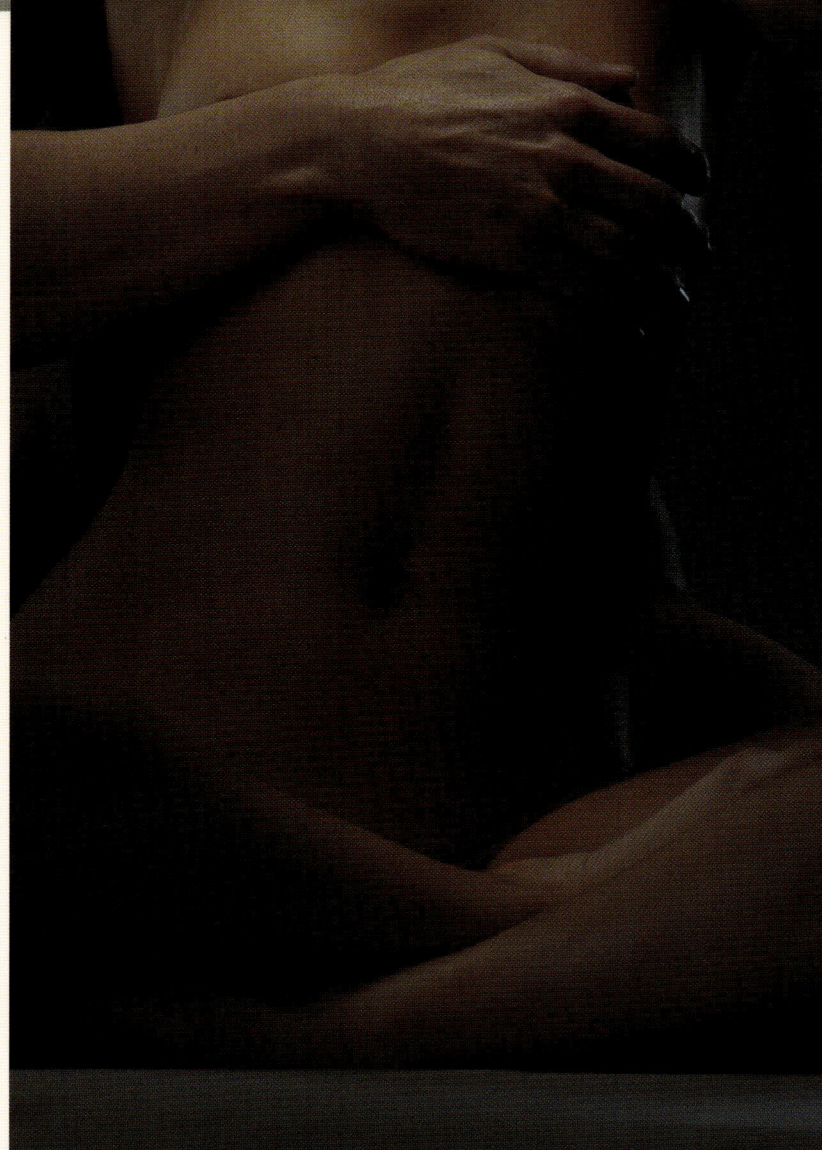

Durch Tantra-Yoga zu spiritueller Verbundenheit

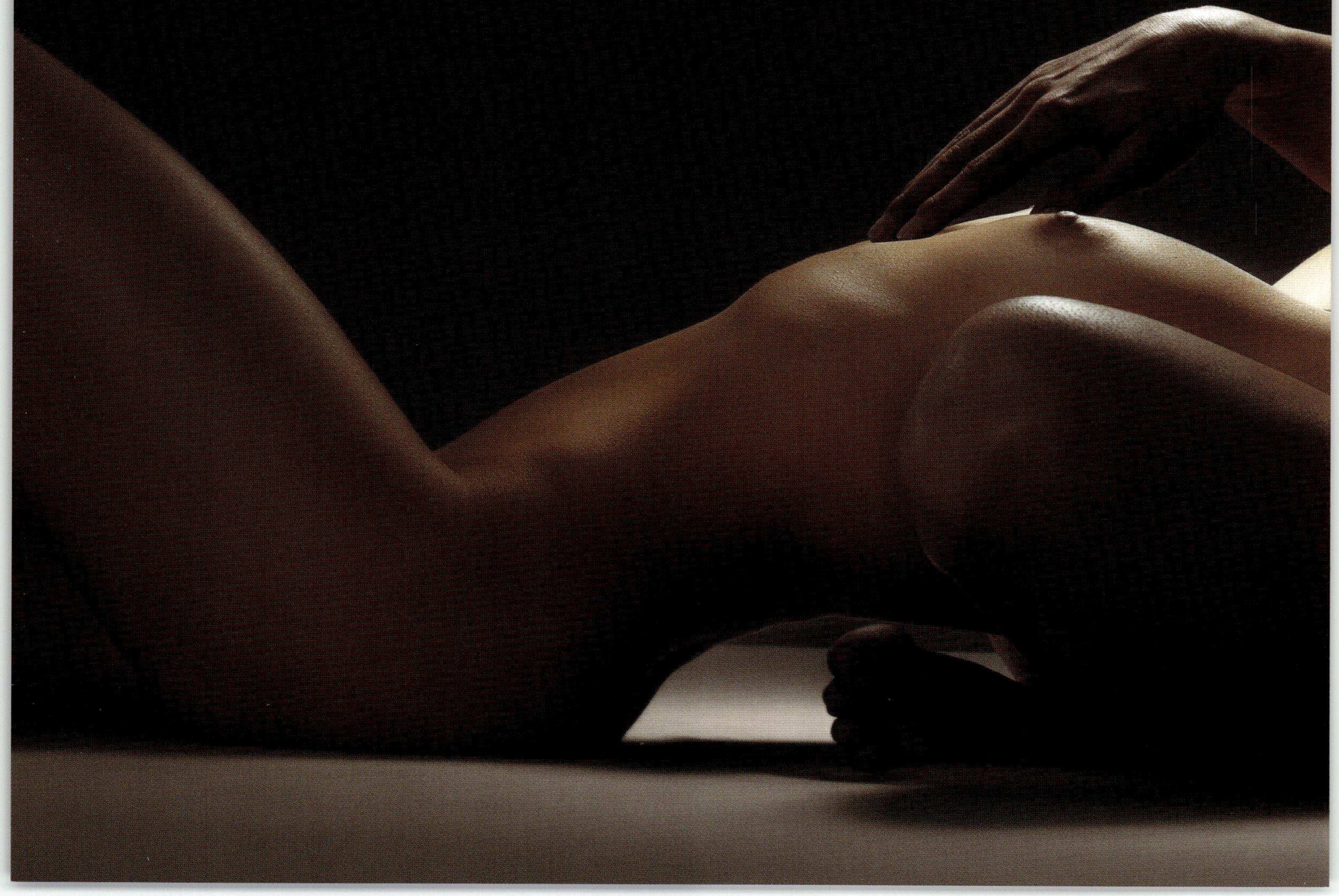

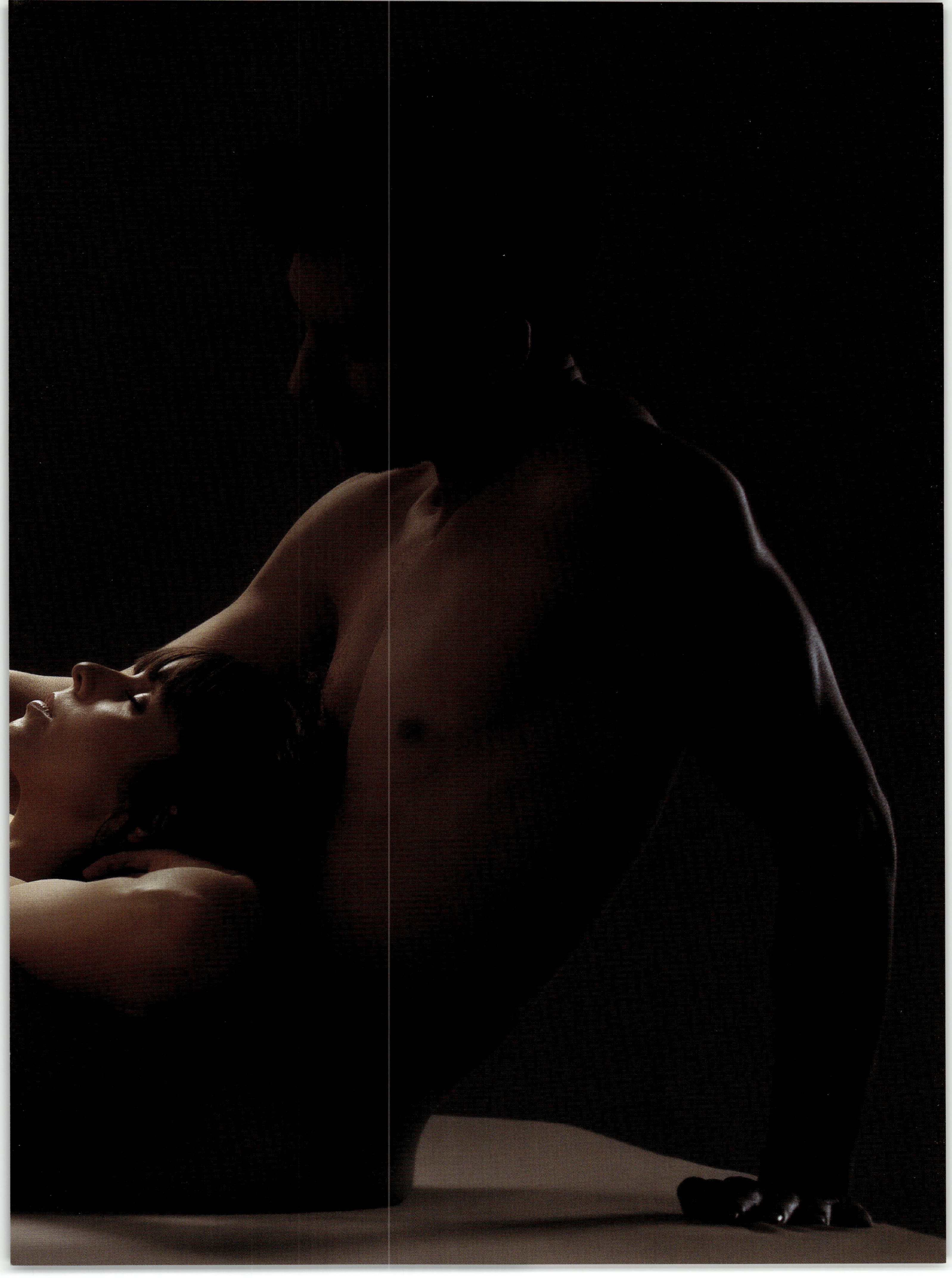

Die entscheidende Frage, die man sich stellen sollte, bevor man mit der Praxis beginnt, lautet: »Was bringt Tantra-Yoga dem Menschen von heute? Inwiefern ist es hilfreich, Techniken zu erlernen und anzuwenden, die aus einer anderen Zeit und einer anderen Kultur stammen?«

Wenn Sie den Begriff »Tantra« im Lexikon nachschlagen, werden Sie viele komplizierte Definitionen und, sofern Sie nicht an kulturgeschichtlichen Hintergründen interessiert sind, wohl auch viel Unwesentliches finden. Dabei ist Tantra in seinem Kern deutlich einfacher, als es die Vielzahl esoterischer Rituale und Tantra-Richtungen aus verschiedenen Epochen vermuten lässt. Sie können Tantra-Yoga-Praktiken heute ganz unabhängig davon nutzen, welchem Kulturkreis Sie angehören. Ebenso wie Yoga, ist Tantra jedem Menschen zugänglich. Wie kostbar und universell diese »spirituellen Geschenke aus dem Osten« sind, das zeigt die Aktualität und das zunehmende Interesse, die Yoga und Tantra weltweit genießen.

Die Übungen des Tantra-Yoga, die Sie in diesem Buch kennenlernen werden, sind einfach und grundlegend. Sie bieten Ihnen eine Basis, auf der Sie mit feinstofflichen Energien arbeiten und das Geheimnis der Sexualität erforschen können. Außerdem laden sie Sie dazu ein, Ihrer Intuition zu vertrauen und mehr Achtsamkeit zu entwickeln. Um von den vielfältigen Wirkungen des Tantra-Yoga profitieren zu können, sind keine Vorkenntnisse nötig. Und schon gar kein Studium indischer Gottheiten. Machen Sie das Ganze also nicht zu kompliziert: »Mehr spüren, weniger denken – mehr Freude und Spiel, weniger Ernst und Kampf« – so lautet die einfache Grundregel des Tantra-Yoga.

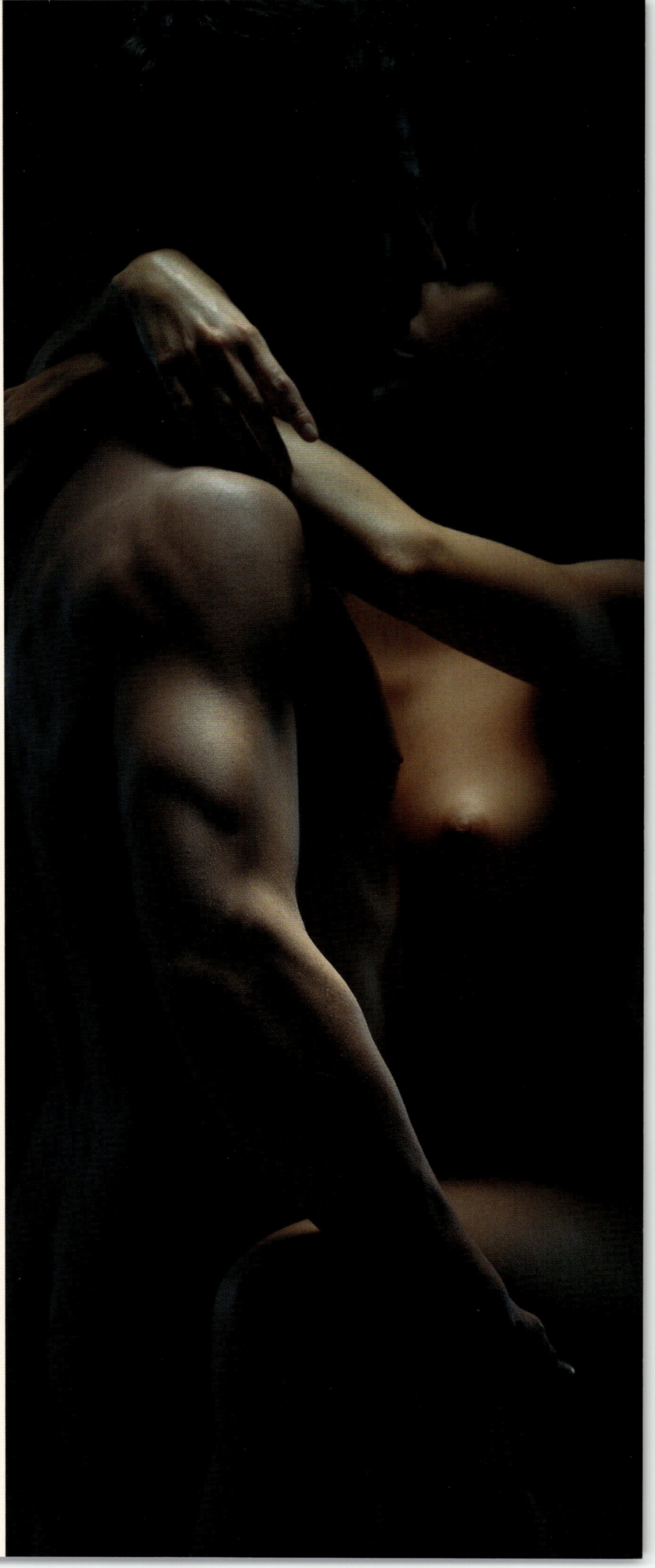

Für wen sich Tantra-Yoga eignet

Grundsätzlich ermöglicht Tantra-Yoga es Ihnen, Körper, Seele und Geist zu harmonisieren und Ihr spirituelles Potenzial voll auszuschöpfen. Die Wirkungen des Tantra-Yoga sind sehr umfassend. Letztlich können Sie selbst entscheiden, ob Sie Tantra-Yoga nur praktizieren wollen, um Ihre Gesundheit zu stärken und Ihrer Beziehung neuen Schwung zu verleihen, oder ob Sie das höchste Ziel des Tantra, den Zustand des Samadhi und damit die Überwindung der Grenzen Ihres Ich-Bewusstseins zum Ziel haben.

Tantra-Yoga ermöglicht es Ihnen

- die spirituelle Dimension der Erotik zu erforschen,
- Ihre Vitalität, Gesundheit und Jugendlichkeit zu bewahren,
- sich von Hemmungen und Versagensängsten zu befreien,
- Problemen wie Erektionsstörungen oder Orgasmusschwierigkeiten entgegenzuwirken,
- Ihre sexuellen Energien zu entfalten und zu stärken,
- Ihre Sinnlichkeit und Lebenslust wiederzuentdecken,
- achtsamer mit sich selbst und Ihrem Partner umzugehen,
- Ihre Beziehung zu harmonisieren.

Viele Tantra-Yoga-Techniken können Sie auch für sich allein nutzen. Tantra-Yoga löst Ihr Bewusstsein von Alltagsproblemen und hilft Ihnen, in meditative Zustände zu gelangen und zu Ihrem wahren Selbst zu finden. Auch werden Sie durch Tantra-Yoga lernen, sich tiefer zu entspannen und das Leben intensiver zu genießen. Tantra hilft Ihnen, all das loszulassen, was Ihnen Ihre innere Klarheit, Gelassenheit und Lebensfreude raubt und damit nicht zuletzt auch Ihre Partnerschaft belastet.

Beziehungen achtsam heilen

Es ist nicht leicht, gut mit sich selbst auszukommen, und noch viel schwerer ist es, gut mit seinem Partner auszukommen. In frischen Beziehungen, in der Phase der Verliebtheit, können ungeahnt Probleme auftreten, etwa durch Eifersucht oder enttäuschte Erwartungen. In langjährigen Beziehungen sind es oft Eintönigkeit und Routine, die die Liebe zerstören.

Wenn zwei Menschen mit ihren Eigenheiten, egoistischen Bedürfnissen und oft unrealistischen Erwartungen eine Beziehung eingehen, wird es fast zwangsweise zu Unstimmigkeiten, negativen Emotionen und Konflikten oder auch Langeweile kommen. Aus spiritueller Sicht ist es ungünstig, wenn ein Mensch sich zu früh auf einen Partner einlässt. Wer noch auf der Suche nach einem »Du« ist, das ihn glücklich machen und all seine Bedürfnisse erfüllen soll, ist kaum zu mitfühlender Liebe fähig.

Offenheit, Achtsamkeit und spirituelle Reife sind die Voraussetzung für eine erfüllende Begegnung zwischen Mann und Frau. Diese Reife ist nicht vom Alter abhängig und kann jederzeit und von jedem kultiviert werden. Gleichgültig ob Paare jung oder alt und Beziehungen seit Kurzem oder Langem bestehen – durch Tantra-Yoga können Frauen und Männer gemeinsam mit ihrem Partner wachsen, offener und mitfühlender werden und ihre Bewusstheit entwickeln, was die beste Garantie für eine beglückende Partnerschaft ist.

Natürlich bietet Tantra nicht die Lösung für alle Beziehungsprobleme. Einen neuen Weg mit vielen Anregungen, die »liebesrettend« sein können, bietet Tantra jedoch allemal.

Die vier Schlüssel zur tantrischen Liebe

Im Tantra-Yoga besteht die Kunst immer wieder darin, den gegenwärtigen Moment mit seinem Partner ganz bewusst wahrzunehmen und dabei alle seine Sinne und sein Herz zu öffnen. Das gelingt nicht auf Anhieb. Allerdings gibt es einige Qualitäten, die Sie kultivieren können, um Ihre Sexualität zu transzendieren und tiefgreifende Heilungsprozesse einzuleiten. Diese Qualitäten oder Schlüssel, die Ihnen das Tor zur tantrischen Liebe öffnen, sind Achtsamkeit, Sinnlichkeit, Vertrauen und Mitgefühl. Im Folgenden finden Sie dazu einige Anregungen, die Sie ebenso im Alltag wie auch beim Tantra-Yoga umsetzen können.

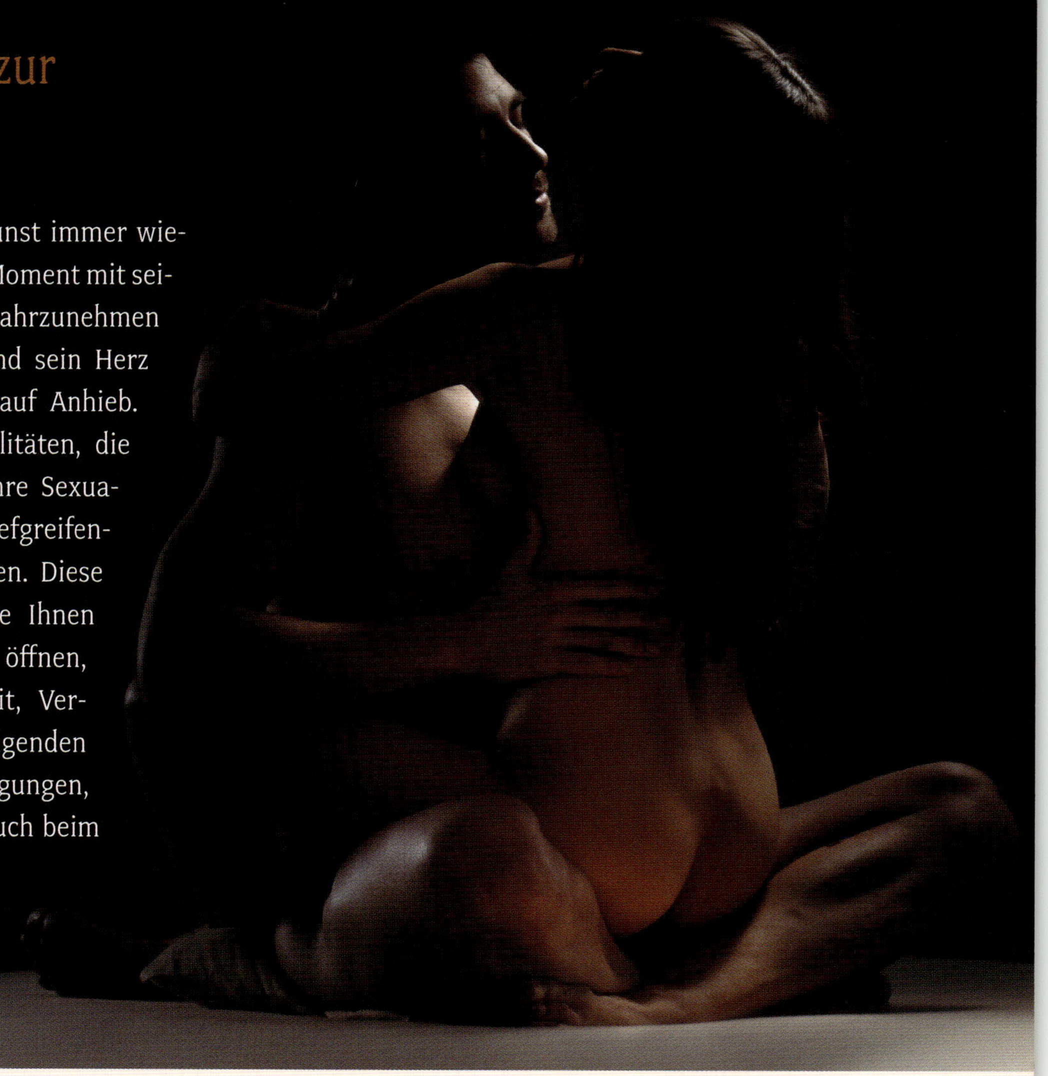

1. Achtsam sein

Die innere Haltung, in der wir unserem Partner begegnen, ist im Tantra-Yoga entscheidend. Es fordert von uns, dass wir ganz und gar bei dem sind, was wir tun und uns im gegenwärtigen Augenblick vollkommen auf unseren Partner ausrichten.

Doch wie können wir unsere Mitte bewahren und das Leben und die Liebe trotz der zahlreichen Ablenkungen in aller Fülle erfahren? Die Antwort lautet: durch Achtsamkeit. Achtsamkeit ist die Fähigkeit, sich ganz auf das Hier und Jetzt zu fokussieren. Indem wir achtsam sind, schaffen wir Raum für neue Erfahrungen und intensive Begegnungen.

Jeder von uns kann jederzeit achtsam sein – beispielsweise können Sie in diesem Augenblick einmal darauf achten, wie Ihre Körperhaltung ist; Sie werden sehen, dass Ihnen das sehr leichtfällt. Doch bevor Sie Ihre Achtsamkeit gezielt einsetzen können, müssen Sie diese Fähigkeit eine Weile üben. Durch Tantra-Yoga-Techniken werden Sie Ihre Achtsamkeit ganz automatisch entwickeln, wenn Sie einige Punkte beachten:

Entspannen Sie sich, bevor Sie Tantra-Yoga-Methoden wie Massagen, Yoga- oder Liebesstellungen üben. Versuchen Sie, die Sorgen und Probleme des Alltags ein wenig zur Ruhe kommen zu lassen.

Richten Sie Ihre Achtsamkeit auf den jeweiligen Augenblick – was früher war und was später einmal sein wird, spielt jetzt keine Rolle.

Sie können Ihren Fokus sowohl auf sich selbst als auch auf Ihren Partner richten. Am besten ist es, Ihre Achtsamkeit abwechselnd auf diese beiden Konzentrationsobjekte, also sich selbst und Ihren Partner, zu richten.

Nehmen Sie alle Erfahrungen achtsam wahr, die während der Übungen auftauchen, aber bewerten und verurteilen Sie nichts. Im Tantra-Yoga sollten Kategorien wie »schlecht«, »gut«, »unanständig«, »erlaubt«, »schön« oder »hässlich« keine Rolle spielen.

2. Die Sinne öffnen

Sinnlichkeit ist vielleicht der wichtigste Schlüssel für ein erfülltes Liebesleben – allerdings ist Sinnlichkeit nicht zwingend mit Sexualität verknüpft. Sinnlichkeit ermöglicht es Ihnen, tief in das Leben und die Liebe einzutauchen. An sich ist Tantra-Yoga nichts anderes als ein spiritueller Weg, durch den Sie lernen, Ihre Sinne zu öffnen. Sie wecken und entwickeln Ihre Sinne einfach dadurch, dass Sie beginnen, intensiver als sonst zu sehen, zu hören, zu schmecken, zu riechen und vor allem auch zu spüren. Jede Tantra-Yoga-Übung lädt Sie dazu ein, Ihre Sinne zu verfeinern, und das ist die Voraussetzung für Lust, Nähe und Intimität. Je sinnlicher Sie das Leben und die Liebe erfahren, desto leichter fällt es Ihnen, zu genießen, denn ohne Sinnlichkeit ist Genuss unmöglich. Der beste Augenblick, um Ihre Sinne zu öffnen, ist immer das Jetzt! Spüren Sie sich selbst, sagen Sie »Ja« zu Ihrem Körper, atmen Sie das Leben ein und achten Sie auf die schönen Dinge, die Sie umgeben. In Tantra-Ritualen wird viel Wert auf angenehme Düfte, schöne Klänge, wohlige Wärme, anregende Farben und zarte Berührungen gelegt; sie alle tragen dazu bei, »sinn-voller« zu leben.

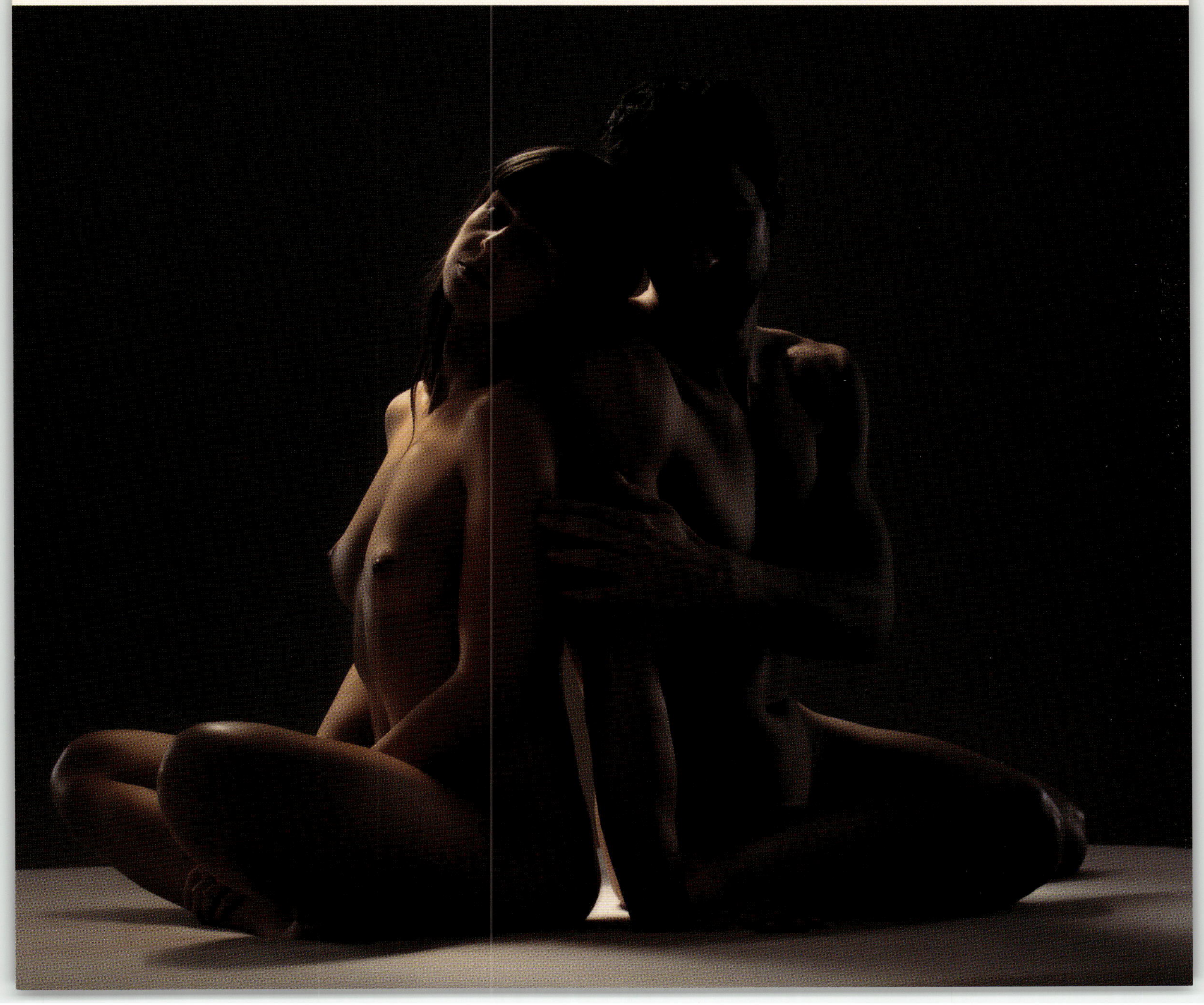

3. Vertrauen Sie sich selbst und Ihrem Partner

Wirkliche Nähe ist nur möglich, wenn Vertrauen da ist. Und Vertrauen erfordert Mut zur Hingabe. Sich ganz seiner Lust und seinem Partner hinzugeben, ist nicht einfach. Falls Sie sich unzulänglich oder unattraktiv fühlen, werden körperliche Zärtlichkeit und Sexualität Sie wahrscheinlich verunsichern, und Sie werden Blockaden aufbauen, die es Ihnen schwer machen zu vertrauen.

Unsicherheit entsteht leicht, wo das Thema Sexualität in der Gesellschaft negativ belegt ist oder ihr der Beigeschmack der »Sünde« anhaftet. Im Gegensatz zur westlichen Kultur, hat Tantra Sexualität und Sinnlichkeit seit je als Geschenk und Würdigung der göttlichen Urenergie angesehen.

In egozentrierten, kapitalistischen Gesellschaften wird Vertrauen oft mit Naivität und Hingabe mit Schwäche verwechselt. Tatsächlich aber sind Vertrauen und Hingabe Ausdruck großer innerer Kraft. Um sich fallenlassen und vertrauen zu können, braucht es viel Selbstbewusstsein. Wahre Nähe kann nur entstehen, wenn wir uns bewusst dafür entscheiden, uns hinzugeben und uns selbst und unserem Partner bedingungslos zu vertrauen. Intimität, die im Tantra-Yoga ganz entscheidend ist, setzt voraus, dass wir bereit sind, uns wirklich zu öffnen und die Kontrolle durch unseren Kopf loszulassen.

Solange Sie innerlich einen »Sicherheitsabstand« wahren, kann die Energie zwischen Ihnen und Ihrem Partner nicht ungehindert fließen. Nur durch Nähe kann tiefes Vertrauen entstehen. Und nur durch Vertrauen sind Mitgefühl, Verbundenheit und gegenseitiger Austausch möglich.

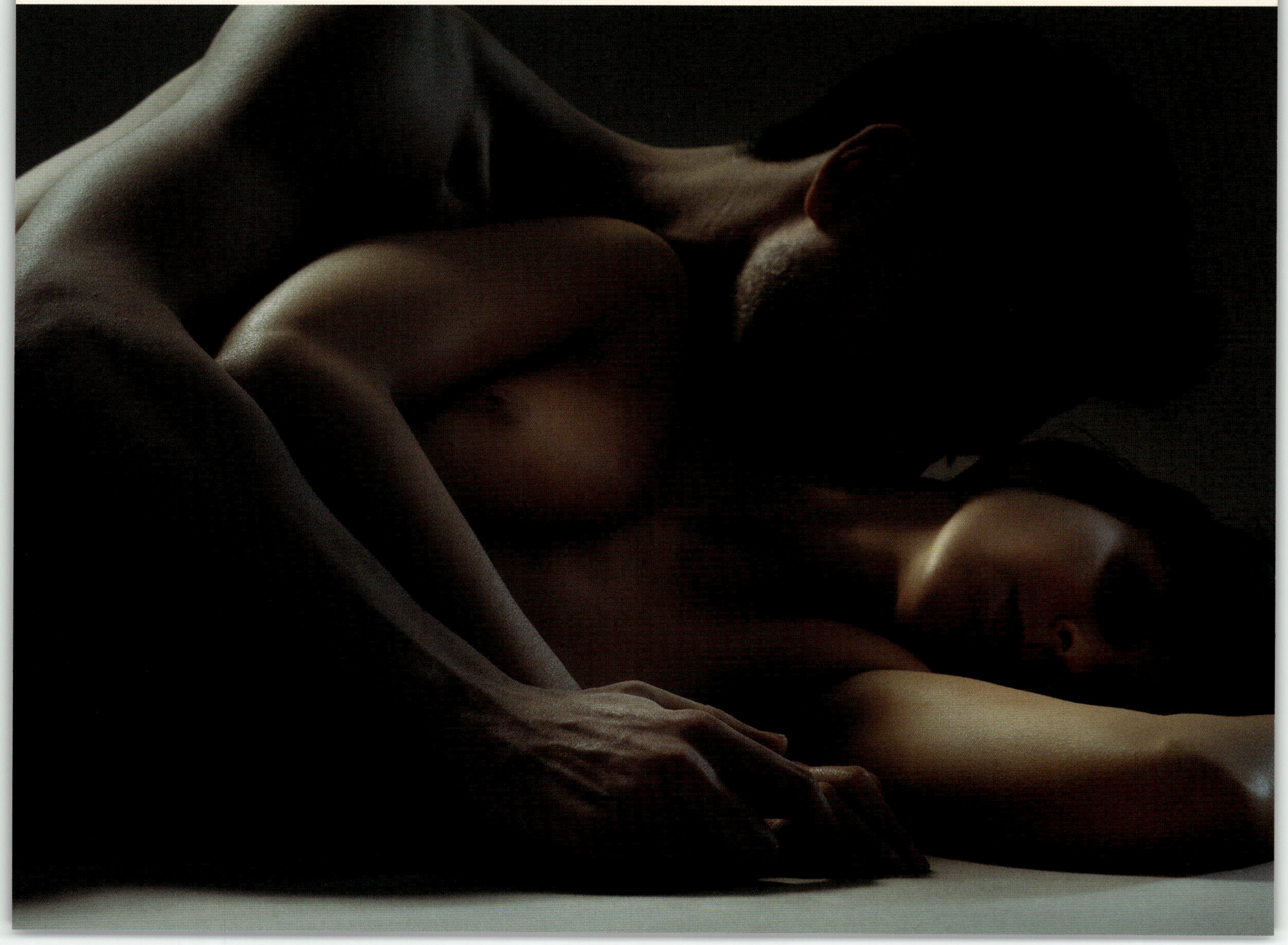

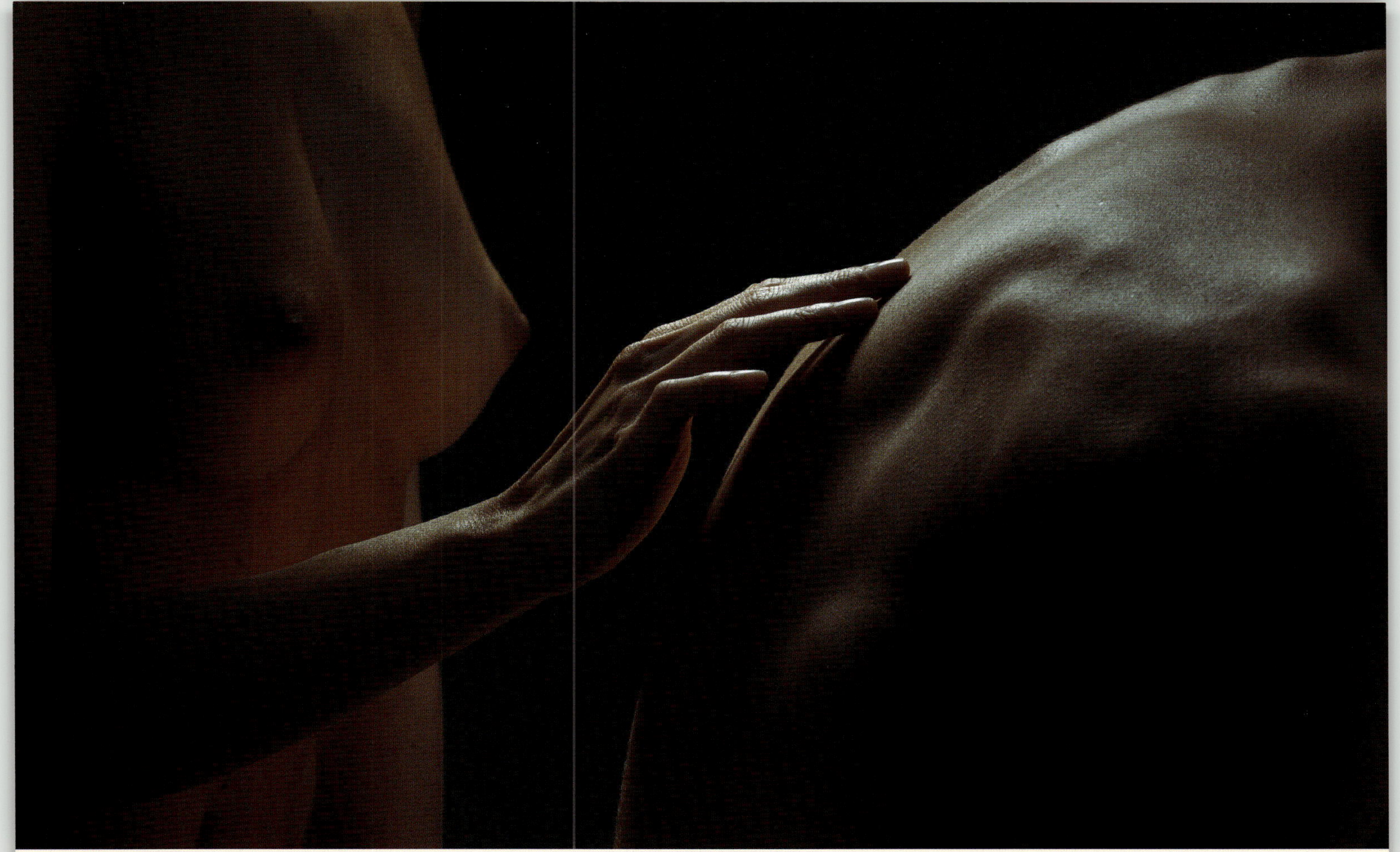

4. Öffnen Sie Ihr Herz

Wie wir noch sehen werden, gehört das Herzchakra im Tantra-Yoga zu den wichtigsten Chakras. Allzu leicht wird Tantra mit Sex verwechselt, aber es geht hier um sehr viel mehr, nämlich um tiefe Verbundenheit zwischen zwei sich liebenden Menschen. Und diese Form der Verbundenheit lässt sich letztlich nur von Herz zu Herz herstellen.

Mitgefühl ist ganz entscheidend – nicht nur Mitgefühl für unseren Partner, sondern auch Selbstmitgefühl. Wir sollten unser Herz für uns selbst und für unsere Geliebte oder unseren Geliebten öffnen. Aber wie macht man das? Am einfachsten, indem wir einige »Herzensregeln« beachten:

Sorgen Sie gut für sich selbst und Ihren Partner. Achten Sie auf Ihre eigenen Bedürfnisse: Was brauchen Sie in diesem Moment? Was können Sie tun, damit Sie sich wohl und geborgen fühlen? Und was braucht Ihr Partner? Falls Sie unsicher sind, dann fragen Sie nach – tauschen Sie sich aus und lernen Sie gemeinsam, Ihre Bedürfnisse ernst zu nehmen und sie auch auszusprechen. Gehen Sie mit sich selbst und mit Ihrem Partner um wie mit Ihrem besten Freund oder Ihrer besten Freundin. Mitgefühl drückt sich durch Freundlichkeit und Sanftmut aus. Wenden Sie sich Ihrem Partner zu – hören Sie ihm mit ganzer Aufmerksamkeit zu und benutzen Sie freundliche, aufbauende Worte. Heben Sie das Positive in Ihrer Beziehung hervor – bringen Sie Dankbarkeit zum Ausdruck oder sagen Sie Ihrem Partner immer wieder einmal, was Sie an ihm schätzen.

Versuchen Sie nicht, den anderen zu verändern. Das Geheimnis des Tantra-Yoga können Sie nur entdecken, wenn Ihr Herz weit geöffnet ist. Manipulation ist nicht Liebe – ganz im Gegenteil. Jeder von uns hat Schwächen und Fehler – erkennen Sie diese Tatsache mitfühlend an. In Beziehungen leiden Menschen oft darunter, dass sie vom anderen ständig beurteilt und verurteilt werden, dass sie nie das Gefühl haben, so sein zu dürfen, wie sie sind. Doch genau dieses Gefühl sollten Sie Ihrem Partner vermitteln: »Du darfst so sein, wie du bist. Es gibt nichts, was du ändern musst. Ich liebe dich, ohne Bedingungen zu stellen.« Und genau dieses Gefühl sollten Sie auch sich selbst entgegenbringen.

Die esoterische Seite der Sexualität

Tantra-Yoga ist keine »Sexgymnastik«. Wer Tantra-Yoga übt, sollte sich im Klaren darüber sein, was er da wirklich tut, denn die Gefahr von Missverständnissen ist sonst gerade heute groß. Im Tantra geht es nicht darum, besseren Sex zu konsumieren. Natürlich hängen Sexualität und Tantra eng zusammen und sind nicht voneinander zu trennen. Ruinen altindischer Tempel, wie etwa des Sonnentempels in Konarak, belegen deutlich die Kultur tantrischer Lebenslust und zeigen das Liebesspiel zwischen männlichen und weiblichen Gottheiten in Form zahlreicher Liebesstellungen. Die Betonung liegt hierbei jedoch auf »Gottheiten«, nicht auf »Liebesstellungen«.

Aus tantrischer Sicht bilden Mann und Frau eine untrennbare Einheit. Die ewige Sehnsucht nach körperlicher Vereinigung ist Ausdruck der Sehnsucht nach Einheit und Ganzheit. Unbewusst versucht das durch die Inkarnation von der göttlichen Quelle abgespaltene »Ich« den Zustand der Ganzheit wiederherzustellen. Genau hier kommt Tantra-Yoga ins Spiel, dessen Ziel darin besteht, die Sexualität in eine spirituelle Dimension zu erheben, das Bewusstsein zu erweitern und Glückseligkeit zu erlangen.
Im Gegensatz zu asketischen Methoden, konzentriert Tantra sich hierbei auf die Kraft der Ekstase. Im Tantra-Yoga verbinden Meditation und Ekstase uns durch unseren Partner mit der Quelle unseres Seins. Die Verehrung des Göttlichen in unserer oder unserem Geliebten ermöglicht es uns, den Gegensatz zwischen Frau und Mann, zwischen »Ich« und »Du« langsam aufzulösen und Ganzheit zu erfahren.

Obwohl Tantra-Yoga unabhängig von Religion und Kultur geübt werden kann, ist es hilfreich, sich mit einigen Sanskritbegriffen vertraut zu machen. Im Folgenden werden wir uns daher kurz mit Shiva und Shakti, der Kundalini-Energie sowie den sieben Chakras beschäftigen. Ein Blick auf diese esoterischen Hintergründe hilft uns dabei, Zusammenhänge zu verstehen und Erfahrungen während der Praxis besser einordnen zu können.

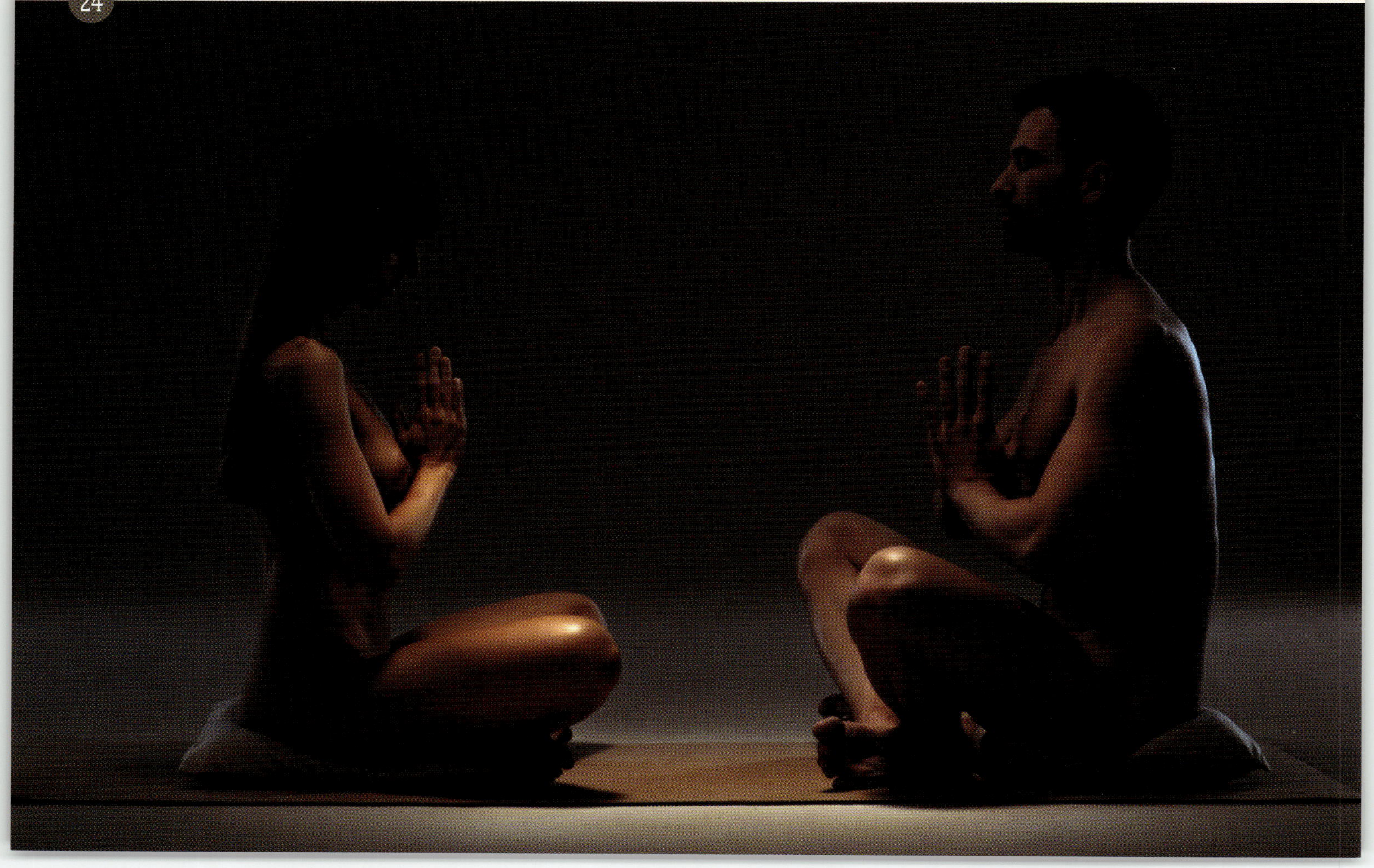

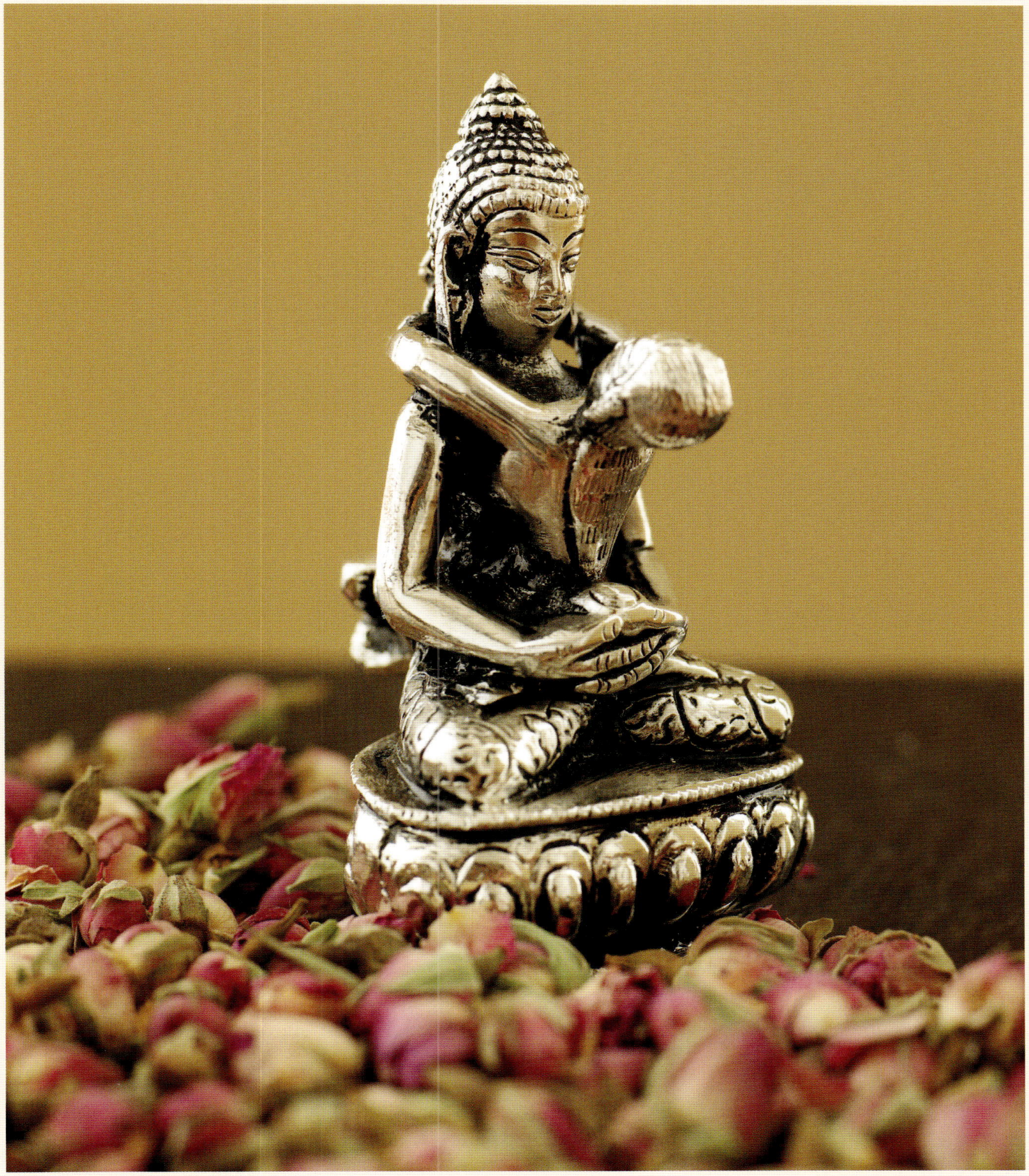

Shiva und Shakti in Harmonie

Die sexuelle Vereinigung und die gemeinsame Reise in die Welt der Lust und Sinnlichkeit dienen im Tantra-Yoga letztlich einzig einem Zweck: der spirituellen Verschmelzung von Mann und Frau oder besser gesagt dem Austausch der feinstofflichen männlichen und weiblichen Energien. Die Gottheiten Shiva und Shakti repräsentieren in der hinduistischen Schöpfungsgeschichte den männlichen und weiblichen Pol, die einander im ewigen kosmischen Wechselspiel umkreisen und durchdringen.

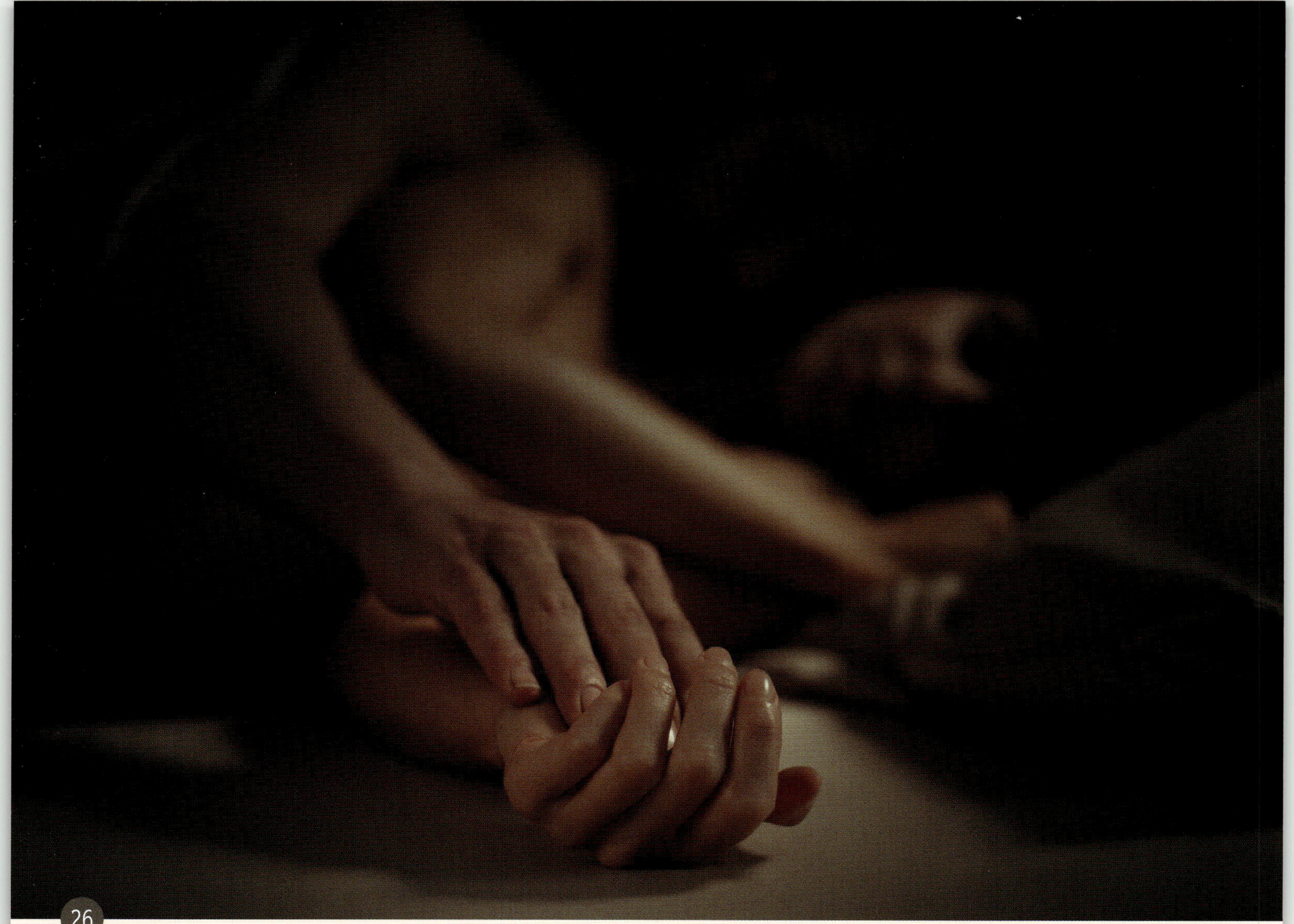

Shakti – die Urmutter

Shakti (Sanskrit: Kraft) gilt im Hinduismus als höchste Göttin. Im Tantra repräsentiert sie das weibliche Urprinzip, das ewig Weibliche. Sie erschuf das ganze sichtbare Universum und ist die Mutter aller Dinge. In der indischen Mythologie tritt Shakti einerseits als Kali auf, als die Göttin der Zerstörung. Andererseits erscheint sie aber auch in Form von Parvati, der Göttin der sinnlichen Liebe und Wohltätigkeit.

Ermüdet vom Schöpfungsprozess ruht die weibliche Urenergie in Form der schlafenden Schlange Kundalini am untersten Ende der Wirbelsäule. Hier im Beckenboden schläft die Urenergie im Muladhara oder Wurzelchakra. (Auf die Chakras und Kundalini werde ich in den nächsten Abschnitten noch zu sprechen kommen.)

Alle Tantra-Yoga-Übungen helfen dabei, die sexuelle, weibliche Urkraft zu wecken und vom untersten bis zum höchsten Chakra aufsteigen zu lassen oder anders gesagt unsere spirituelle Entwicklung in Gang zu setzen.

Shiva – die männliche Energie

Shiva (Sanskrit: Der Gnädige) wird im Hinduismus als der allmächtige Herrscher der Welt angesehen. Zu den bekanntesten Darstellungen Shivas gehören Nataraja, der kosmische Tänzer, sowie das Lingam-Symbol, ein phallisch geformter Kultstein. Shiva repräsentiert die männliche Energie, den aktiven Pol der sexuellen Urkraft. Shiva ist einerseits der Gott der erotischen Liebe, andererseits aber auch der Herrscher über den Tod.

Die Shiva-Energie hat ihren Sitz im obersten Chakra – dem Sahasrara-Chakra oder Kronenchakra, das mit tiefer Erkenntnis und Erleuchtung in Verbindung gebracht wird. Ebenso wie die weibliche Urenergie Shakti, deutet auch Shiva, das kosmische Bewusstsein, auf ein spirituelles Geheimnis hin: Wem es gelingt, Kontakt zu den universellen weiblichen und männlichen Energien in sich aufzunehmen, sie zu erwecken und bewusst mit ihnen zu arbeiten, der wird sich letztlich mit seiner göttlichen Quelle verbinden und höchste Erfüllung finden.

Kundalini – Schritt für Schritt in die Freiheit

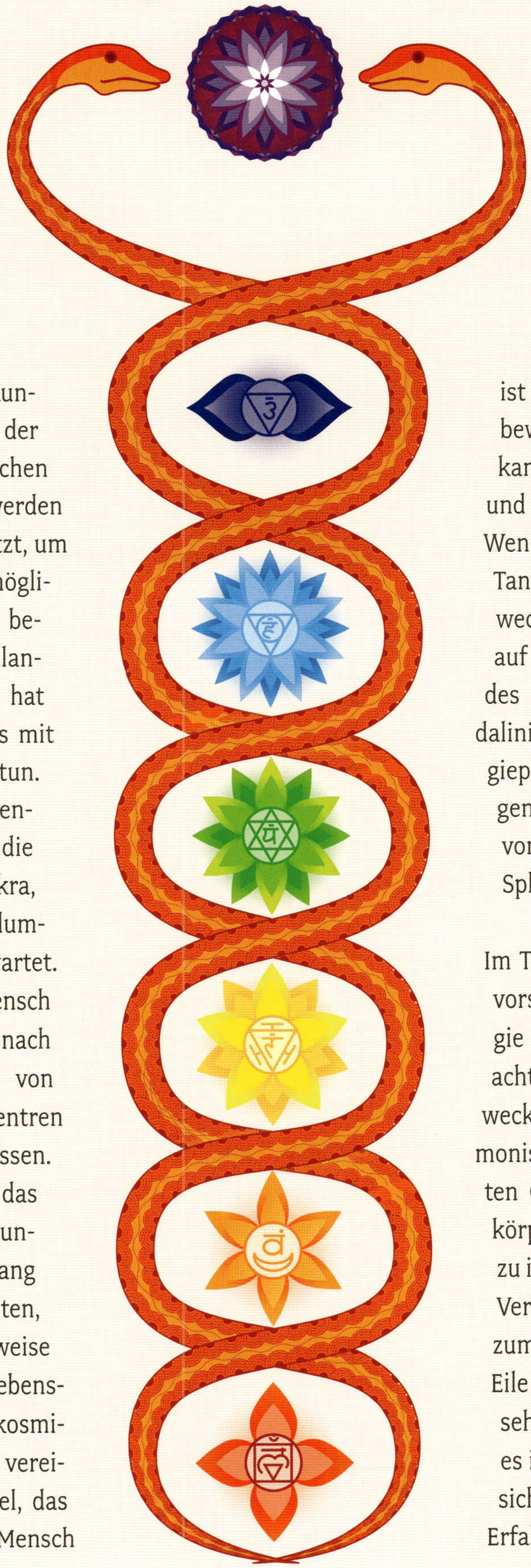

Tantra-Yoga aktiviert die Kundalini-Energie. Im Sanskrit, der Sprache, in der die alten indischen Schriften verfasst wurden, werden viele Bilder und Symbole genutzt, um intuitives Verständnis zu ermöglichen. Der Begriff »Kundalini« bedeutet wörtlich so viel wie »Schlangenkraft« – aber natürlich hat Kundalini nicht wirklich etwas mit einer leibhaftigen Schlange zu tun. Vielmehr ist Kundalini die essenzielle feinstoffliche Energie, die laut Tantra im untersten Chakra, dem Muladhara-Chakra schlummert und auf ihre Erweckung wartet. Der spirituell erwachende Mensch sucht bewusst oder unbewusst nach Möglichkeiten, seine Energie von den unteren in die oberen Zentren oder Chakras aufsteigen zu lassen. Ebenso wie im Yoga besteht das Ziel auch im Tantra darin, die Kundalini zu wecken und sie entlang der Wirbelsäule aufwärts zu leiten, wodurch alle Chakras schrittweise aktiviert werden. Sobald die Lebenskraft »Shakti« sich mit dem kosmischen Bewusstsein »Shiva« vereinigt hat, hat Kundalini ihr Ziel, das Kronenchakra, erreicht. Der Mensch ist aus einem schlafähnlichen, unbewussten Zustand erwacht und kann nun sein ganzes geistiges und körperliches Potenzial nutzen. Wenn davon die Rede ist, dass beim Tantra-Yoga die Kundalini »erweckt« wird, bezieht sich das also auf die spirituelle »Ent-Wicklung« des Menschen. Das Bild der Kundalini beschreibt lediglich das Energiephänomen, nämlich das Aufsteigen der schlummernden Energie von der irdischen in die göttliche Sphäre.

Im Tantra-Yoga versuchen wir, sehr vorsichtig mit der Kundalini-Energie umzugehen. Nur wenn diese achtsam und auf sanfte Weise erweckt wird, führt dies zu einem harmonischen Energiefluss, zu einer guten Gesundheit, der Befreiung von körperlichen und seelischen Leiden, zu innerer Klarheit und einer tiefen Verbundenheit zum Partner und zum eigenen Leben. Jede Form von Eile oder Ungeduld kann sich hierbei sehr destruktiv auswirken, weshalb es im Tantra-Yoga auch wichtig ist, sich immer viel Zeit für die eigenen Erfahrungen zu nehmen.

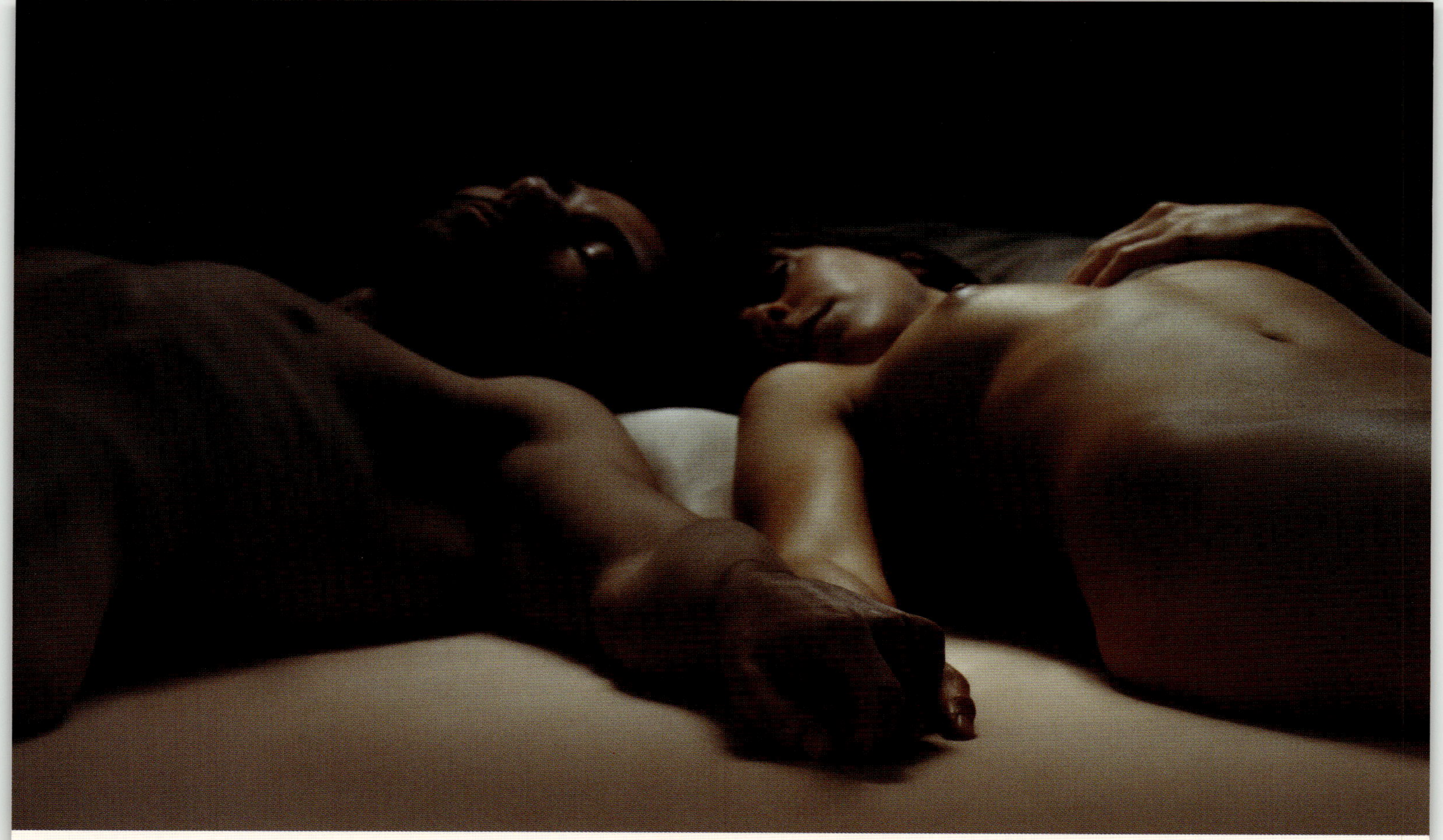

Prana – Die kosmische Lebensenergie

Die Ur-Energie, die auch in Form unserer sexuellen Energie zum Ausdruck kommt, wird im Sanskrit als Prana bezeichnet. Prana ist die kosmische Lebensenergie, mit der Tantra-Yoga bewusst arbeitet. Prana ist allgegenwärtig – ohne diese universelle Energie gäbe es kein Leben. Dass Prana wirksam ist, das können wir in der Natur beispielsweise in Form von Magnetismus, Wärme oder Elektrizität beobachten. Besonders Sonne, Luft, Wasser und Nahrung sind natürliche Pranaquellen, durch die wir uns regelmäßig mit dieser lebenswichtigen Energie aufladen.

Ebenso wie alle Zellen des Körpers, wird auch die Funktion unseres Geistes durch die ständige Aufnahme von Prana aufrechterhalten. Je besser wir diese Lebensenergie aufzunehmen und zu speichern vermögen, desto vitaler und lebendiger fühlen wir uns, und auch Lebensfreude, Heiterkeit und Gelassenheit sind die Folge einer guten Pranaversorgung.

Ein wichtiges Ziel im Tantra-Yoga besteht darin, möglichst viel Prana aufzunehmen und es ungehindert durch die Chakras – unsere feinstofflichen Bewusstseinszentren – strömen zu lassen. Eine gute Versorgung mit Lebensenergie wirkt sich nicht nur positiv auf unser Nerven-, Hormon- und Immunsystem, sondern auch auf unsere sexuelle Vitalität aus.

Wann immer Sie Tantra-Yoga praktizieren, nehmen Sie automatisch Prana auf: Yogastellungen, Atemübungen, sinnliche Berührungen und meditative Liebe – sie alle erhöhen das Prananiveau, und zwar auch dann, wenn Sie gar nicht darüber nachdenken. Dennoch können Sie die Wirkung erheblich steigern, wenn Sie Prana bewusst aufnehmen. Richten Sie dazu einfach Ihre Achtsamkeit darauf, während der Übungen, der Massagen oder des Liebesspiels Prana aufzunehmen, und imaginieren Sie, wie sich die universelle Lebensenergie durch all Ihre Chakras im ganzen Körper verteilt.

Vermeiden Sie alles, was Ihnen Lebensenergie raubt: Gehen Sie möglichst vor Mitternacht zu Bett, bewegen Sie sich regelmäßig im Freien, verzichten Sie weitgehend auf Alkohol und Nikotin wie auch auf belastende Nahrung. Eine weitere einfache Möglichkeit, Prana zu speichern, besteht darin, Ihren Geist zu sammeln, sich vor Reizüberflutung durch Internet, Zeitungen und Fernsehen zu schützen und regelmäßig für Ruhe und Entspannung zu sorgen.

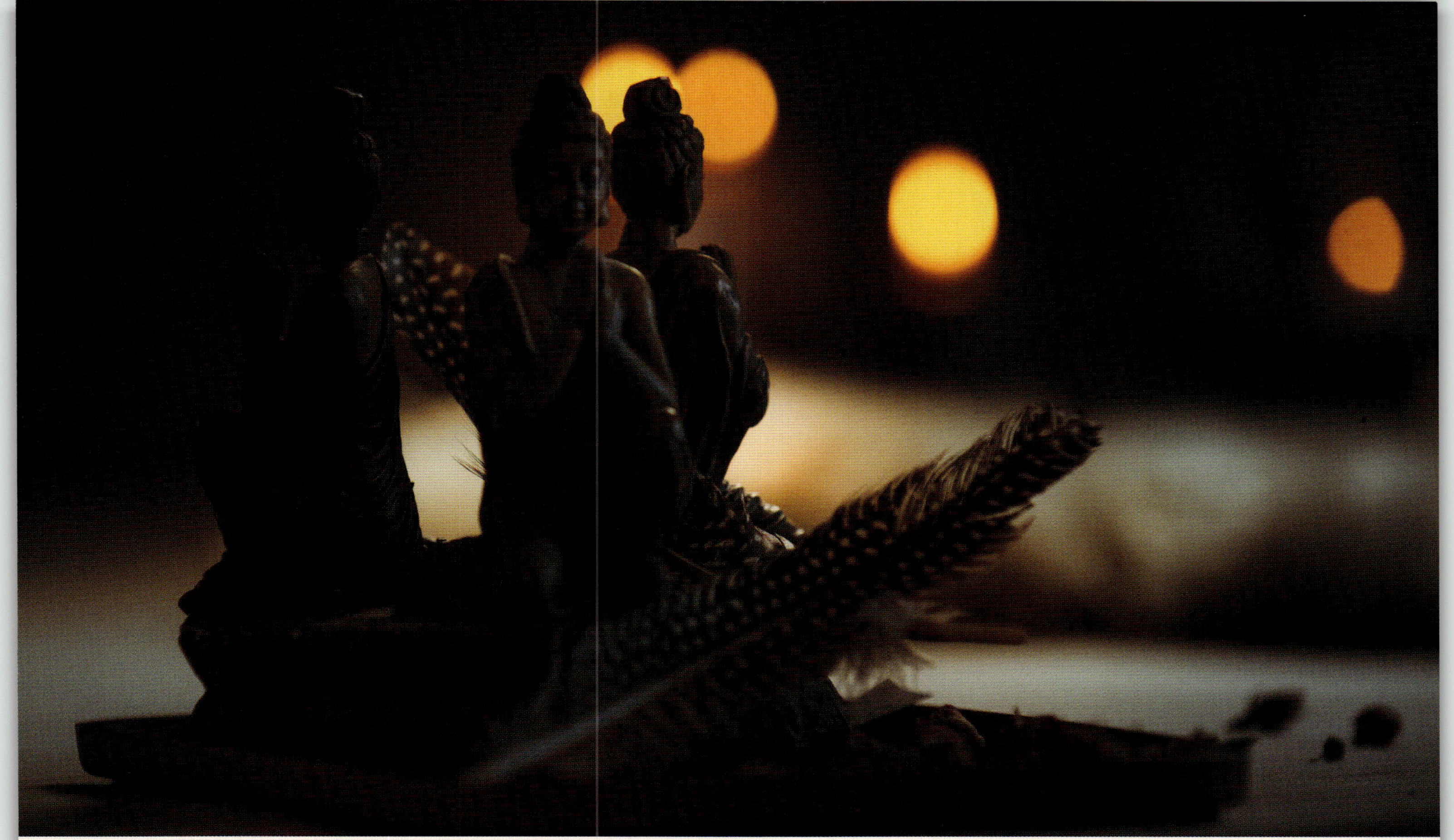

Die sieben Chakras – Zentren des Bewusstseins

Wer sich schon ein wenig mit Yoga beschäftigt hat, dem ist das Wort »Chakra« sicher schon geläufig. Das Wissen über die Chakras ist über 2000 Jahre alt. Die Yogis im alten Indien beschrieben die Chakras als wirbelnde Räder aus Energie, und tatsächlich bedeutet der Sanskritbegriff »Chakra« auch nichts anderes als »Rad«.

Für die Praxis des Tantra-Yoga ist ein wenig Grundwissen über die Energien und Qualitäten der Chakras sehr hilfreich, um Wärme- und Lichterfahrungen, die beim Üben auftreten können, besser zu verstehen.

Was sind die Chakras? Kurz gesagt sind es Bewusstseinszentren im menschlichen Körper. Es handelt sich also nicht etwa um anatomische, materielle, sondern vielmehr um energetische Zentren des feinstofflichen Energiesystems. Die Chakras durchstrahlen den physischen Leib – hier beeinflussen sie alle Zellen, Organe und das Hormonsystem. Die Aktivität der Chakras wirkt sich aber auch auf unsere Gefühle und Gedanken aus. Jedes Chakra ist mit bestimmten Problemen, positiven Kräften, Gefühlen und spirituellen Entwicklungsstufen verbunden. Das spiegelt sich auch in den vielen traditionellen Zuordnungen von Farben, Symbolen, Mantras (Klanglauten), Elementen und sogar Gottheiten wider, die den Schwingungen des jeweiligen Chakras entsprechen. Die unterschiedlichen Frequenzen dieser Schwingungen spiegeln sich bei den Chakra-Symbolen in der Anzahl an Blütenblättern wider, welche der jeweiligen Bewusstseinsstufe entsprechen.

Wie alle Yogaübungen, so dienen auch Tantra-Yoga-Techniken unter anderem dazu, Blockaden im feinstofflichen System zu beseitigen und alle Chakras harmonisch zu entwickeln. Indem wir unsere Chakras aktivieren und harmonisieren, können wir auf unsere körperliche und seelische Gesundheit Einfluss nehmen. Wir können Klarheit und innere Ruhe, Kreativität, mitfühlende Beziehungen und nicht zuletzt auch unsere sexuelle Ausstrahlung stärken – einfach dadurch, dass wir uns unsere sieben Energiezentren bewusst machen und uns darum bemühen, ihre Signale zu verstehen. Im Folgenden finden Sie eine Auflistung der sieben Hauptchakras mit den jeweiligen Eigenschaften, Qualitäten und Themen der einzelnen Zentren.

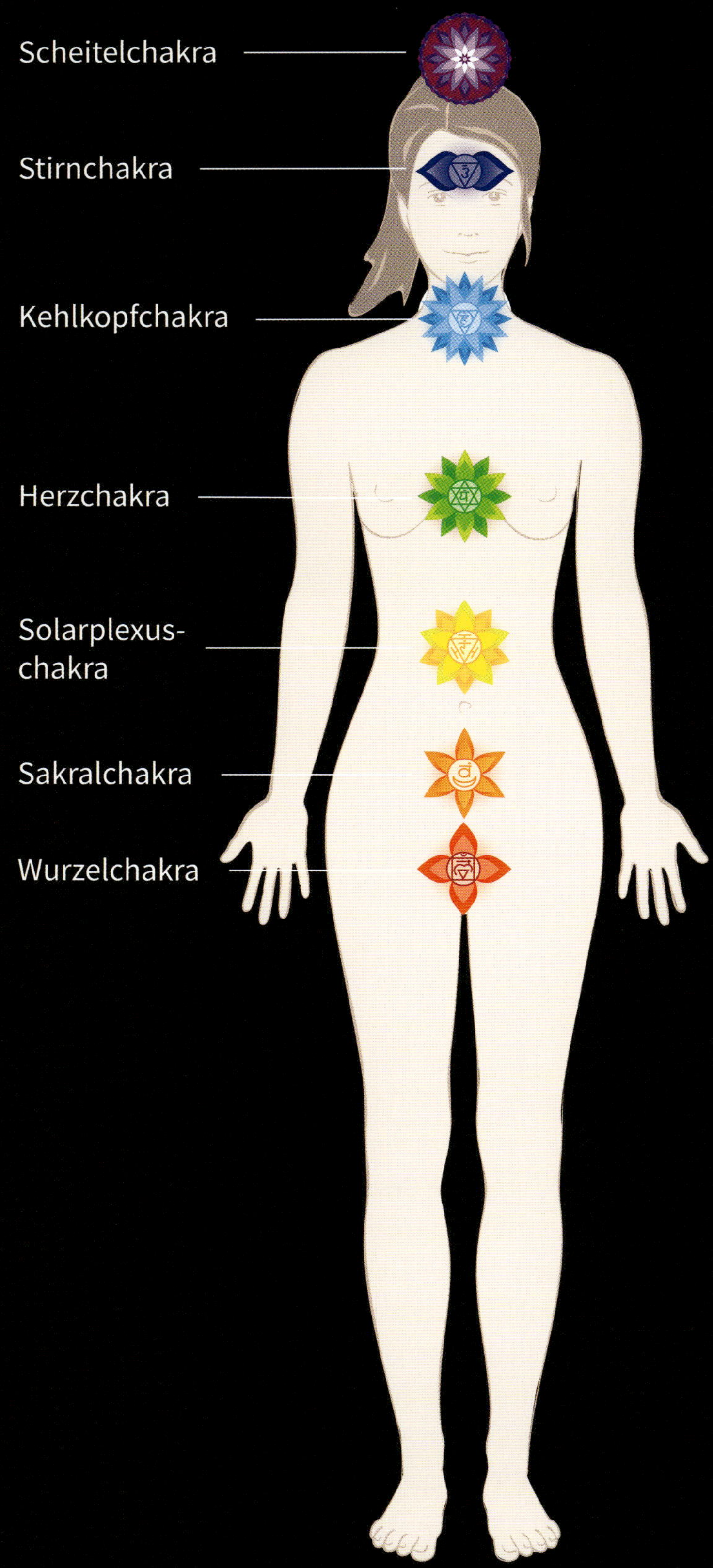

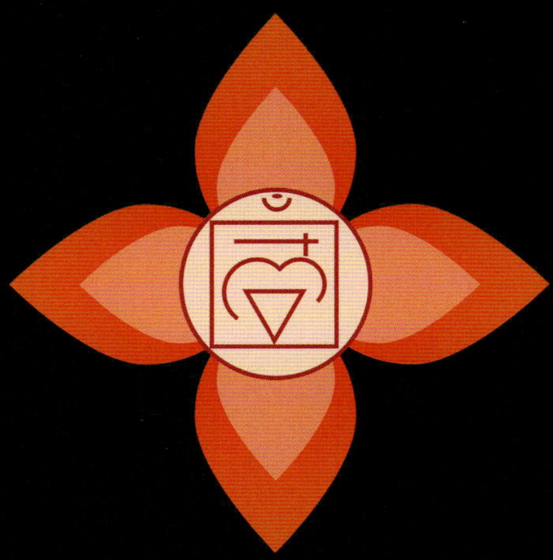

Muladhara-Chakra – Basiszentrum

Farbe: Rot

Mantra: LAM

Symbol: Quadrat

Lage: Dammbereich, Beckenboden, Steißbein

Zentrale Bedeutung: Überleben, Arterhaltung, Ur-Energie

Einflussbereich: Nebennieren, Nieren, Dickdarm, Enddarm, Ausscheidungsorgane, Knochen, Steißbein

Positive Bewusstseinsaspekte: Lebenskraft, Lebenswille, Selbst- und Arterhaltung, Ausdauer, Rhythmus, Naturverbundenheit, Erdung, Urvertrauen

Negative Bewusstseinsaspekte: Selbstsucht, Triebhaftigkeit, Trägheit, existenzielle Ängste

Körperliche Hinweise auf Störungen: Darmerkrankungen, Verstopfung, Blasen- und Nierenerkrankungen, Prostataleiden, Knochenerkrankungen, Blutdruckschwankungen, Blutarmut

Seelische Hinweise auf Störungen: Ängste, Kraftlosigkeit, Mangel an Vertrauen, schwache sexuelle Energie, Schwierigkeiten, sich selbst anzunehmen

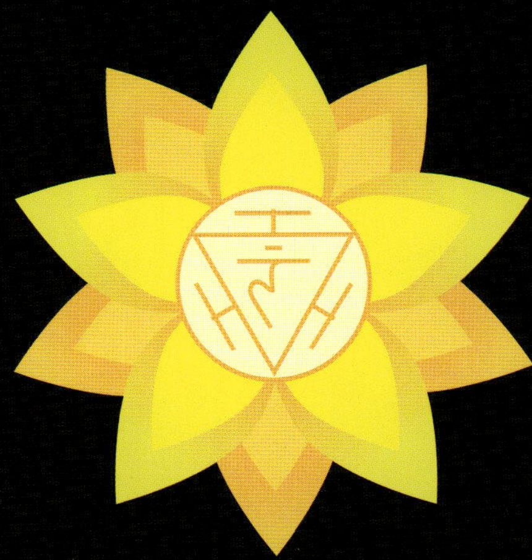

Svadhisthana-Chakra – Sakralzentrum

Farbe: Orange

Mantra: VAM

Symbol: Mondsichel

Lage: Kreuzbein, knapp oberhalb der Geschlechtsorgane

Zentrale Bedeutung: Sexualität, Fortpflanzung

Einflussbereich: Keimdrüsen, Geschlechtsorgane, Unterleibsorgane, Kreuzbein, Beckenraum

Positive Bewusstseinsaspekte: Leidenschaft, sexuelle Lust, Körperbewusstsein, Vitalität, Attraktivität, Kreativität, heilende Energie, Zeugungskraft, Lebensfreude

Negative Bewusstseinsaspekte: Lustabhängigkeit, Zwanghaftigkeit, Triebhaftigkeit, Aggressivität

Körperliche Hinweise auf Störungen: Geschlechtskrankheiten, Menstruationsbeschwerden, Prostataerkrankungen, Impotenz, Rückenschmerzen im unteren Rücken, Erkrankungen von Blut und Lymphe, Hauterkrankungen

Seelische Hinweise auf Störungen: Kraftlosigkeit, sexuelle Unlust, depressive Verstimmungen, Lebensfeindlichkeit

Manipura-Chakra – Nabelzentrum

Farbe: Gelb

Mantra: RAM

Symbol: Dreieck

Lage: oberhalb des Nabels, Magenbereich, Lendenwirbelsäule, Sonnengeflecht

Zentrale Bedeutung: Gefühle

Einflussbereich: Bauchspeicheldrüse, Leber, Milz, Magen, Gallenblase, Bauchhöhle, vegetatives Nervensystem

Positive Bewusstseinsaspekte: Mitgefühl, Empathie, Sensibilität, Ichgefühl, Emotionalität, Sehnsucht, Durchsetzungsvermögen

Negative Bewusstseinsaspekte: Gefühlskälte, Sentimentalität, Selbstmitleid, Eifersucht, Machtbesessenheit, Rücksichtslosigkeit

Körperliche Hinweise auf Störungen: Magenbeschwerden, Erkrankungen von Leber, Milz und Gallenblase, Bauchschmerzen, Verdauungsstörungen, Übergewicht, Rückenschmerzen im Lendenwirbelsäulenbereich, Nervenerkrankungen

Seelische Hinweise auf Störungen: Wut, Ängste, Gereiztheit, Schlafstörungen, Albträume

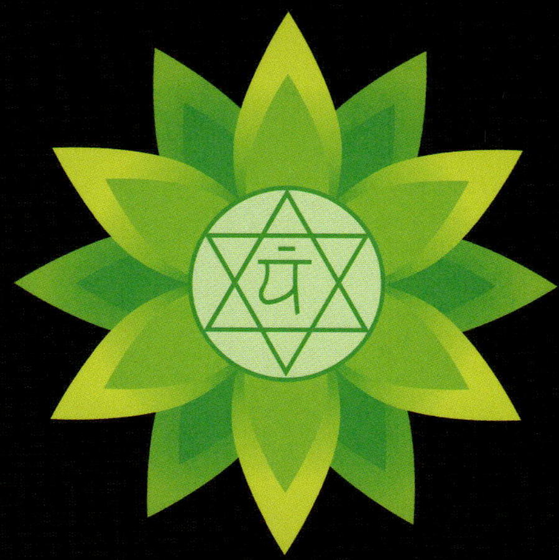

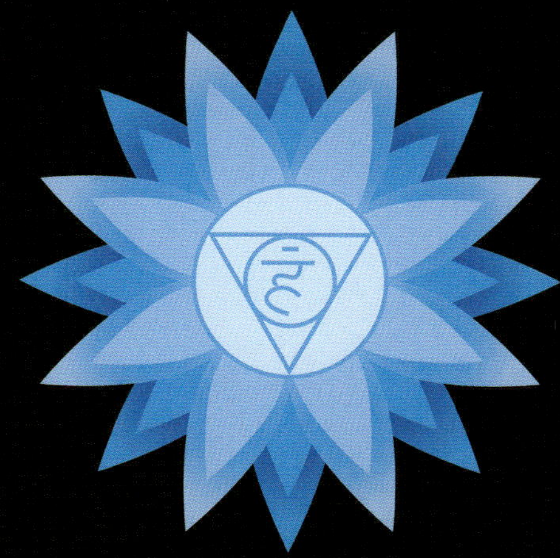

Anahata-Chakra – Herzzentrum

Farbe: Grün

Mantra: YAM

Symbol: Davidstern

Lage: Brustwirbelsäule, auf Herzhöhe, jedoch in der Brustmitte

Zentrale Bedeutung: Liebe, Menschlichkeit

Einflussbereich: Thymusdrüse, Herz, Kreislauf, Blut, Brustkorb

Positive Bewusstseinsaspekte: Liebe, Kommunikation, Gefühlswärme, künstlerischer Ausdruck, Gruppenbewusstsein, Selbstwertgefühl, Nächstenliebe

Negative Bewusstseinsaspekte: Überheblichkeit, Eigenliebe, Lieblosigkeit, Härte

Körperliche Hinweise auf Störungen: Herzbeschwerden, Angina pectoris, Herzklopfen, Herzrhythmusstörungen, Schmerzen im Brustbereich, Bluthochdruck, niedriger Blutdruck, Lungenerkrankungen, Atembeschwerden, Asthma

Seelische Hinweise auf Störungen: Kontaktschwierigkeiten, Gefühlskälte, Einsamkeit, Gefühl des Isoliertseins, Angst vor Einsamkeit

Vishuddha-Chakra – Halszentrum

Farbe: Hellblau

Mantra: HAM

Symbol: Kreis

Lage: Halswirbelsäule, Kehlkopfbereich

Zentrale Bedeutung: mentale Energie und Kommunikation

Einflussbereich: Schilddrüse, Nebenschilddrüsen, Hals, Kiefer, Luftröhre, Atmung, Stimme, Kehlkopf, Speiseröhre, Halswirbelsäule

Positive Bewusstseinsaspekte: Kommunikationsfähigkeit, harmonisches Ichbewusstsein, Interesse, rationales Denken, Unterscheidungskraft, Beherrschung von Wort, Sprache und Ton, Bewusstsein von Individualität

Negative Bewusstseinsaspekte: Ehrgeiz, Intoleranz, Ruhmsucht, Realitätsflucht, Illusion, Überbetonung des Intellekts, Manipulation anderer

Körperliche Hinweise auf Störungen: Halsschmerzen, Mandelentzündung, Nacken- und Schulterschmerzen, Zahnschmerzen, Beschwerden im Bereich der Halswirbelsäule, Schilddrüsenleiden, Sprachstörungen

Seelische Hinweise auf Störungen: Schüchternheit, Hemmungen, Verwirrung, Angst vor Isolation

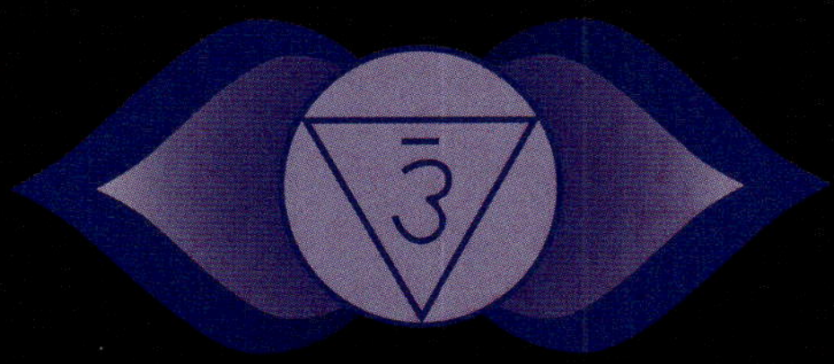

Ajna-Chakra – Stirnzentrum

Farbe: Dunkelblau

Mantra: KSHAM

Symbol: Kreis mit zwei Flügeln

Lage: zwischen den Augenbrauen, in der Mitte der Stirn

Zentrale Bedeutung: Intuition, Weisheit

Einflussbereich: Hirnanhangsdrüse, Kleinhirn, Gesicht, Augen, Ohren, Nase, Nebenhöhlen, Hormonsystem, Nervensystem

Positive Bewusstseinsaspekte: Selbstbewusstsein, Seelenverbundenheit, schöpferische Energie, Intuition, Erfahrung der Ganzheit, geistige Erkenntnisse, Erleuchtung, heilende Energie, Vorstellungskraft, selbstverantwortliches Handeln

Negative Bewusstseinsaspekte: Selbstsucht, Selbstverherrlichung, Machtstreben, Egoismus, verantwortungsloses Handeln

Körperliche Hinweise auf Störungen: Kopfschmerzen, Migräne, Gehirnerkrankungen, Augenleiden, nachlassende Funktion der Sinnesorgane, Erkrankungen des Nervensystems, Geisteskrankheiten

Seelisch-geistige Hinweise auf Störungen: Konzentrationsschwäche, Gedankenflucht, Gefühl von Sinnlosigkeit, Mangel an Orientierung im Leben, Ängste

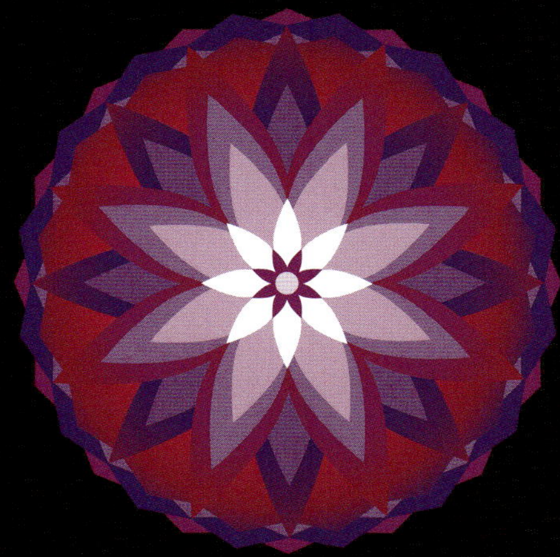

Sahasrara-Chakra – Kronenchakra

Farbe: Weiß, Violett

Mantra: OM

Symbol: Lotusblüte

Lage: Scheitel

Zentrale Bedeutung: Spiritualität, Erfahrung geistiger Welten

Einflussbereich: Mittelhirn, Zirbeldrüse, Augen, gesamter Organismus

Positive Bewusstseinsaspekte: Verbundenheit mit dem Universum, geistige Kraft, Spiritualität, Religiosität

Negative Bewusstseinsaspekte: schwarze Magie, Ichauflösung, Desinteresse am weltlichen Dasein, Zurückgezogenheit

Körperliche Hinweise auf Störungen: Kopfschmerzen, chronische Erkrankungen, Immunschwäche, Nervenleiden, Atemstörungen, Krebserkrankungen

Seelisch-geistige Hinweise auf Störungen: geistige Erschöpfung, Mangel an Lebensfreude, Dumpfheit, Depressionen, Sinnlosigkeit

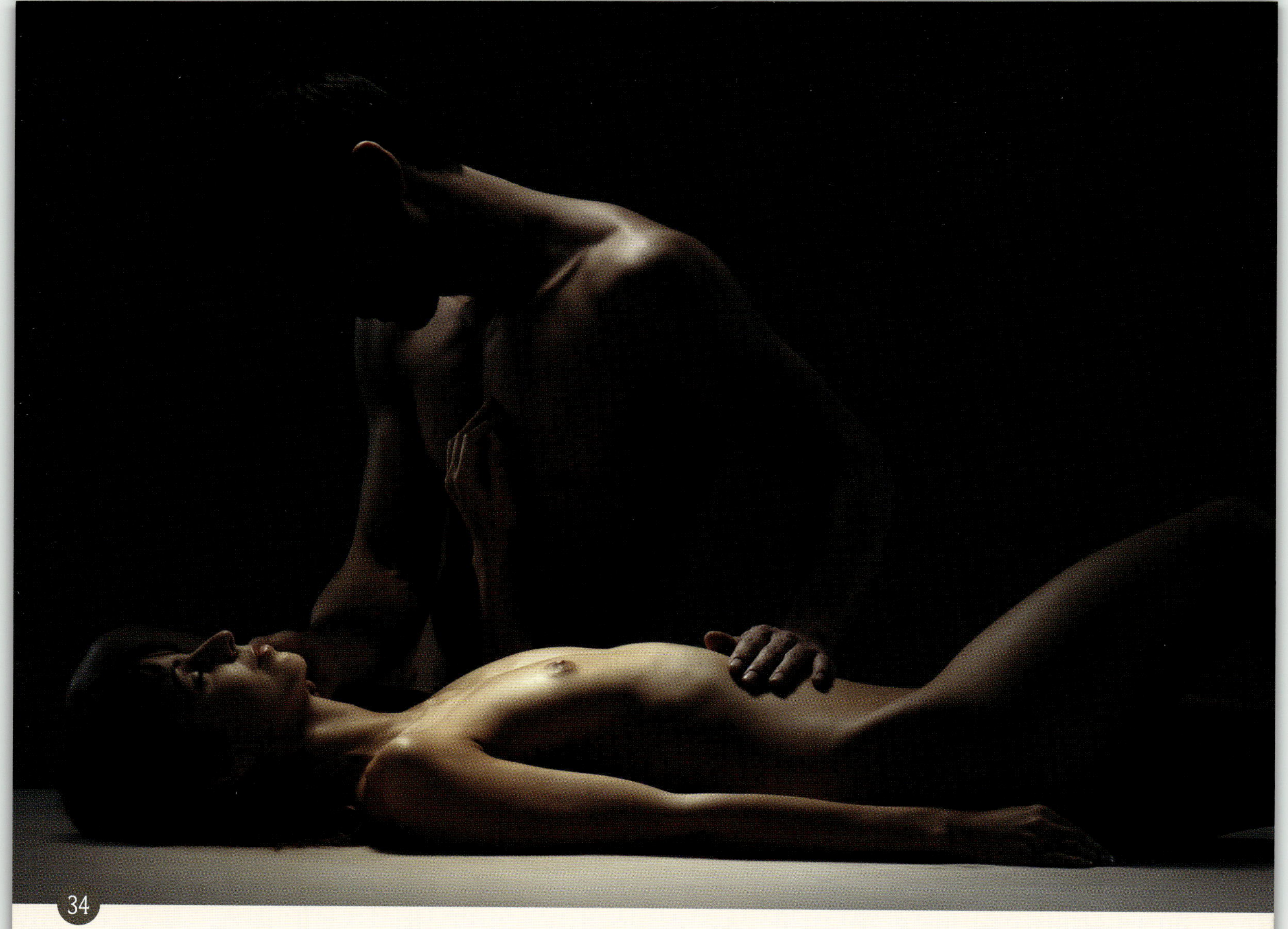

Die drei Chakras der Liebe

Tantra-Yoga wird mitunter auch als »Yoga der Liebe« bezeichnet – allerdings ist dabei nicht die Liebe zu bestimmten Gottheiten gemeint, wie es im Bhakti-Yoga der Fall ist, sondern es geht um die tantrische Liebe, in der Lust, Sinnlichkeit, Sexualität und die Verbundenheit mit dem Partner im Mittelpunkt stehen.

Die Liebe ist wohl die stärkste Kraft im menschlichen Leben, und nichts berührt uns so sehr wie sie. Und doch kann sich die Liebe nur in Wechselwirkung mit anderen Kräften und Qualitäten harmonisch entfalten, was in der Chakra-Arbeit besonders deutlich wird. Im Folgenden wollen wir uns mit den drei Chakras der Liebe beschäftigen – mit jenen Energiezentren, die es Ihnen und Ihrem Partner ermöglichen, das tiefere Geheimnis des Tantra-Yoga zu ergründen und wahre Verbundenheit miteinander herzustellen.

Die drei Chakras der Liebe, die sich besonders stark auf Ihre Vitalität, Ihre Sexualität, Ihre Herzenswärme und somit auch sehr direkt auf die Beziehung zu Ihrem Partner auswirken, sind das Wurzel-, Sakral- und Herzchakra – also das Muladhara-, Svadhisthana- und Anahata-Chakra.

Durch Tantra-Yoga werden zwar alle sieben, vor allem aber diese drei »Liebes-Chakras« aktiviert. Die drei Chakras der Liebe bilden eine harmonische Einheit und beeinflussen sich gegenseitig. Wenn die Lebensenergie Prana ungehindert durch das Wurzel-, Sakral- und Herzchakra fließen kann, führt das zu intensiveren sexuellen Erfahrungen und hilft Ihnen, schwierige Emotionen loszulassen oder Hemmungen aufzulösen.

Das Wurzelchakra – Zentrum der Stabilität und Erdung

Die wichtigsten Themen des Wurzelchakras sind Stabilität, Sicherheit und Urvertrauen. Urvertrauen ist die Grundlage, auf der wir uns frei entfalten können. Nur wenn unsere Wurzeln stark sind, können wir weit in den Himmel wachsen – das gilt sowohl für uns als Individuen wie auch für unsere Beziehungen. Über das Wurzelchakra sind wir energetisch mit der Erde verbunden. Die Erde schenkt uns Lebensenergie, Willenskraft und Selbstbewusstsein.

Indem Sie sich mit Ihrem Wurzelchakra verbinden, wachsen Ihre Wurzeln. Sie werden sich Ihrer Fähigkeit, im Leben zu stehen, gewahr und Ihr Körperbewusstsein verfeinert sich. Das ist vor allem dann wichtig, wenn Sie wenig Vertrauen in sich selbst und das Leben haben. Durch Tantra-Yoga-Übungen aktivieren Sie die Energie im Wurzelchakra – das hilft Ihnen, sich in Ihrem Körper wohler und geborgener zu fühlen, Ängste abzubauen, Stabilität zu gewinnen und einem Gefühl der Kraftlosigkeit, Erschöpfung und Überforderung entgegenzuwirken. Menschen mit einem gut entwickelten Wurzelchakra haben eine nahezu magische Ausstrahlungskraft und wirken anziehend auf andere.

Alle Tantra-Yoga-Techniken, die Ihnen in diesem Buch begegnen, insbesondere auch die Chakra-Meditation (siehe Seite 57), tragen dazu bei, die Kraft in Ihrem Wurzelchakra zu erwecken.

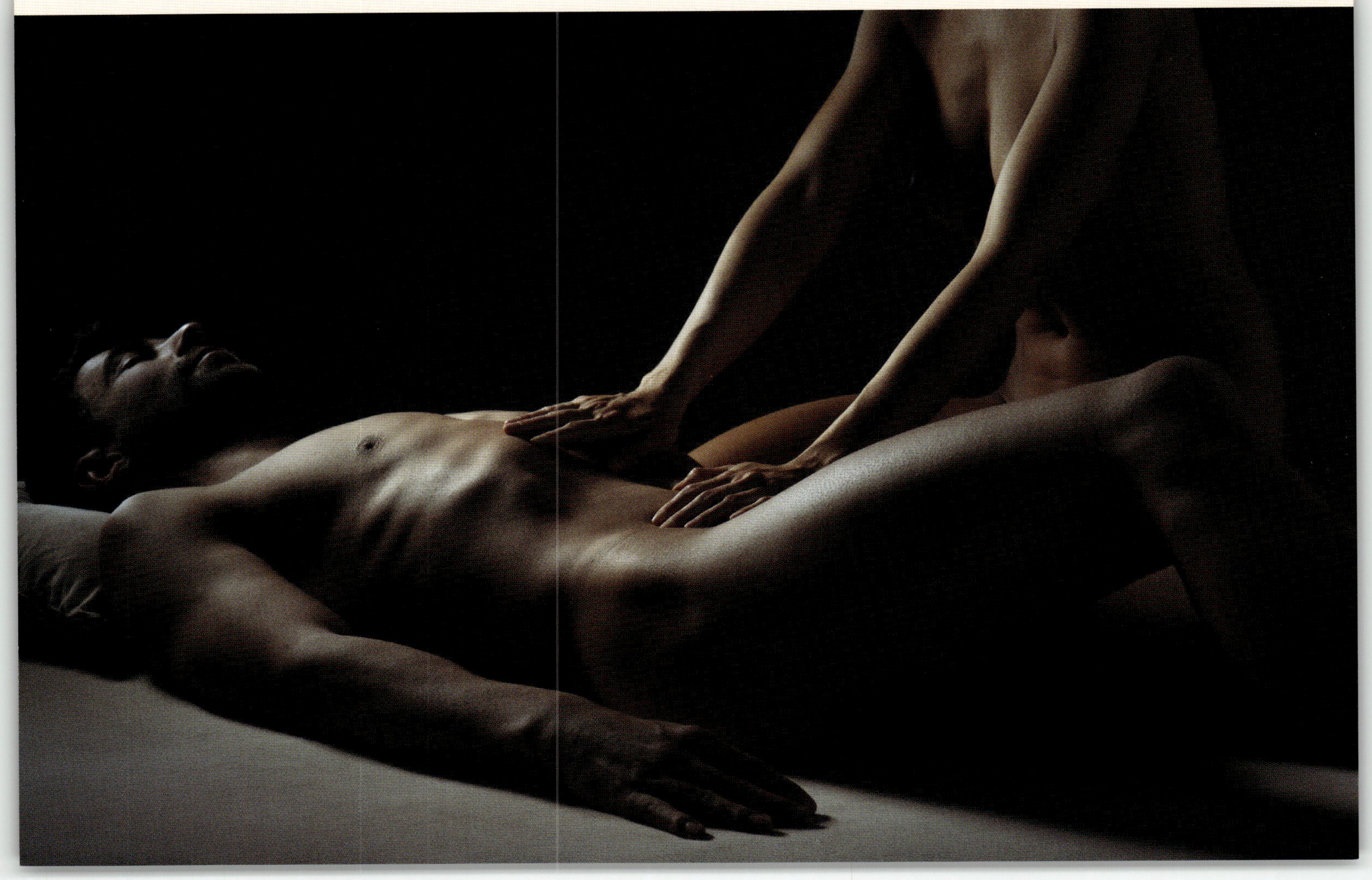

Das Sakralchakra – Zentrum der Sinnlichkeit und sexuellen Energie

Das Sakralchakra ist das Zentrum der Sinnlichkeit, Sexualität und Lebenslust. Es versorgt unsere Geschlechts- und Unterleibsorgane, die Nieren und die Blase mit Energie. Der Wirkungsbereich dieses Chakras erstreckt sich auf den gesamten Beckenraum, aber auch auf den Blutkreislauf und den Lymphfluss.

Über das Svadhisthana-Chakra können Sie den Kontakt zu Ihrer ursprünglichen Lebenslust wieder aufnehmen.

Ein gut entwickeltes Sakralchakra, das frei von Blockaden ist, bringt Sie mit Ihrer schöpferischen Energie in Berührung. Es hilft Ihnen, Ihr Leben und Ihre Sexualität mit allen Sinnen zu genießen, Ihren Körper zu bejahen und die Kraft der Leidenschaft zu entdecken, was die optimale Voraussetzung für die Begegnung mit einem Partner ist. Menschen, die ein gut entwickeltes Sakralchakra haben, strahlen Vitalität, Selbstbewusstsein und Lebensfreude aus.

Durch Tantra-Yoga wird das Sakralchakra aktiviert und seine Energie harmonisiert. Das ist vor allem dann wichtig, wenn Sie unter körperlichen oder seelischen sexuellen Problemen leiden, sich lustlos fühlen oder auch zu sehr auf die negativen Dinge im Leben schauen und dabei die Schönheit übersehen. Alles, was Sie tun, um Ihre Sinne zu erfreuen, stärkt zugleich auch Ihr Sakralchakra. Genießen Sie Düfte und Aromen, gönnen Sie sich warme Bäder oder Massagen, spielen Sie mit Farben oder Klängen – malen oder musizieren Sie und versuchen Sie, bei jedem Tun achtsam zu sein und entspannt zu bleiben.

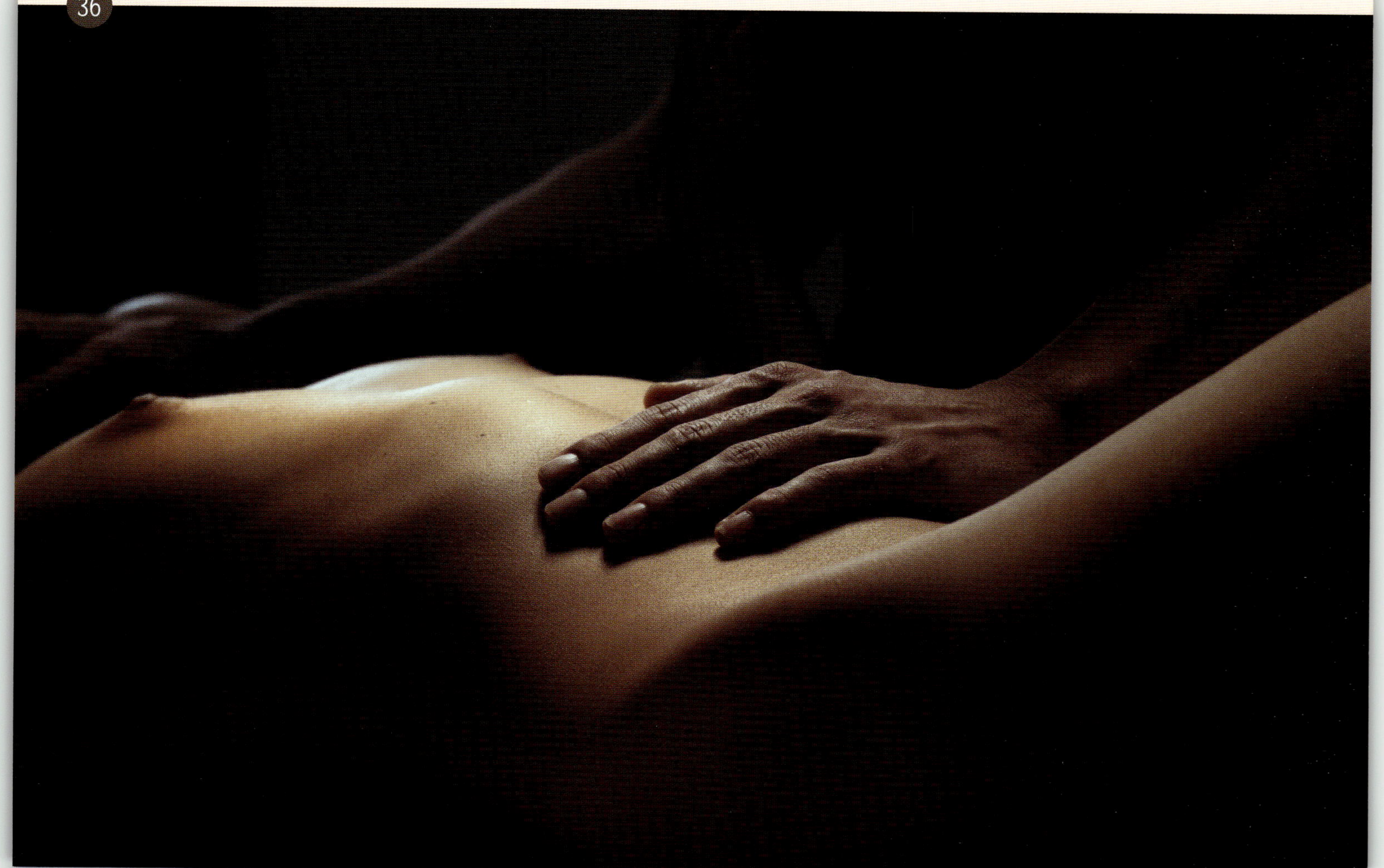

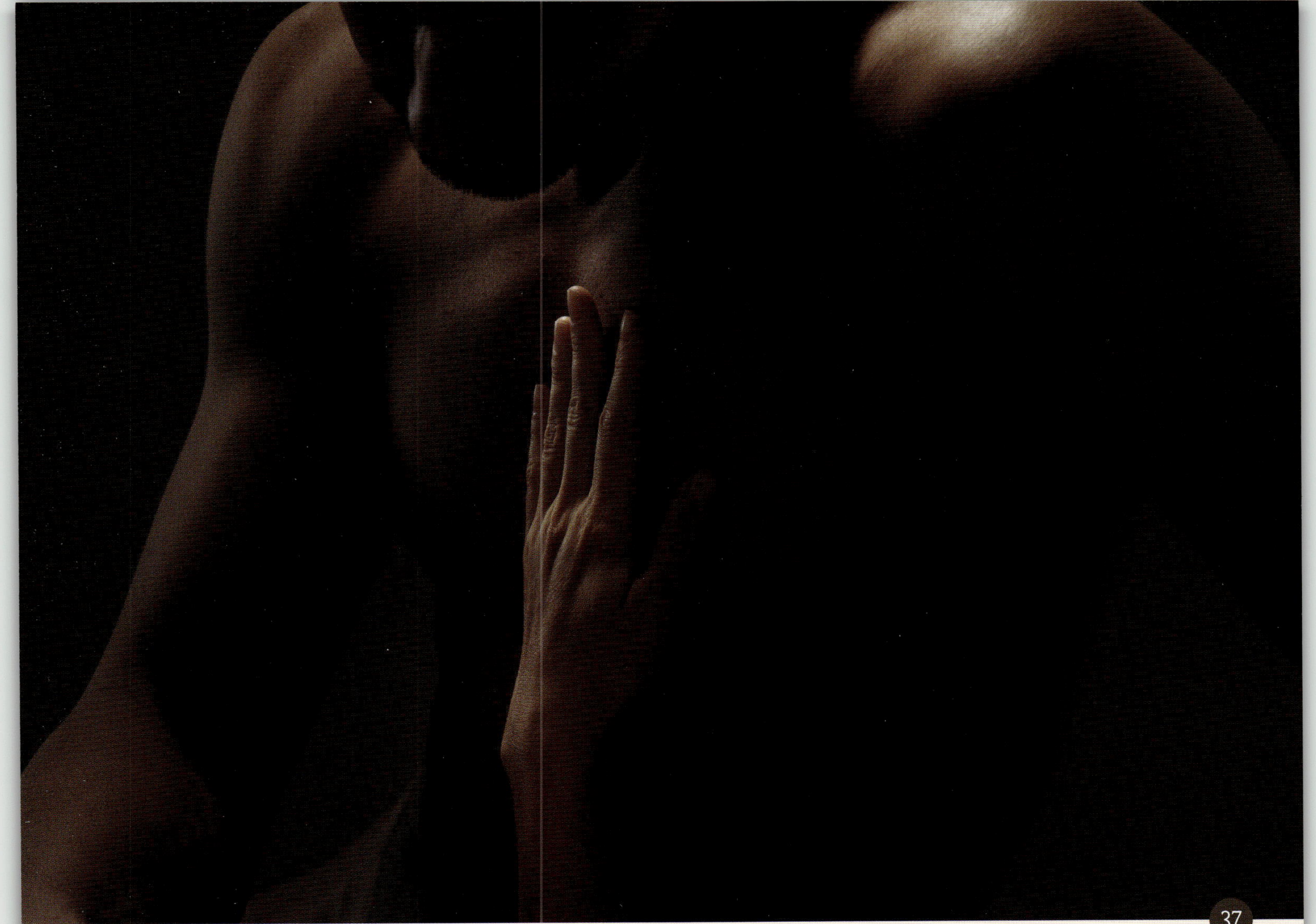

Das Herzchakra – Zentrum des Mitgefühls und der Verbundenheit

Unser Herz verbindet uns mit Qualitäten wie Mitgefühl, Güte und Empathie. Die Energie des Herzchakras ist die Kraft der universellen, überpersönlichen Liebe, die es uns ermöglicht, anderen Menschen wirklich nahe zu kommen. Keine Beziehung kann lange überleben, wenn die Liebenden nicht bereit sind, wirklich zu lieben und ihr Herz zu öffnen. Über unser Herzchakra können wir uns mit unserem Partner verbinden. Wir stärken dieses Energiezentrum, indem wir lernen, dem anderen wirklich zuzuhören, uns in ihn hineinzuversetzen und unser eigenes Ego zu überwinden. Das Herzchakra ist die Quelle der Liebesenergie und die Voraussetzung für vollkommene Hingabe.

Der Sanskritname »Anahata« bedeutet soviel wie »rein« oder »unbeschädigt«. In unserem Herzen können wir uns wirklich sicher fühlen – das Herzchakra strahlt ausschließlich positive Kräfte und Schwingungen aus und kann in seinem Kern nicht von anderen, negativen Energien beschädigt werden.

Im Tantra-Yoga entwickeln Sie Ihre Herzkraft nicht automatisch, sondern nur, indem Sie sich darauf konzentrieren. Ob Yoga, Paar-Yoga, Massagen oder Tantrastellungen – die Gefahr, oberflächlich und unbeseelt zu üben, besteht immer. Umso wichtiger ist es, Tantra-Yoga nie mechanisch, sondern immer auch mit dem Herzen zu praktizieren. Dies ist vor allem dann wichtig, wenn es Ihnen schwerfällt, sich auf Ihren Partner einzulassen, wenn Sie sich innerlich einsam fühlen oder wenn Sie oft zwischenmenschliche Konflikte oder Streitereien in der Beziehung erfahren müssen. Aber auch dann, wenn es Ihnen schwerfällt, sich selbst aus ganzem Herzen so zu lieben, wie Sie sind, sollten Sie jede Tantra-Yoga-Übung nutzen, um mitfühlender, großzügiger und liebevoller mit sich und Ihrem Partner umzugehen.

Tantra-Yoga allein

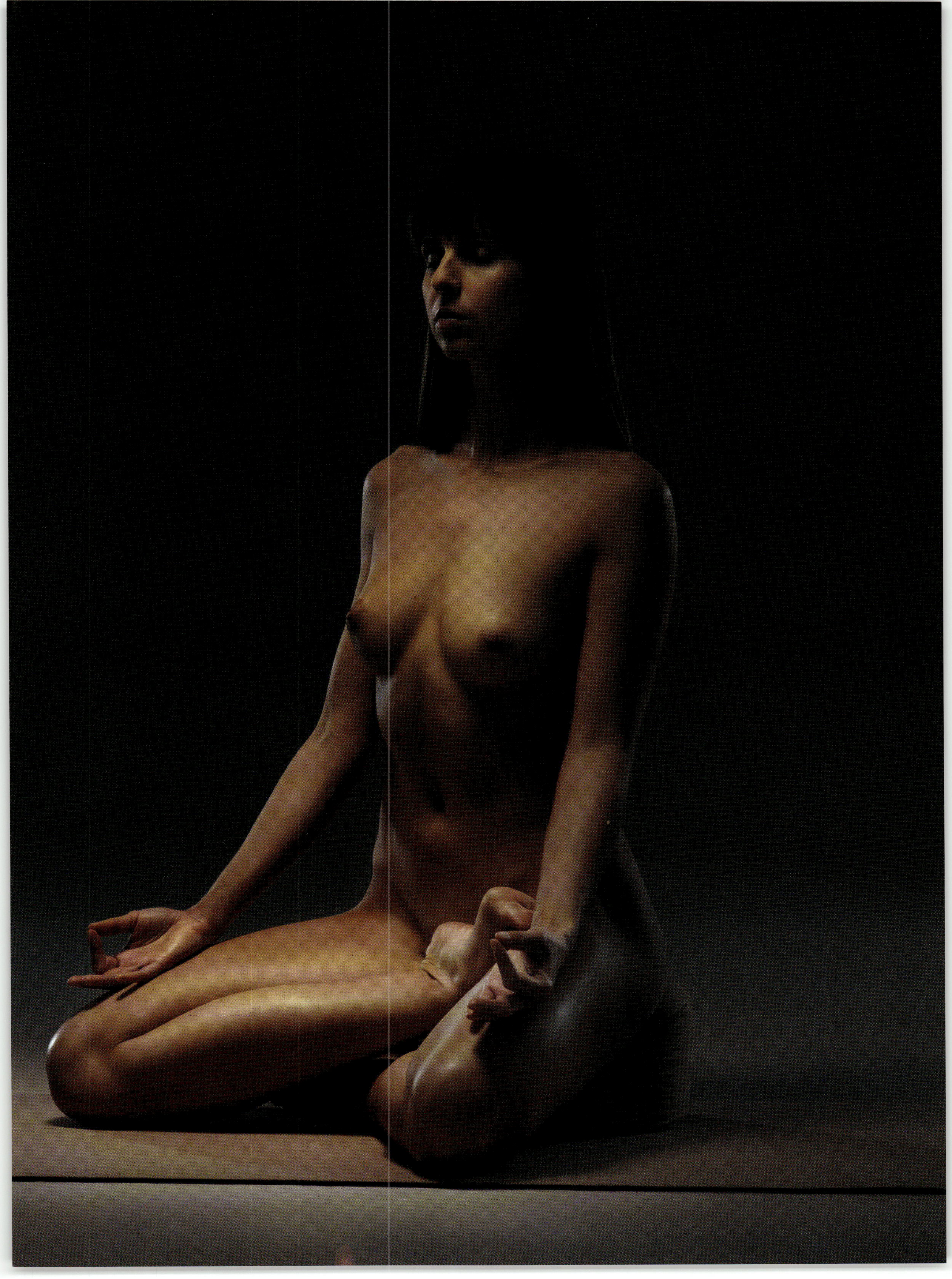

Im Folgenden wollen wir uns der Praxis zuwenden. Um Tantra-Yoga in seiner Ganzheit verstehen zu können, ist es wichtig, dass wir eines nie vergessen: Tantra-Yoga ist weder eine Art Gymnastik noch eine Anleitung zu besserem Sex, sondern geht weit darüber hinaus. Tantra ist eine Philosophie und eine Lebenseinstellung, und obwohl sie ihren Ursprung in der jahrtausendealten hinduistischen Schöpfungsgeschichte hat, ist sie heute so aktuell wie nie. Durch Tantra-Yoga lernen Sie sich selbst und Ihren Partner sehr viel besser kennen und ermöglichen eine vollkommen neue, achtsamere und innigere Art der Begegnung.

Die Praxis des Tantra-Yoga besteht aus verschiedensten Techniken, die alle einem Ziel dienen: Immer geht es darum, mit der Magie des gegenwärtigen Augenblicks in Berührung zu kommen und allen Erfahrungen, die auftreten, viel Raum zu geben.

Konkret besteht Tantra-Yoga aus einigen vorbereitenden Übungen und Yogastellungen, die Sie alleine ausführen können, um sich auf die achtsame Begegnung mit Ihrem Partner einzustimmen und Ihre vitalen Kräfte zu aktivieren. Es folgen Techniken, die Sie gemeinsam mit Ihrem Partner ausführen: Dazu gehören tantrische Massagen, Asanas für Paare, die auch als »Partner- oder Paar-Yoga« bekannt sind, und schließlich Tantra-Liebesstellungen.

Reinigen Sie Ihren Geist grundsätzlich von alltäglichen Sorgen und Ängsten, bevor Sie mit den Übungen beginnen. Dazu genügt schon eine kurze Meditation, in der Sie Ihren Körper und Ihre Gedanken entspannen, Belastendes loslassen und Ihre Aufmerksamkeit ganz auf das Jetzt lenken.

Neben einer meditativen Einstimmung (siehe Seite 52) gehören die vorbereitenden Übungen sowie einige einfache Yogastellungen zu den Praktiken, die Sie alleine durchführen können. Sie sollten mit diesen Elementen des Tantra-Yoga kreativ und frei umgehen. Alle Übungen, die Sie für sich alleine praktizieren können, können Sie sowohl unabhängig von den Paar-Techniken als auch direkt als Vorbereitung auf das Liebesspiel mit Ihrem Partner durchführen.

Die folgenden Übungen dienen dazu, Ihre Körperwahrnehmung zu sensibilisieren, Spannungen und Stress abzubauen und mehr Lebensenergie zu sammeln. Sorgen Sie dafür, dass Sie beim Tantra-Yoga nicht gestört werden und dass der Raum, in dem Sie üben, warm genug ist. Üben Sie wenn möglich nackt, denn Tantra lehrt Freiheit von Scham – und Textilien behindern die Beweglichkeit. Ansonsten sollten Sie weite und leichte Kleidung tragen. Führen Sie die Übungen nicht nach einer größeren Mahlzeit aus und achten Sie vor allem auf Ihre Dehngrenze und auf die Signale, die Ihr Körper Ihnen schickt.

Vorbereitende Übungen

Die folgenden Techniken bereiten Ihren Körper auf die Tantra-Yoga-Stellungen und auf Tantra vor. Sie erhöhen die Flexibilität, machen verspannte Muskeln wieder weicher und steife Gelenke wieder beweglicher. Eigentlich greift der Begriff »Vorbereitung« zu kurz, denn tatsächlich bewirken die folgenden Übungen noch viel mehr: Sie tragen dazu bei, Ihre sexuellen Energien zu aktivieren, die Beckenbodenmuskulatur zu stärken und die Durchblutung der Unterleibsorgane zu verbessern.

Darüber hinaus wirken alle diese Übungen, auch wenn sie einfach erscheinen, auf die unteren Chakras und helfen dabei, Blockaden im Energiekörper zu lösen. Sie können die »vorbereitenden Übungen« jederzeit auch für sich genommen ausführen, um den Energiefluss in Ihren Chakras anzuregen und Ihre Gesundheit zu schützen – beispielsweise im Rahmen einer täglichen Routine. Wichtig ist jedoch, nie mechanisch, sondern immer einfühlsam und achtsam zu üben.

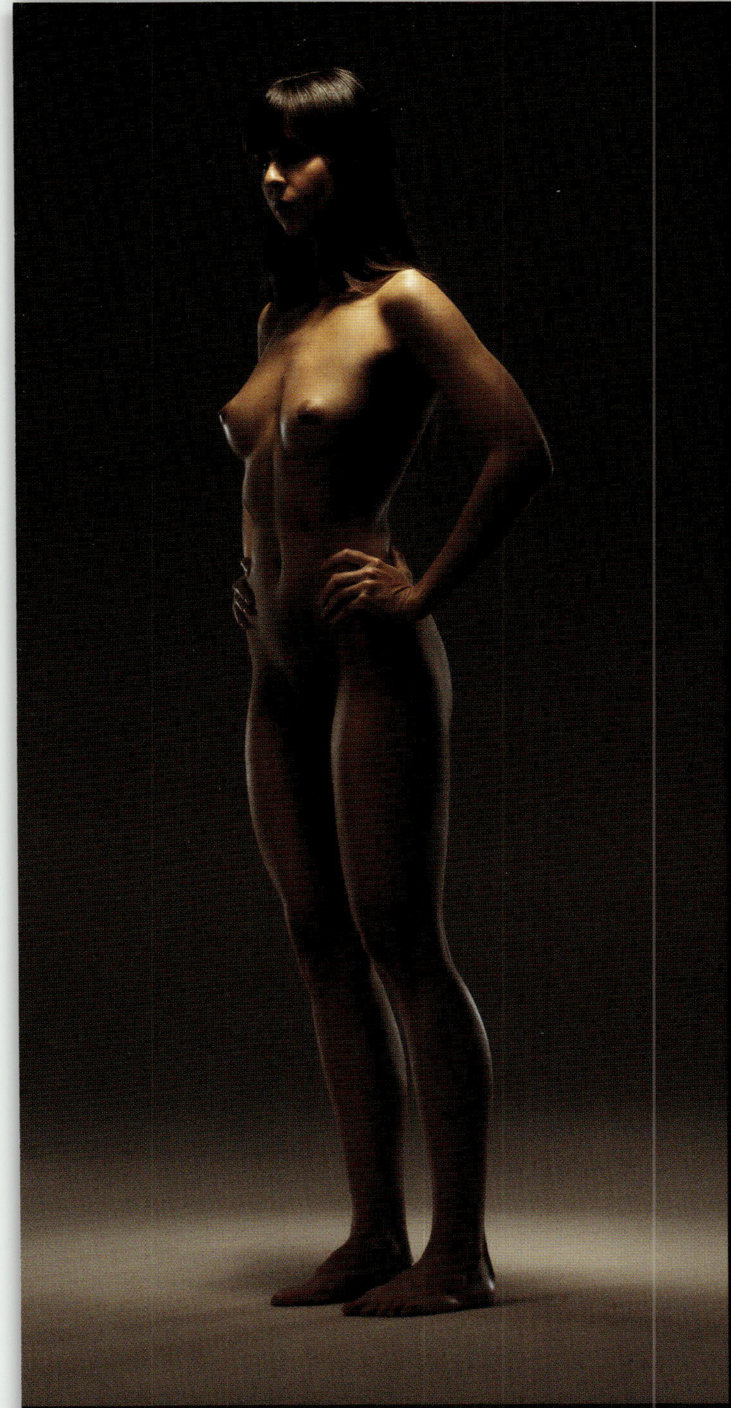

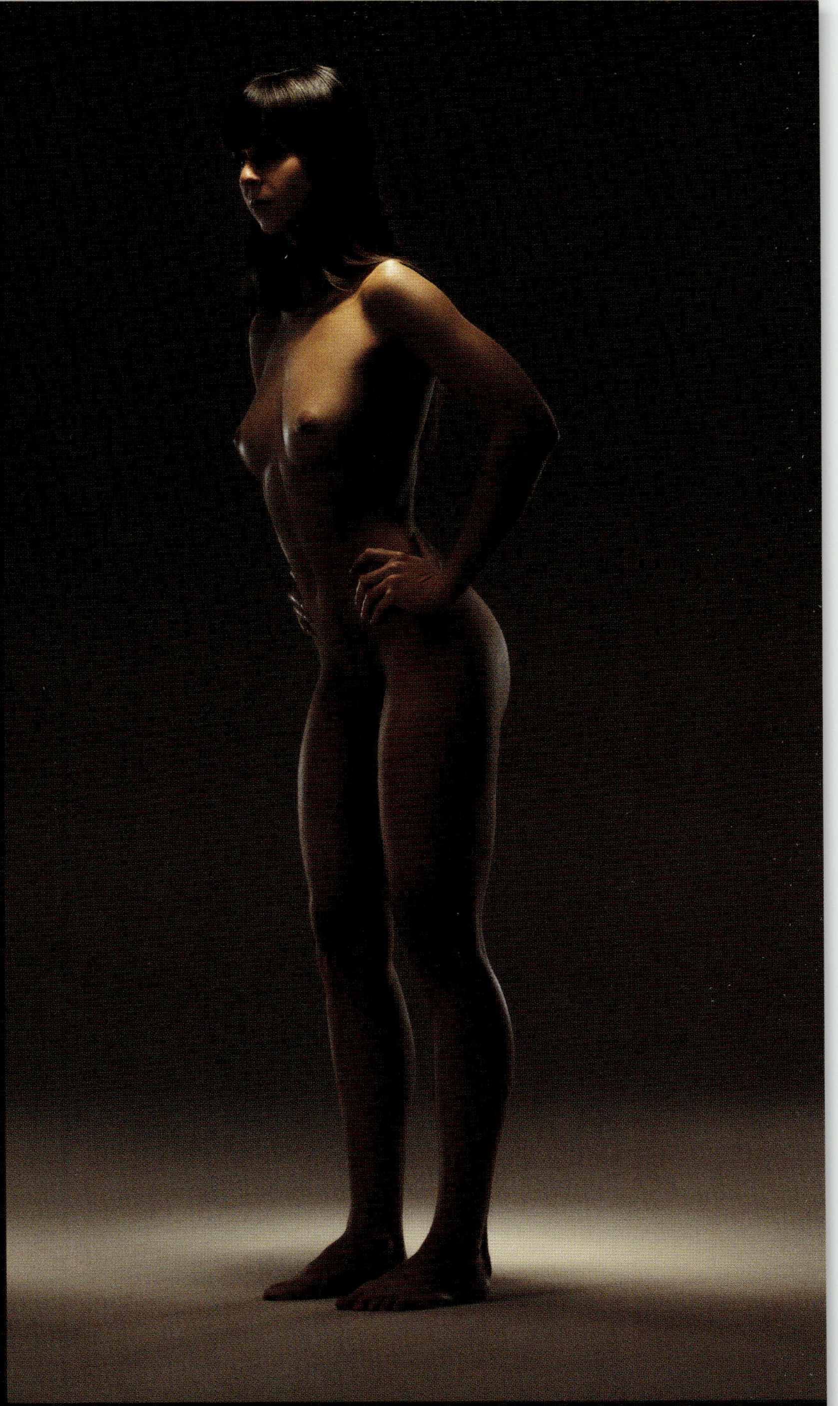

Beckenkreisen

Die Kraft im Becken- und Bauchraum und die Beweglichkeit des Beckens sind wichtig für mehr Genuss und Bewusstheit bei der körperlichen Liebe. Eine gut entwickelte Beckenbodenmuskulatur führt zu stärkerer Erregung und aktiviert die Energie im Wurzelchakra.

Stehen Sie aufrecht und entspannt, die Füße sind etwa hüftbreit auseinander und zeigen nach vorne. Die Knie bleiben locker und leicht gebeugt.

Legen Sie die Hände in die Hüften und richten Sie Ihre Achtsamkeit auf das Wurzelchakra und die Geschlechtsorgane. Atmen Sie einige Male tief durch.

Beginnen Sie nun, langsam mit dem Becken zu kreisen. Zuerst sollten die Kreise sehr klein sein und dann allmählich immer größer werden. Versuchen Sie, Oberkörper und Kopf dabei möglichst ruhig zu halten. Kreisen Sie einige Male im Uhrzeigersinn und wechseln Sie dann die Richtung.

Versuchen Sie im nächsten Schritt, mit dem Becken eine liegende Acht zu beschreiben. Führen Sie auch das mehrmals in beiden Richtungen aus.

Kommen Sie abschließend zur Mitte und entspannen Sie sich.

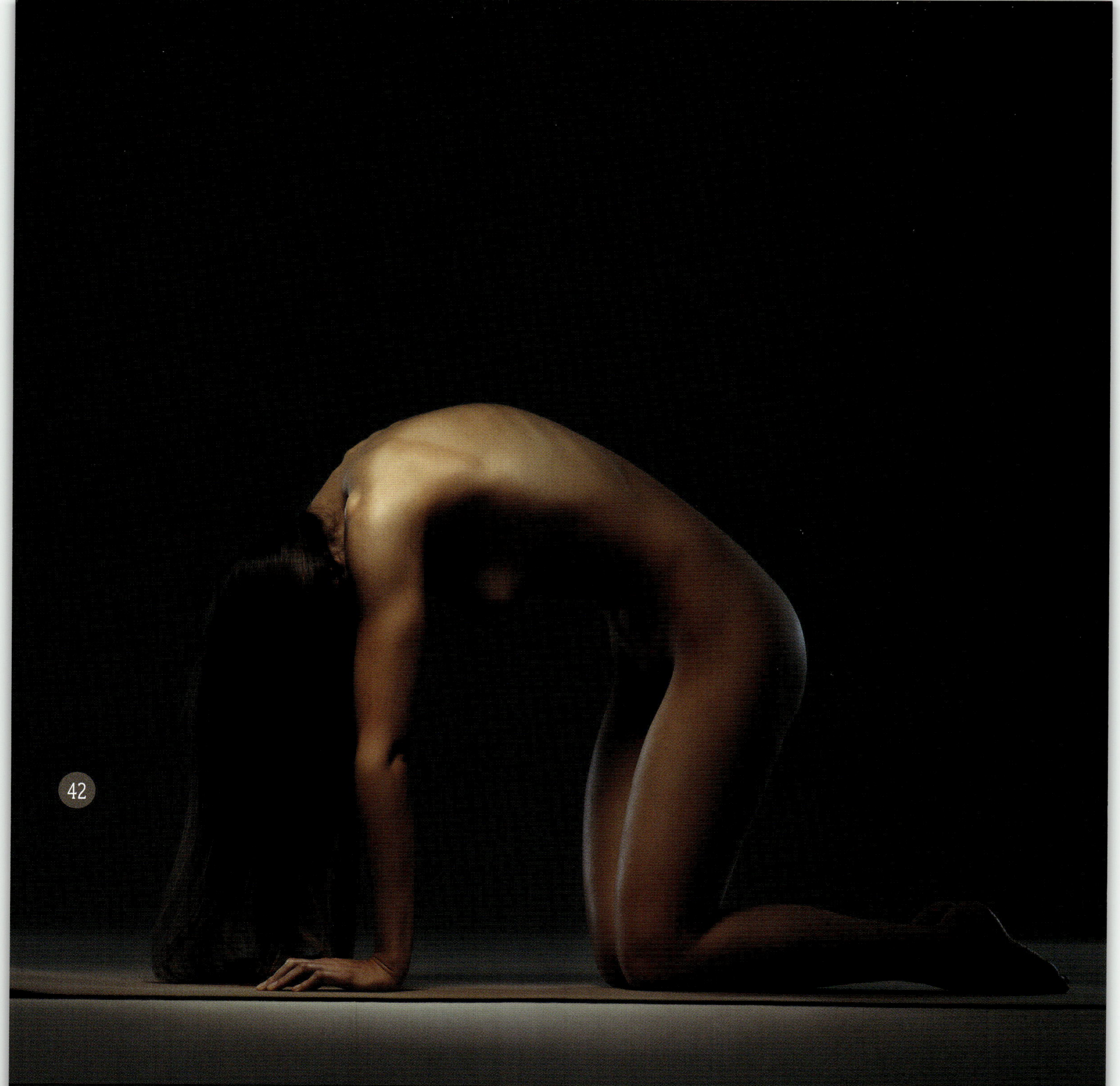

Katzenbuckel und Pferderücken

Diese Übung erhöht die Flexibilität der Wirbelsäule und regt alle Chakras sanft an.

Knien Sie im Vierfüßlerstand. Die Arme und Oberschenkel sind dabei gerade, die Fußrücken, Knie und Handflächen berühren den Boden. Die Wirbelsäule sollte möglichst parallel zum Boden sein.

Atmen Sie tief ein und machen Sie einen »Katzenbuckel«, indem Sie den Rücken schrittweise Wirbel für Wirbel so weit wie möglich wölben, das Becken leicht nach unten kippen und zugleich den Kopf einziehen. Konzentrieren Sie sich auf die Wirbelsäule und spüren Sie die Dehnung im Rücken.

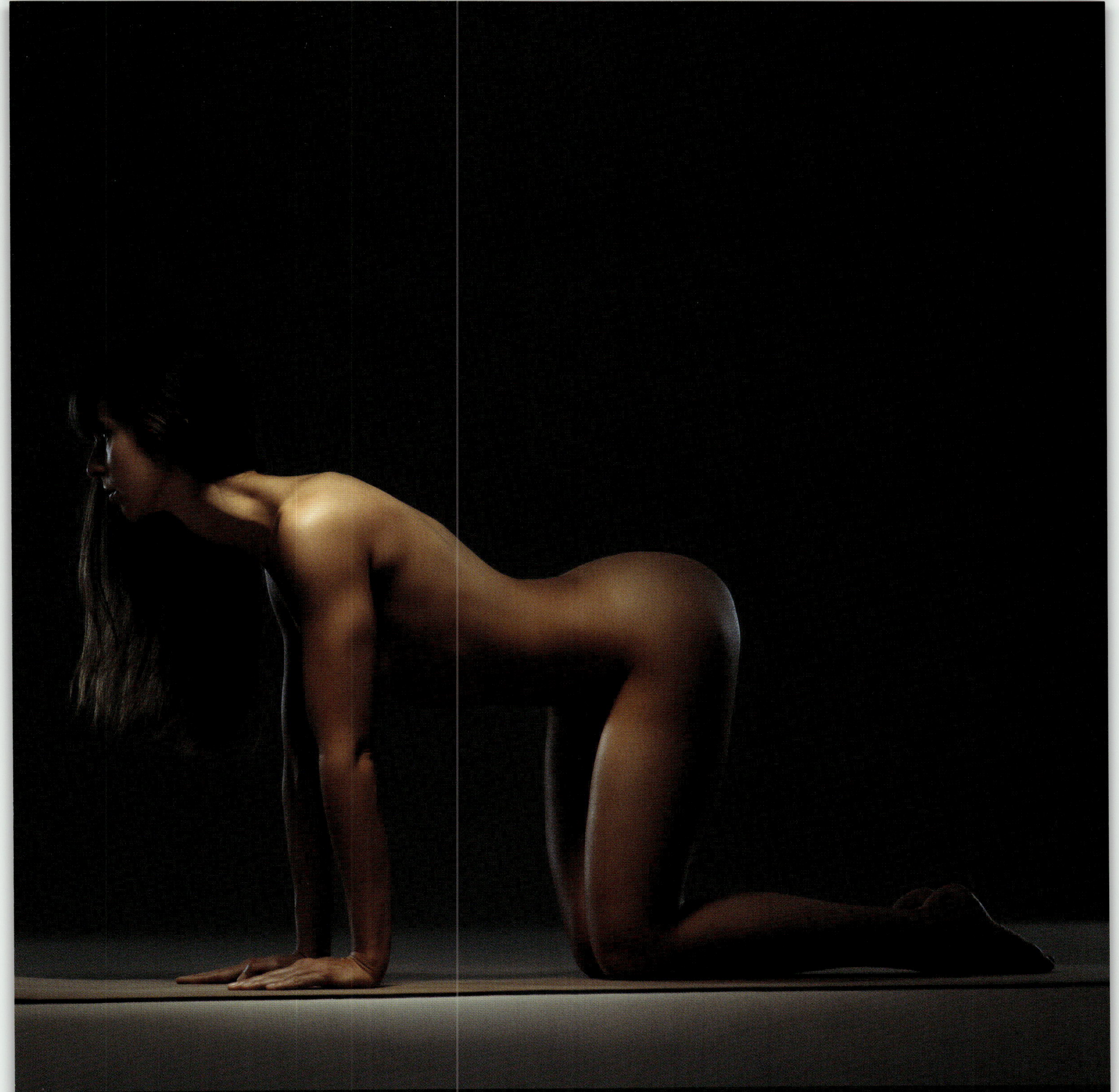

Atmen Sie dann langsam und tief aus und machen Sie einen »Pferderücken«, indem Sie die Lendenwirbelsäule nach unten sinken lassen und leicht ins Hohlkreuz gehen. Heben Sie den Kopf etwas an, als wollten Sie nach vorne und leicht nach oben schauen. In dieser Haltung wird die Brust geweitet und das Herzchakra aktiviert. Bewegen Sie Ihren Rücken fließend zwischen diesen beiden Stellungen hin und her. Wechseln Sie mehrmals in einer langsamen Bewegung zwischen »Katzenbuckel« und »Pferderücken« ab. Lassen Sie Ihren Atem dabei frei strömen.

Entspannen Sie sich nach einigen Wiederholungen, indem Sie sich kurz auf den Rücken legen.

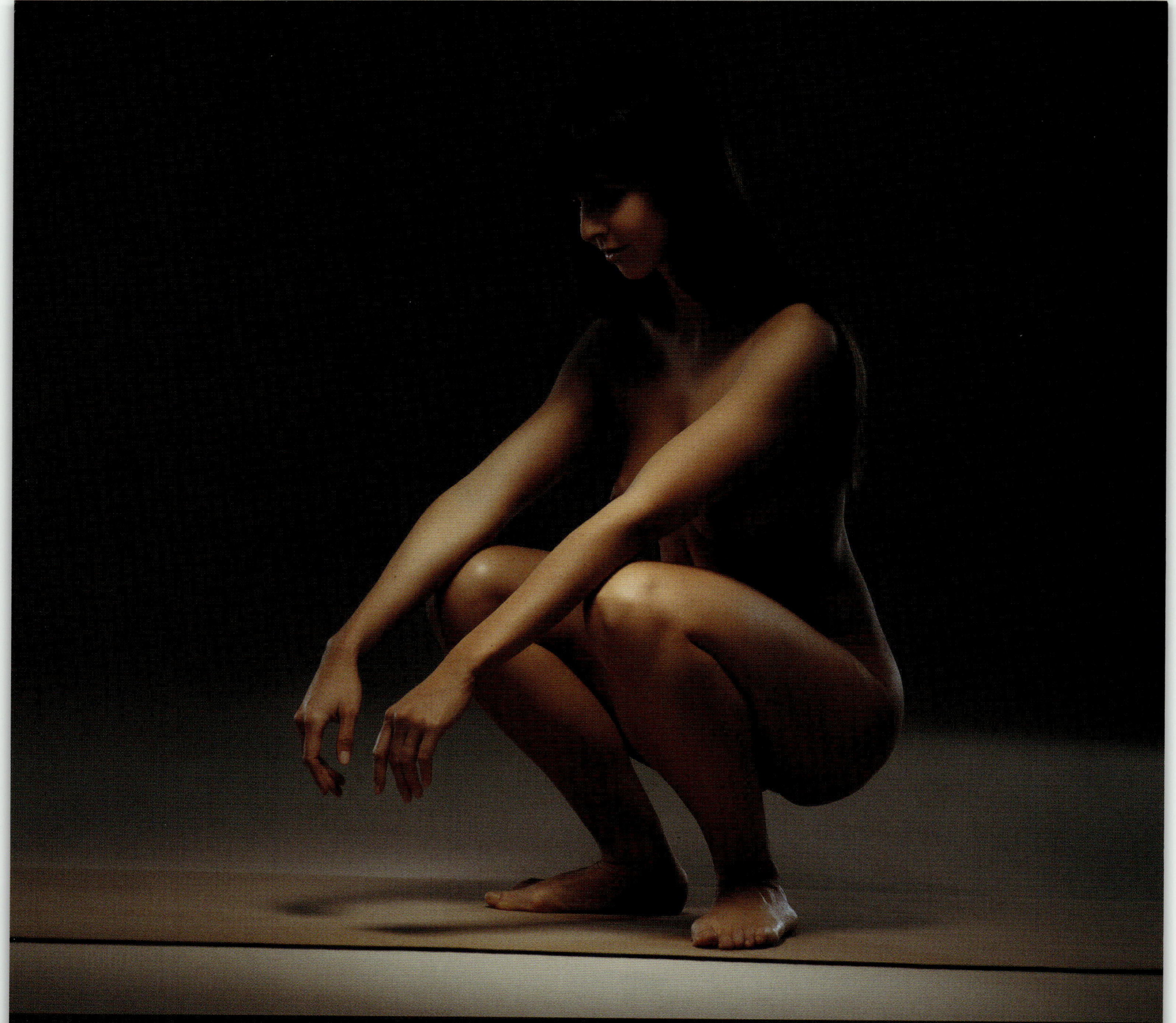

Shakti-Hockstellung

Die Shakti-Hocke ist sowohl für Frauen als auch für Männer eine wirkungsvolle Übung, um Blockaden im Beckenraum aufzulösen.
Stehen Sie zunächst aufrecht, die Füße sind etwa schulterbreit auseinander und die Zehen zeigen leicht nach außen. Nehmen Sie mit den Fußsohlen einen guten, stabilen Kontakt zum Boden auf und entspannen Sie Gesicht und Schultern.
Gehen Sie jetzt langsam in die Hocke, bis Ihre Dehngrenze erreicht ist. Übertreiben Sie nicht. Anfangs genügt es, das Gesäß bis auf Kniehöhe abzusenken. Achten Sie darauf, Ihren Rücken möglichst gerade zu halten. Legen Sie den Kopf nicht in den Nacken, sondern machen Sie den Nacken lang – der Blick geht nach unten. Die Oberarme liegen locker auf den Knien. Wenn möglich, sollten die Fußsohlen in der Hocke mit der gesamten Fläche in Bodenkontakt sein.
Atmen Sie in der Shakti-Hockstellung siebenmal tief ein und aus. Ziehen Sie Ihren Schließmuskel und die Beckenbodenmuskulatur bei jedem Einatmen leicht nach oben und entspannen Sie die Muskeln bei jedem Ausatmen wieder.
Beenden Sie die Übung, indem Sie wieder langsam aufstehen und kurz entspannen.

Schmetterling

Auch diese Übung erhöht die Flexibilität von Beinen und Becken und regt den Energiefluss in den unteren Chakras an.

Setzen Sie sich entspannt auf den Boden, winkeln Sie die Beine an und legen Sie die Fußsohlen flach aneinander – die Knie fallen dabei automatisch nach außen. Umgreifen Sie die Füße mit beiden Händen. Ziehen Sie die Fersen etwas an den Körper heran, doch achten Sie auf Ihre Dehngrenze.

Spüren Sie die Dehnung in den Oberschenkeln. Beginnen Sie dann damit, die Knie abwechselnd nach oben und unten zu bewegen, so als würden Sie mit Schmetterlingsflügeln schlagen. Führen Sie die Bewegung sehr behutsam und langsam aus, sodass sich Ihr Körper mehr und mehr entspannen und öffnen kann.

Zwischendurch können Sie die Beine lockern, indem Sie sie ausstrecken und durchschütteln. Führen Sie die Übung mindestens eine halbe Minute lang durch.

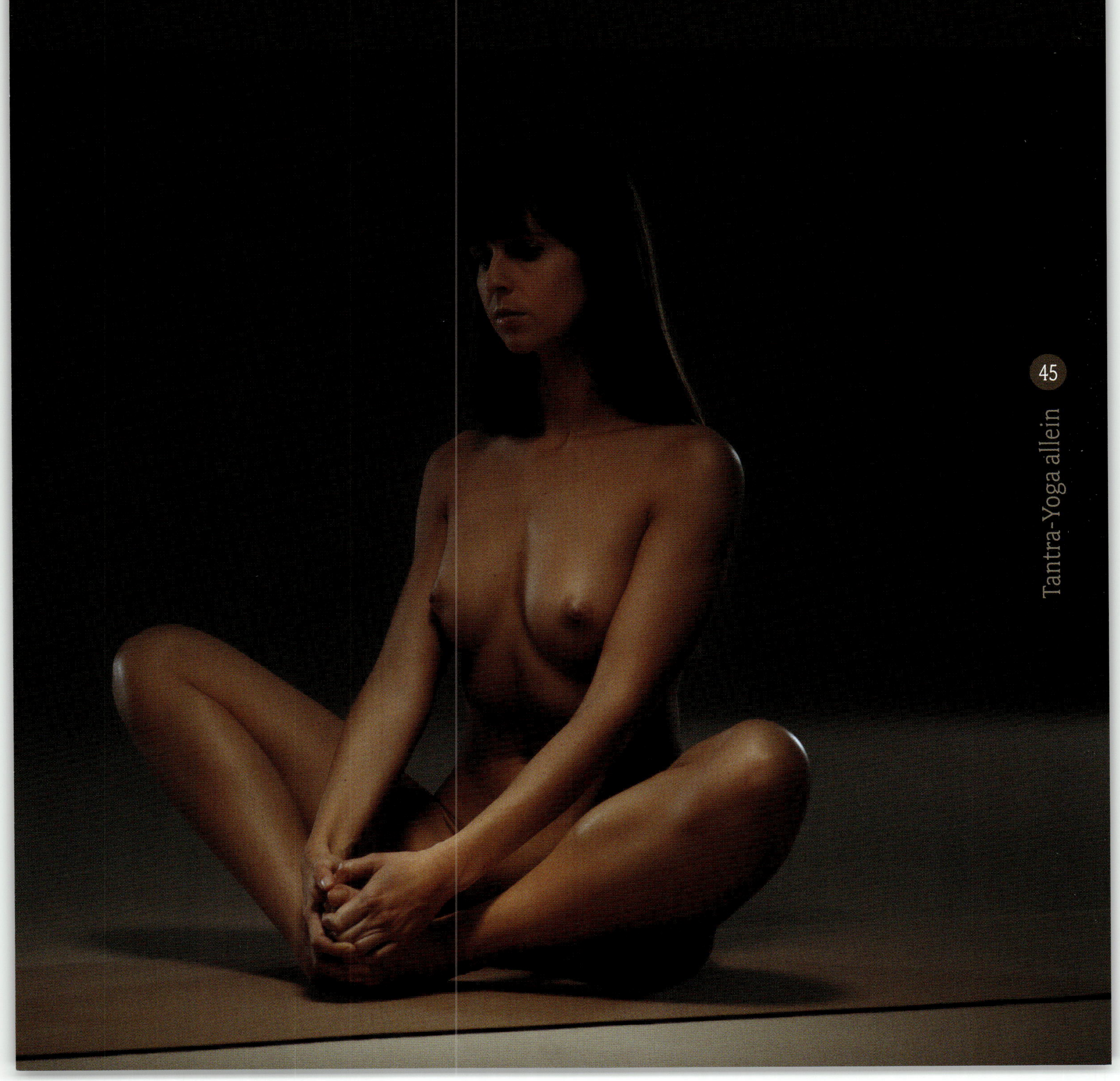

Yoga-Vollatmung

Die Atmung spielt sowohl im Yoga als auch im Tantra eine große Rolle. Langsame, tiefe Atemzüge werden im Tantra-Yoga genutzt, um Lebensenergie zu speichern. Langsames Atmen hilft zudem Männern dabei, den Orgasmus hinauszuzögern und ihre sexuelle Lust zu erhöhen. Die Yoga-Vollatmung verbindet Bauch-, Flanken- und Brustkorbatmung. Sie können Sie in jeder Sitzstellung durchführen, solange nur die Wirbelsäule aufrecht und die Haltung stabil ist.

Um sich der verschiedenen Atemräume bewusst zu werden, sollten Sie die Hände zu Hilfe nehmen. Schließen Sie die Augen und legen Sie eine Hand auf den Bauch, die andere auf die Mitte der Brust, atmen Sie dann tief aus.

Einatmend lassen Sie die Luft zuerst in den Bauch strömen, bis sich die Bauchdecke spürbar nach außen wölbt. Während Sie weiterhin einatmen, lassen Sie den Atem seitlich in die Flanken fließen, wobei die Rippen sich leicht dehnen. Am Ende der Einatmung strömt die Luft bis nach oben in die Brust, die sich dabei leicht dehnt. Während der gesamten Einatmung, die möglichst langsam und tief sein sollte, bewegt sich der Atem also wie eine Welle von unten nach oben – vom Bauch bis in die Brust.

Am Ende des Einatmens beginnen Sie gleich mit dem Ausatmen. Lassen Sie den Atem langsam ausströmen, bis sich die Lungen gründlich geleert haben.

Wiederholen Sie die Yoga-Vollatmung mindestens fünfmal. Atmen Sie dabei ausschließlich durch die Nase. Um den Atemrhythmus zu harmonisieren, können Sie innerlich jeweils bis »acht« zählen, während Sie ein- und ausatmen. Mit der Zeit können Sie die Vollatmung dann weiter verlangsamen, indem Sie bis zu 16 Sekunden ein- und ausatmen.

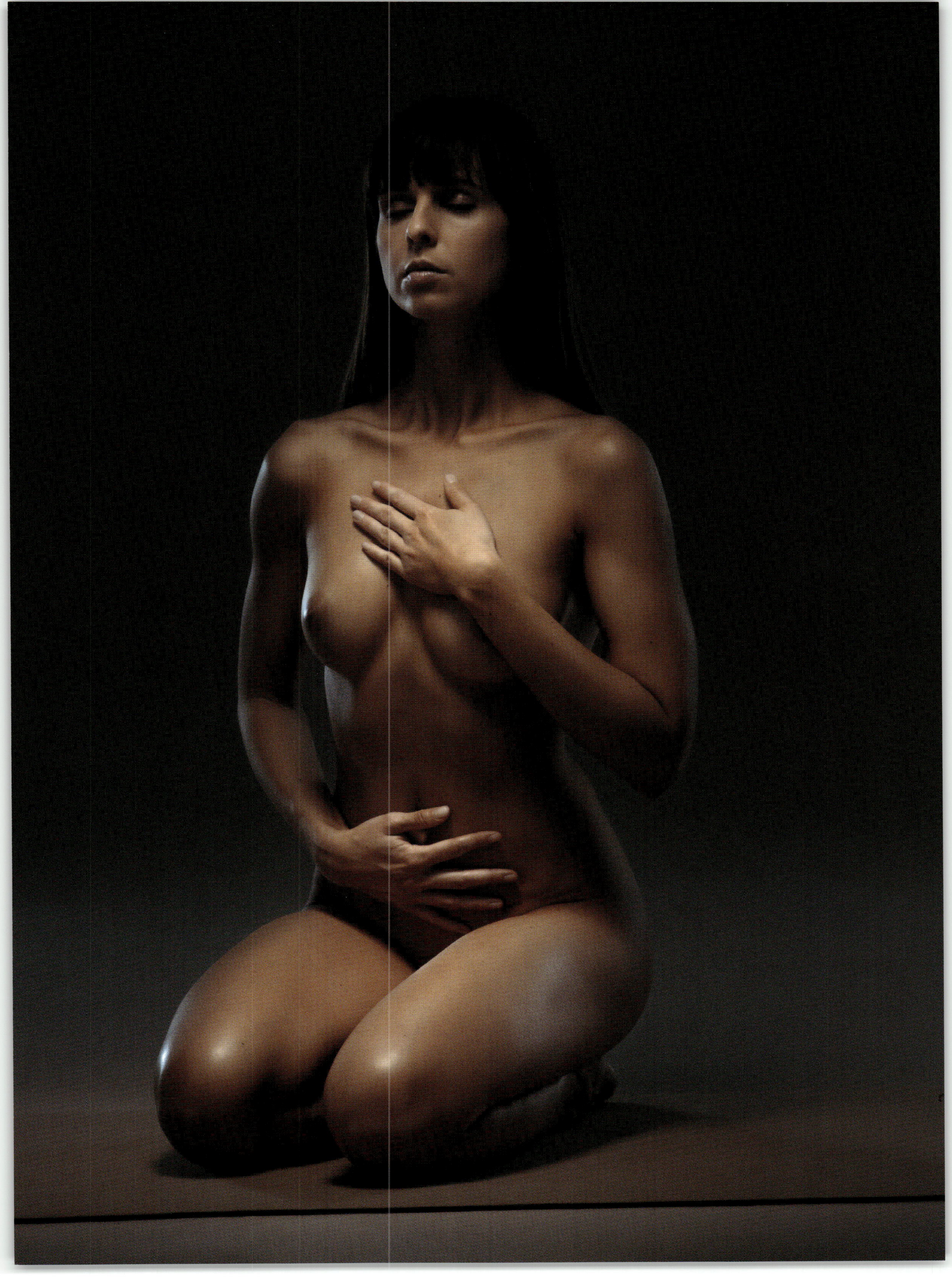

Wechselatmung

Die folgende Atemtechnik bringt die männlichen und weiblichen Energien – Shiva und Shakti – in Harmonie, sie reinigt den feinstofflichen Körper, löst Blockaden, sodass die Lebensenergie wieder ungehindert fließen kann, und fördert Ruhe und Gelassenheit.
Wählen Sie eine Sitzhaltung, in der Sie bequem und aufrecht sitzen können, wie beispielsweise den Schneider-, Lotos- oder Fersensitz. Schließen Sie die Augen und atmen Sie ein paarmal entspannt durch.
Winkeln Sie jetzt Zeige- und Mittelfinger der rechten Hand nach innen ab. Atmen Sie tief ein. Schließen Sie das rechte Nasenloch sanft mit dem Daumen und atmen Sie durch das linke acht Sekunden lang aus. Atmen Sie gleich anschließend acht Sekunden lang ein.
Lösen Sie den Daumen und verschließen Sie gleichzeitig das linke Nasenloch mit den Fingerkuppen von Ring- und kleinem Finger. Jetzt atmen Sie durch das rechte Nasenloch acht Sekunden aus und acht Sekunden ein.
Wiederholen Sie diese Runde mindestens siebenmal: links ausatmen, links einatmen, rechts ausatmen, rechts einatmen.
Je sanfter und leiser Ihr Atem fließt, desto besser. Die Übung darf keinesfalls anstrengend werden, sondern sollte sich im Gegenteil sehr angenehm anfühlen. Wenn nötig, können Sie anfangs auch kürzer als acht Sekunden ein- und ausatmen – wichtig ist nur, dass das Ein- und Ausatmen gleich lang dauert.

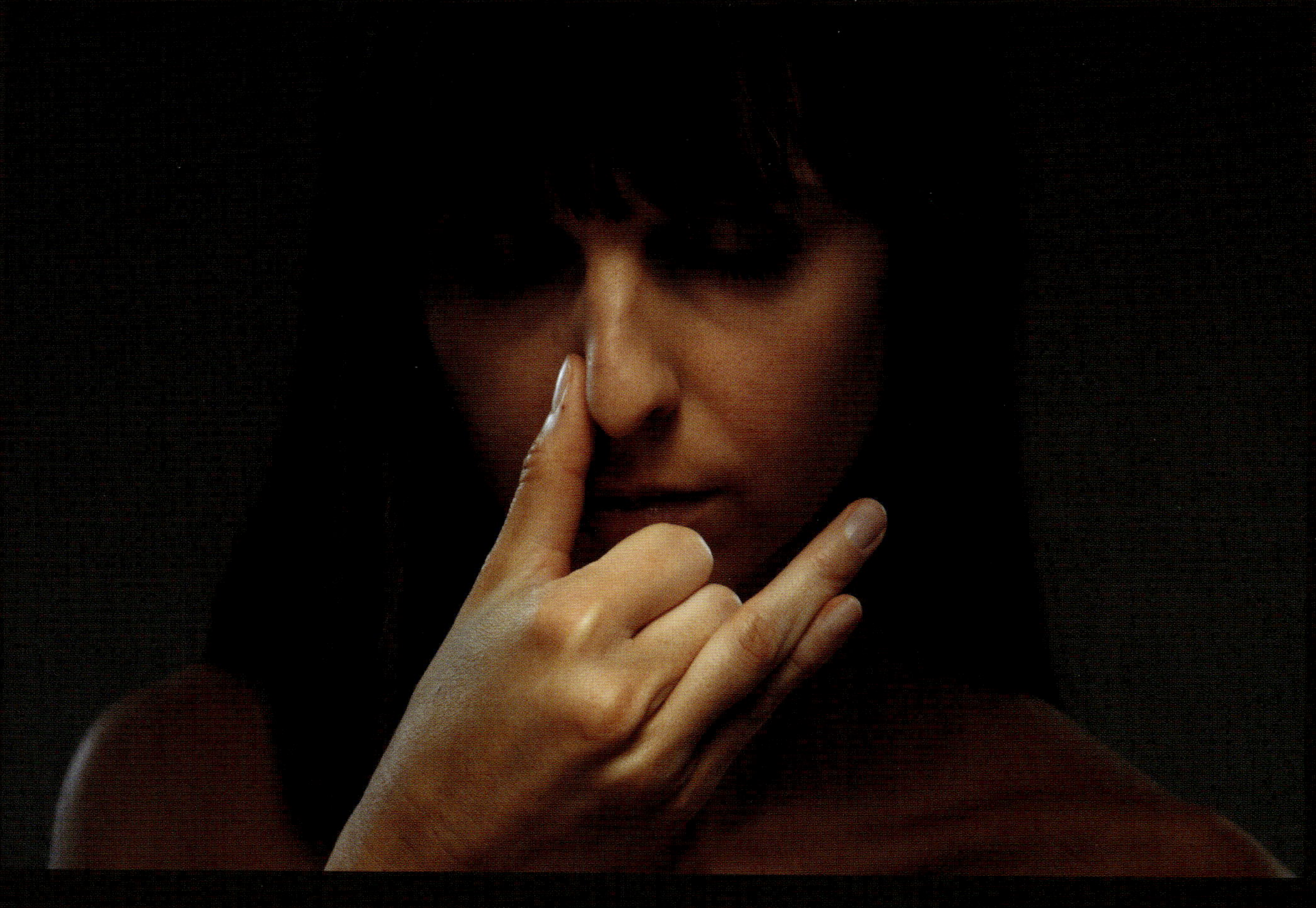

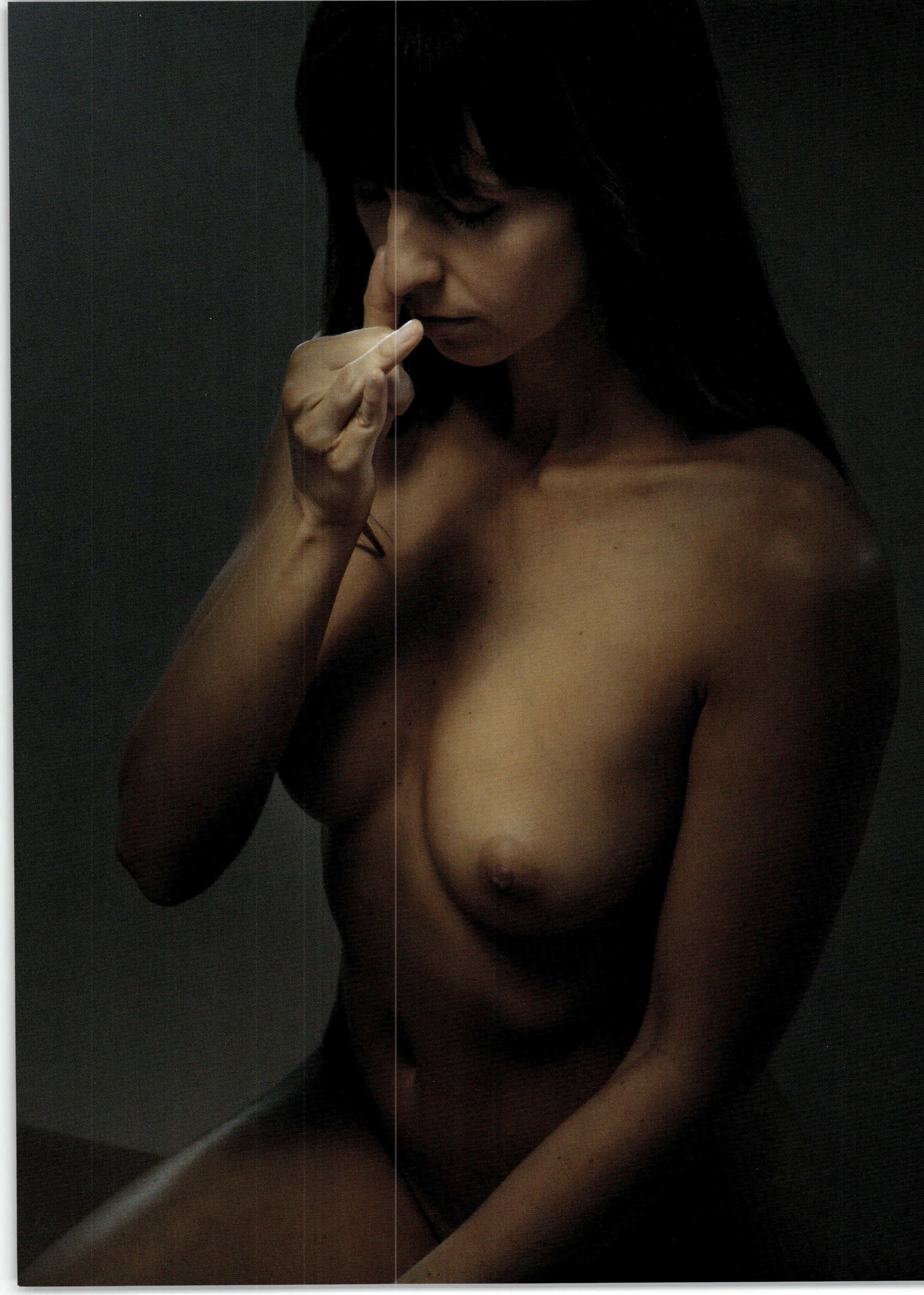

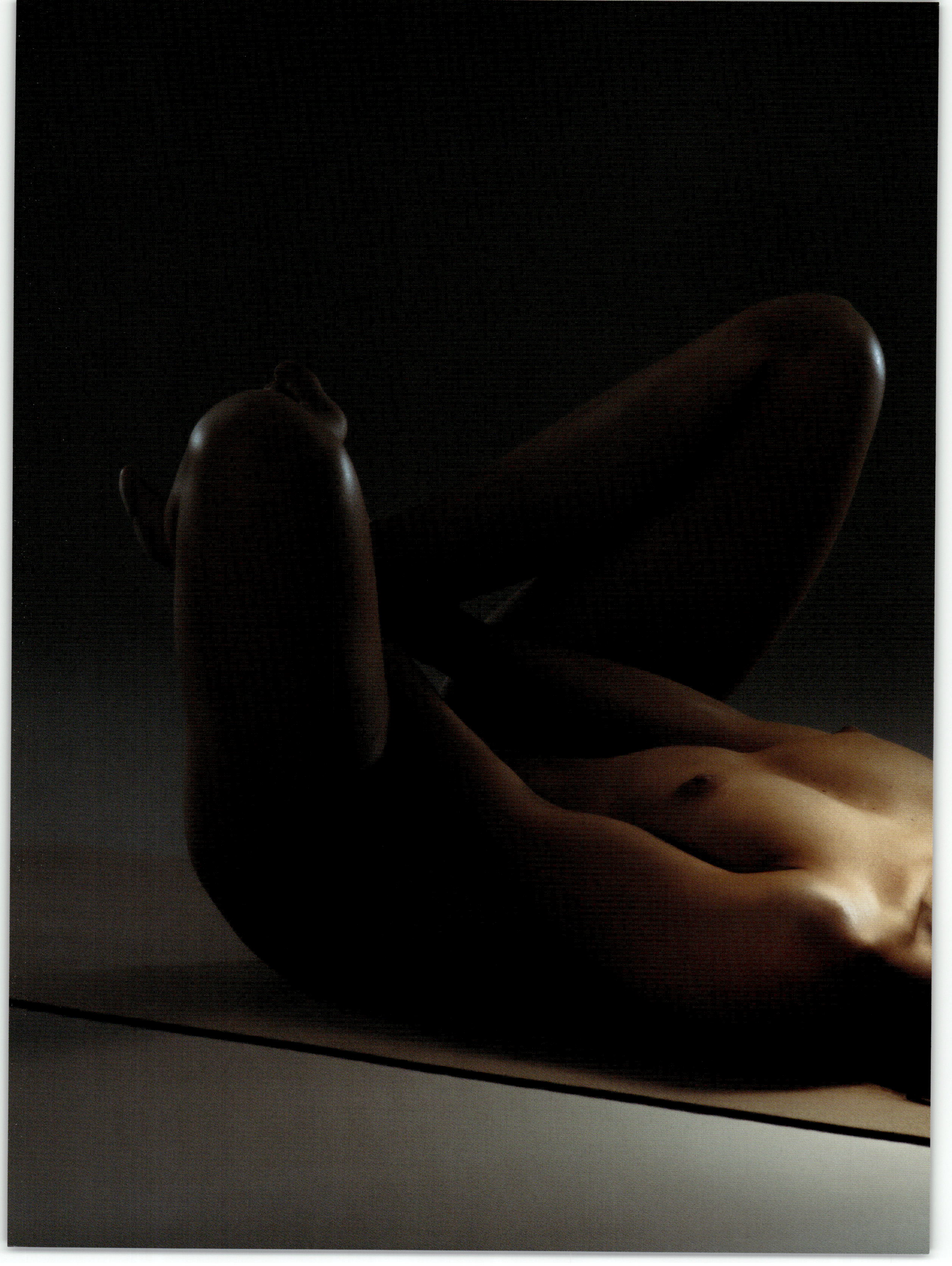

Mula Bandha – Die Kraft aus dem Beckenboden

Durch die folgende Stellung können Sie Blockaden in den unteren Chakras lösen, Energie im Unterleib sammeln und die Beckenbodenmuskulatur stärken.

Legen Sie sich zunächst entspannt auf den Rücken. Dann ziehen Sie Ihre Oberschenkel in Richtung Brust und überkreuzen die Unterschenkel, bis das linke Fußgelenk über dem rechten liegt.

Fassen Sie mit den Armen an der Innenseite der Oberschenkel entlang durch die geöffneten Beine hindurch. Mit der rechten Hand umfassen sie den linken, mit der linken Hand den rechten Fuß oder die entsprechende Ferse.

Der Kopf bleibt entspannt auf dem Boden liegen. Legen Sie die Zungenspitze direkt hinter den Schneidezähnen sanft an den Gaumen.

Soweit es geht, sollten Sie Arme, Beine, Gesicht und Bauch entspannen. Lassen Sie den Atem frei strömen und lenken Sie Ihre Achtsamkeit auf den Analbereich, den Damm und die äußeren Geschlechtsorgane. Stellen Sie sich vor, wie bei jedem Ausatmen Energie in diese Regionen fließt.

Beginnen Sie nun mit dem aktiven Teil der Übung: Einatmend dehnen Sie den Schließmuskel leicht nach außen – ausatmend spannen Sie die ganze Beckenbodenmuskulatur an, indem Sie den analen Schließmuskel und die Vaginal- beziehungsweise Peniswurzelmuskulatur fest zusammenziehen. Damit Sie die richtigen Muskeln anspannen, können Sie sich dabei vorstellen, dass Sie Stuhl und Harn verhalten wollten. Halten Sie die Beckenbodenmuskeln während der ganzen Ausatmung gespannt und entspannen Sie sie erst mit dem nächsten Einatmen wieder.

Wiederholen Sie das abwechselnde An- und Entspannen der Muskeln siebenmal. Lösen Sie dann die Stellung der Beine und Hände, legen Sie sich flach auf den Rücken und entspannen Sie den ganzen Körper.

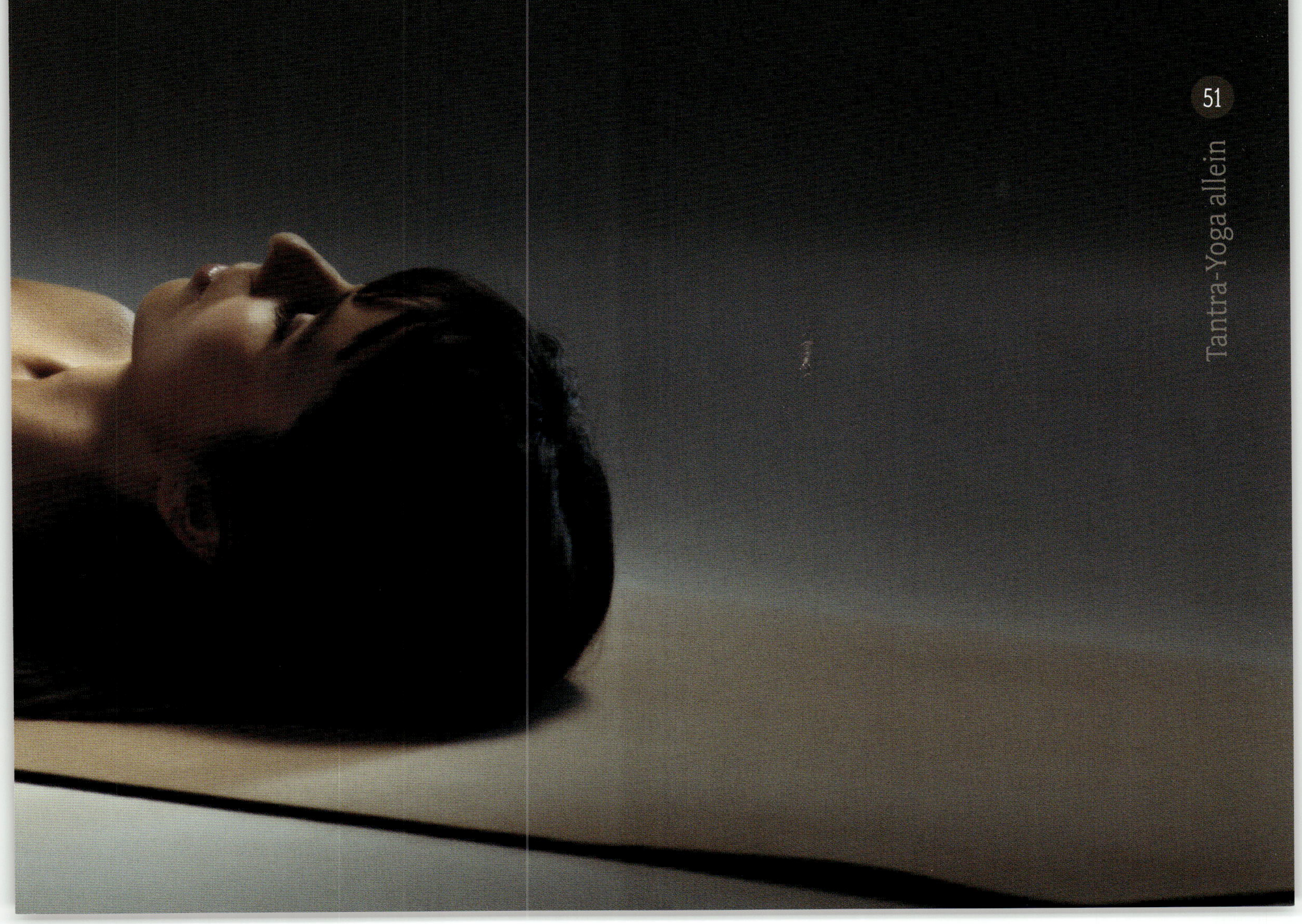

Meditative Einstimmung

Tantra-Yoga ist keine Gymnastik – es geht nicht um Leistung, und letztlich spielt das Außen eine sehr viel kleiner Rolle als das Innen. Tantra-Yoga ist eine Form der Meditation, in der vor allem Achtsamkeit und Hingabe wichtig sind.

Sie können sich am besten darauf vorbereiten, indem Sie sich etwas Zeit gönnen, um wieder bei sich selbst anzukommen. Dazu genügt es, eine aufrechte Haltung einzunehmen, die Augen zu schließen und sich ein paar Minuten Zeit zu lassen, um den Atem und die Gedanken zur Ruhe kommen zu lassen.

Entscheidend ist dabei eine gute Sitzhaltung, die zugleich stabil und angenehm sein sollte. Zwar ist der Lotossitz eine klassische Meditationsstellung, die man von vielen Abbildungen aus dem alten Indien kennt, doch es gibt nur wenige Menschen im Westen, die ohne Weiteres auf diese Weise sitzen können. Falls Sie nicht sehr gelenkig sind, sollten Sie sich auf keinen Fall in diese Haltung hineinzwingen, da Sie dadurch Ihre Gelenke schädigen könnten. Es geht in der Meditation nie darum, sich zu quälen, denn in einer schmerzhaften Haltung können Sie nicht meditieren.

Die folgenden Sitzstellungen sind für die Meditation sehr gut geeignet, doch wenn Sie Ihnen Probleme bereiten, können Sie ebenso gut auf einem flachen Stuhl sitzen. Allerdings sollten Sie dabei frei sitzen und sich nicht anlehnen. Die Füße sollten den Boden mit der ganzen Fußsohle berühren und der Stuhl sollte so hoch sein, dass das Becken höher ist als die Knie. Das erhöhte Becken ist auch beim Sitzen auf dem Boden wichtig: Benutzen Sie ein Meditationskissen, denn so vermeiden Sie es, im unteren Rücken einzusinken.

Richtig sitzen – Die wichtigsten Regeln

Wenn Sie lernen, entspannt und dabei vollkommen unbeweglich zu sitzen, wird es auch Ihrem Geist leichter fallen, still und klar zu werden. Einige Punkte sind beim Sitzen hilfreich:

Lehnen Sie sich nicht an und sitzen Sie aufrecht. Halten Sie die Wirbelsäule bewusst in der natürlichen Streckung – strahlen Sie Würde aus.

Achten Sie darauf, dass Gesicht, Schultern und Hände entspannt bleiben.

Halten Sie Ihren Kopf genau in der Mitte – Nabel und Nasenspitze sollten auf einer imaginären senkrechten Linie liegen.

Der Nacken ist sanft gedehnt und das Kinn leicht angezogen.

Versuchen Sie, »von unten nach oben« zu sitzen. Die Kraft und der Schwerpunkt sind im Bauch – hier ist der Körper ganz schwer. Nach oben hin wird er hingegen leichter und offener.

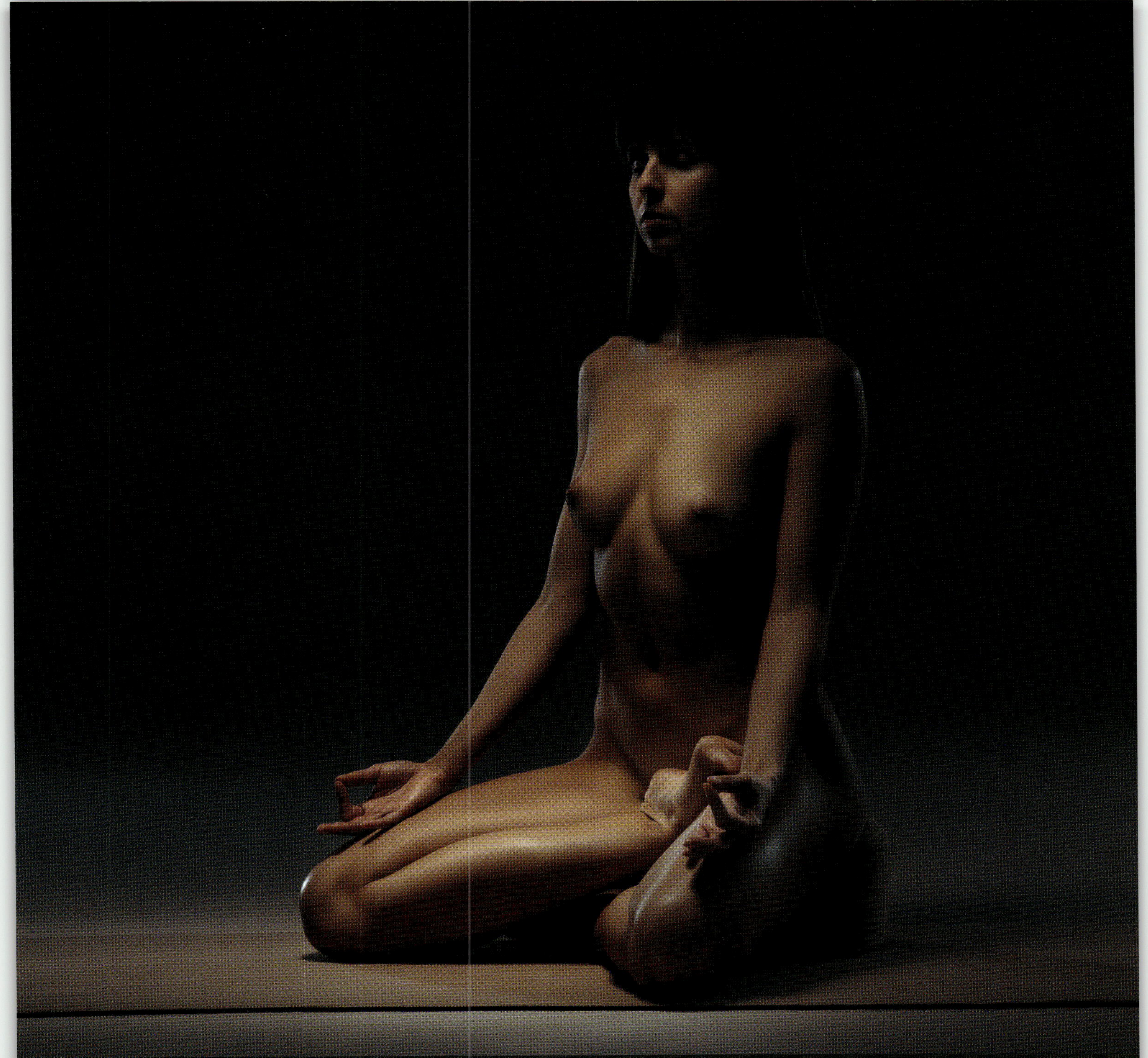

Der halbe Lotossitz

Falls der Schneidersitz Ihnen sehr leichtfällt, können Sie auch versuchen, im halben Lotossitz zu sitzen, der deutlich stabiler ist.
Winkeln Sie das linke Bein an und ziehen Sie den linken Fuß möglichst nah an den Körper heran, ohne sich zu überdehnen. Winkeln Sie dann das rechte Bein an und legen Sie den rechten Fußrücken auf den linken Oberschenkel. Sie können die Beine natürlich auch andersherum kreuzen.

Die Handrücken können Sie entspannt auf die Knie legen oder die folgende klassische Handhaltung (Jnana Mudra) einnehmen: Dazu bilden Sie mit Daumen und Zeigefingern beider Hände kleine Kreise – die anderen Finger werden locker ausgestreckt.
Vielleicht fühlt sich dieser Sitz anfangs noch nicht bequem an, doch durch einfühlsames Üben können Sie den halben Lotossitz schnell erlernen, sofern Sie in den Beinen und im Becken flexibel genug sind.

Der Fersensitz

Der Fersensitz ist eine ideale Meditationshaltung, die den meisten Menschen besonders leichtfällt. Falls der Sitz Ihnen Probleme macht, sollten Sie ein Meditationsbänkchen verwenden oder ein kleines Kissen zwischen Gesäß und Unterschenkel legen.

Knien Sie sich auf den Boden und setzen Sie sich auf Ihre Fersen. Sie können die Knie dabei geschlossen lassen oder sie auch eine Handbreit öffnen, falls Ihnen das angenehmer ist. Die Füße bleiben nebeneinander auf dem Boden liegen, wobei die großen Zehen sich berühren.

Legen Sie die Handflächen entspannt auf den Oberschenkeln ab oder nehmen Sie eine Mudra ein.

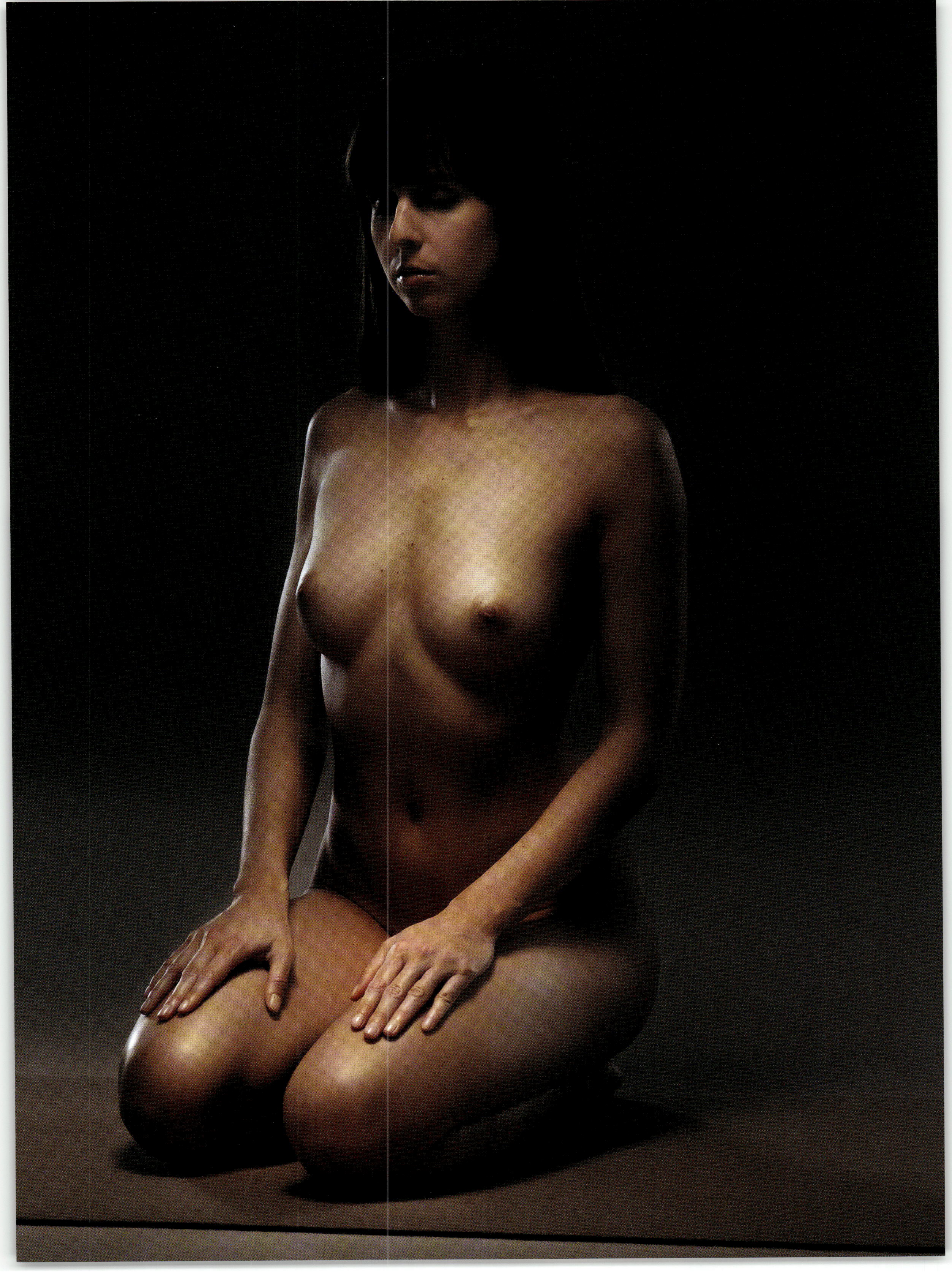

Kurze meditative Einstimmung

Wenn Sie Zeit haben, regelmäßig zu meditieren, können Sie dadurch enorme Veränderungen in Ihrem Leben erzielen. Im Zusammenhang mit Tantra-Yoga ist es jedoch nicht nötig, lange Meditationsübungen durchzuführen, da Tantra-Yoga ohnehin eine Form der aktiven Meditation ist.

Etwas Zeit sollten Sie sich dennoch nehmen, bevor Sie mit Ihrem Partner zusammentreffen. Die folgende kurze Einstimmung hilft Ihnen, die Sorgen des Alltags hinter sich zu lassen und Ihre Konzentration und Achtsamkeit zu fördern:

Setzen Sie sich aufrecht und entspannt in einer der zuvor beschriebenen Meditations-Sitzhaltungen hin. Schließen Sie die Augen.

Atmen Sie dreimal tief durch die Nase ein und aus und versuchen Sie, Anspannungen im Körper loszulassen.

Richten Sie Ihre Achtsamkeit jetzt auf den Atemstrom in oder an Ihren Nasenflügeln. Beobachten Sie genau, wie der Atem sanft ein- und ausströmt. Ohne den Atem zu verändern, denken Sie während des Einatmens innerlich »ein – ein – ein« und beim Ausatmen »aus – aus – aus«.

Bleiben Sie ein paar Minuten dabei, Ihren Atem einfach nur achtsam zu beobachten. Wenn Gedanken oder andere Ablenkungen auftauchen, lenken Sie die Konzentration einfach wieder entspannt auf den Atemstrom zurück.

Beenden Sie die kurze Meditation, indem Sie sich die Schwere Ihres Körpers bewusst machen. Atmen Sie einmal tief durch und öffnen Sie dann wieder die Augen.

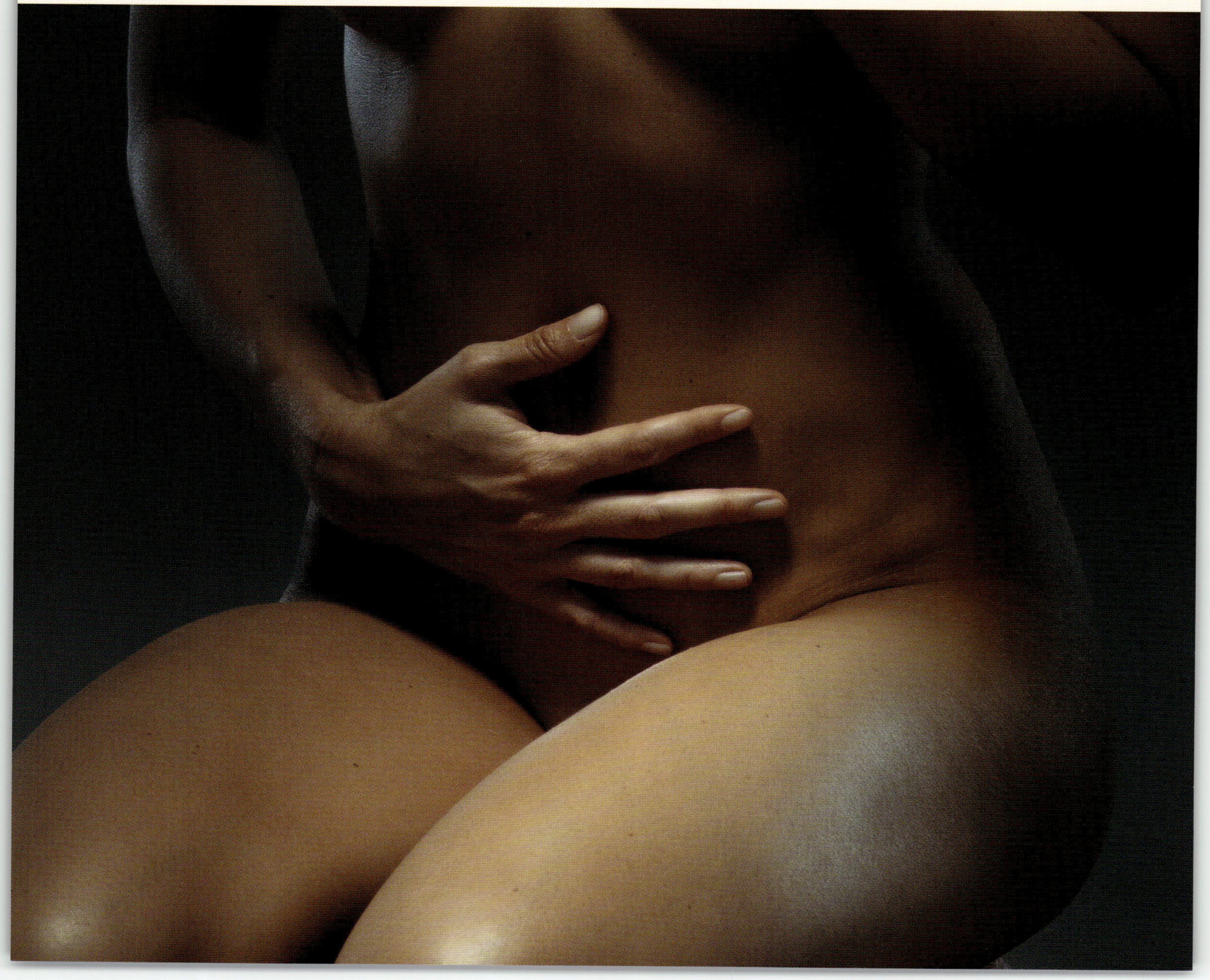

Die Chakra-Meditation

Die folgende Meditation ist etwas anspruchsvoller und auch zeitaufwendiger als die soeben beschriebene meditative Einstimmung. Durch diese Übung können Sie all die Chakras gezielt aktivieren, die beim Tantra-Yoga besonders wichtig sind – das Wurzel-, Sakral- und Herzchakra (siehe »Die drei Chakras der Liebe«, Seite 34-37). Auf diese Weise können Sie viel Lebensenergie aufnehmen, Ihre sexuelle Vitalität und das Lustempfinden steigern und nicht zuletzt auch Mitgefühl für sich selbst und Ihren Partner entwickeln.

Setzen Sie sich aufrecht und entspannt hin – die Augen sind geschlossen, die Hände liegen locker auf den Beinen oder Sie formen eine Mudra indem Sie mit Daumen und Zeigefingern einen Ring bilden und die Handrücken auf die Knie oder Oberschenkel legen.

Entspannen Sie Ihren Körper. Lassen Sie Ihren Atem ganz natürlich fließen und bringen Sie auch Ihren Geist zur Ruhe.

Lenken Sie Ihre Aufmerksamkeit nun zuerst auf das Wurzelchakra am unteren Ende Ihrer Wirbelsäule. Versuchen Sie nicht, etwas zu »machen« oder zu erzwingen – konzentrieren Sie sich einfach nur auf entspannte Weise geistig auf Ihr unterstes Chakra.

Stellen Sie sich Ihr Wurzelchakra als kraftvollen, roten Wirbel aus Lichtenergie vor, der ruhig kreist und Wärme, Wohlbefinden und Sicherheit ausstrahlt. Stellen Sie sich vor, wie dieser Energiewirbel langsam größer und heller wird, bis er Ihren gesamten Beckenboden mit rotem, heilendem Licht durchstrahlt.

Ihr Wurzelchakra ist die Quelle des Urvertrauens und der Lebensenergie – nehmen Sie Kontakt zu ihr auf.

Während Sie entspannt weiteratmen, richten Sie Ihre Achtsamkeit jetzt auf das Sakralchakra. Dieses Energiezentrum liegt mitten im Unterbauch, etwa drei Fingerbreit unterhalb des Bauchnabels.

Stellen Sie sich Ihr Sakralchakra als kraftvollen, orangefarbenen Wirbel aus Energie vor, der ruhig kreist. Mit jedem Atemzug wird der Energiewirbel ein wenig größer, bis er den gesamten Unterleib mit orangem, heilendem Licht durchstrahlt.

Ihr Sakralchakra ist die Quelle der Lebensfreude, der schöpferischen Kraft und der Vitalität – nehmen Sie Kontakt zu dieser Quelle auf.

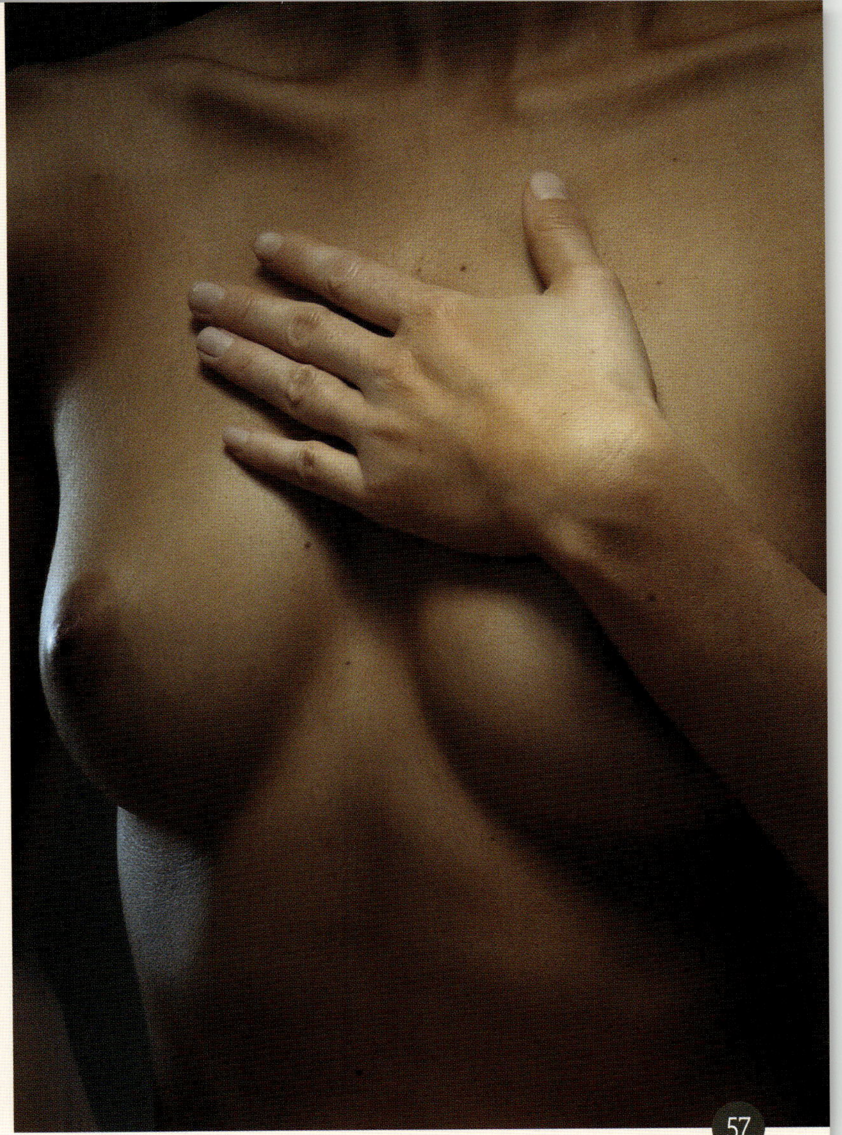

Beenden Sie die Visualisierung, atmen Sie einige Male entspannt durch und konzentrieren Sie sich jetzt auf Ihr Herzchakra, ohne etwas zu wollen oder zu »machen«. Lenken Sie Ihre Aufmerksamkeit einfach nur sanft auf Ihre Brustmitte.

Stellen Sie sich Ihr Herz-Chakra als kraftvollen, grünen Wirbel aus Energie vor. Während Sie entspannt weiteratmen, wird der Energiewirbel größer, bis er Ihre ganze Brust mit grünen, heilenden Strahlen durchstrahlt.

Ihr Herzchakra ist die Quelle der universellen Liebe und des Mitgefühls – nehmen Sie bewusst Kontakt zu dieser Quelle auf.

Beenden Sie die Chakra-Meditation, indem Sie Ihre Achtsamkeit wieder auf das Hier und Jetzt lenken: Richten Sie Ihr Bewusstsein auf Ihren Atem – spüren Sie Ihren Körper. Machen Sie sich die Umgebung bewusst, den Raum, in dem Sie sitzen. Öffnen Sie dann langsam wieder die Augen.

Bleiben Sie innerlich mit Ihren Chakras verbunden, wenn Sie sich den Übungen des Tantra-Yoga widmen.

Tantra-Yoga-Asanas

Die folgenden Yoga-Stellungen sollten Sie alleine üben, um sich optimal auf Tantra-Yoga mit Ihrem Partner vorzubereiten. Die Übungen dienen dazu, Ihre Chakras zu öffnen, Energieblockaden aufzulösen und Ihre sexuellen Kräfte anzuregen. Sie haben aber auch ganz »banale« Wirkungen auf körperlicher Ebene, denn Tantra-Yoga-Übungen kräftigen die Muskulatur des Beckenbodens, steigern die Durchblutung in den Unterleibs- und Geschlechtsorganen und erhöhen die Gelenkigkeit in Beinen und Becken.
Auch wenn die folgenden Stellungen einfach aussehen, können sie eine sehr tiefgreifende Wirkung haben; sie wecken verborgene, feinstoffliche Energien – und das umso mehr, je konzentrierter, achtsamer und entspannter Sie üben.
Führen Sie das kurze Tantra-Yoga-Programm regelmäßig aus – wenn Sie es nicht täglich schaffen, dann vielleicht zwei- bis dreimal pro Woche.
Halten Sie sich beim Üben an die angegebene Reihenfolge. Folgen Sie den Beschreibungen, doch hören Sie immer auch auf Ihr Bauchgefühl. Gerade was die Dauer oder die Wiederholungszahl bei den Übungen betrifft, sollten Sie Ihrer Intuition vertrauen.
Wenn Sie wenig Zeit haben, können Sie das Programm auch abkürzen und nur einige wenige Übungen auswählen. Achten Sie aber darauf, das Tantra-Yoga-Programm immer mit einer kurzen Tiefenentspannung (siehe Seite 74) abzuschließen.

Baumstellung liegend

Legen Sie sich auf den Rücken und öffnen Sie die Beine ein wenig. Die Zehen fallen locker auseinander und die Handflächen zeigen nach oben. Nehmen Sie guten Kontakt zum Boden auf. Der Nacken bleibt während der ganzen Übung sanft gedehnt.
Während Sie Ihr linkes Bein entspannt ausgestreckt liegen lassen, stellen Sie das rechte Bein auf, indem Sie mit dem rechten Fuß am linken Bein entlang aufwärts gleiten, bis der Fuß neben dem linken Knie steht.
Lassen Sie das rechte Knie dann behutsam nach rechts außen sinken. Je nachdem, wie flexibel Sie sind, kann Ihr Bein dabei den Boden berühren oder in einigem Abstand zum Boden bleiben. Erzwingen Sie nichts und achten Sie immer auf Ihre Dehngrenze. Eine leichte Spannung ist in Ordnung – Schmerzen sollten jedoch nicht entstehen.
Atmen Sie in der Endposition fünfmal tief durch.
Anschließend stellen Sie das linke Bein langsam wieder auf – heben Sie das Knie dazu wieder an und lassen Sie das rechte Bein entspannt nach vorne gleiten.

Wiederholen Sie die Übung dann auch auf der anderen Seite.

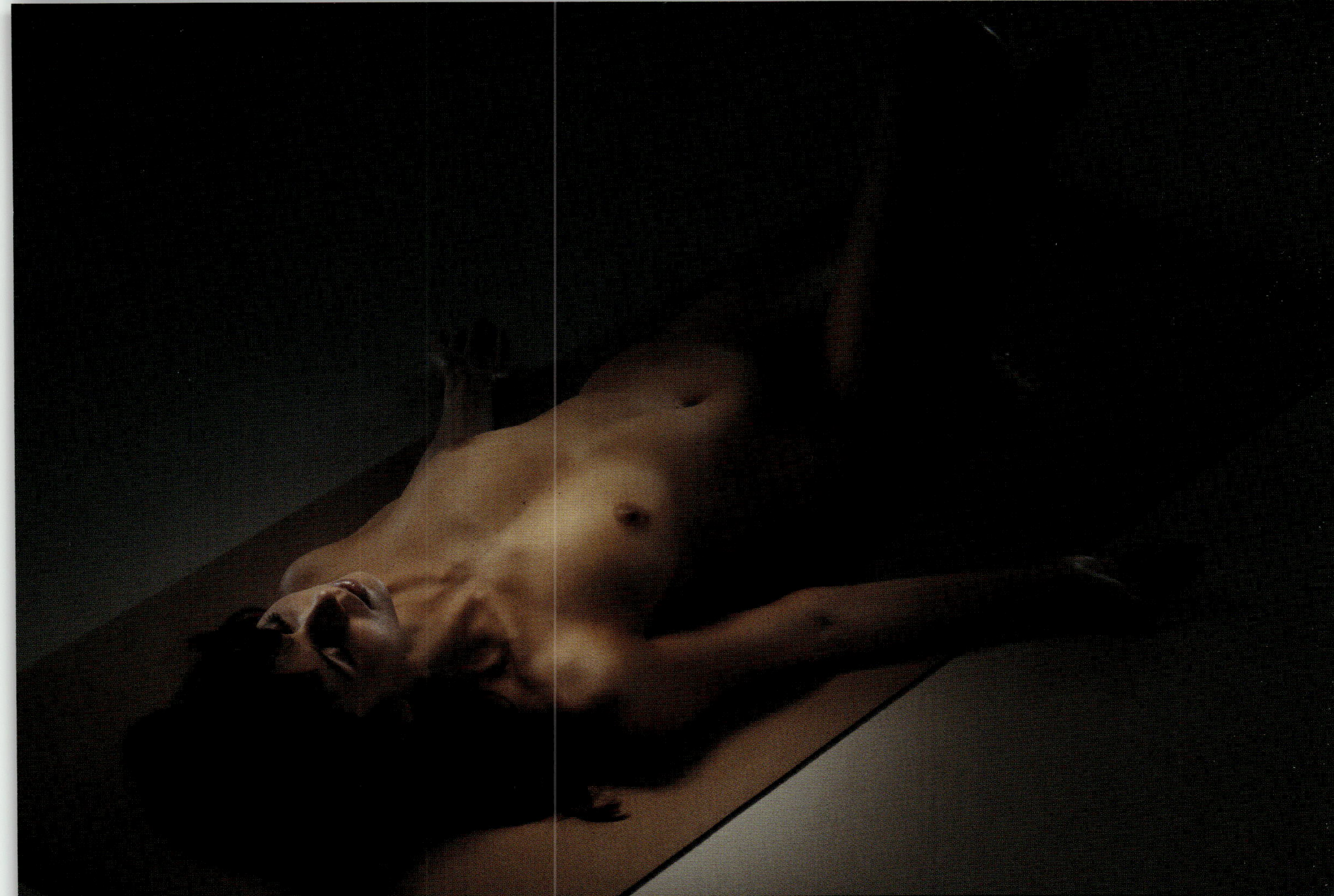

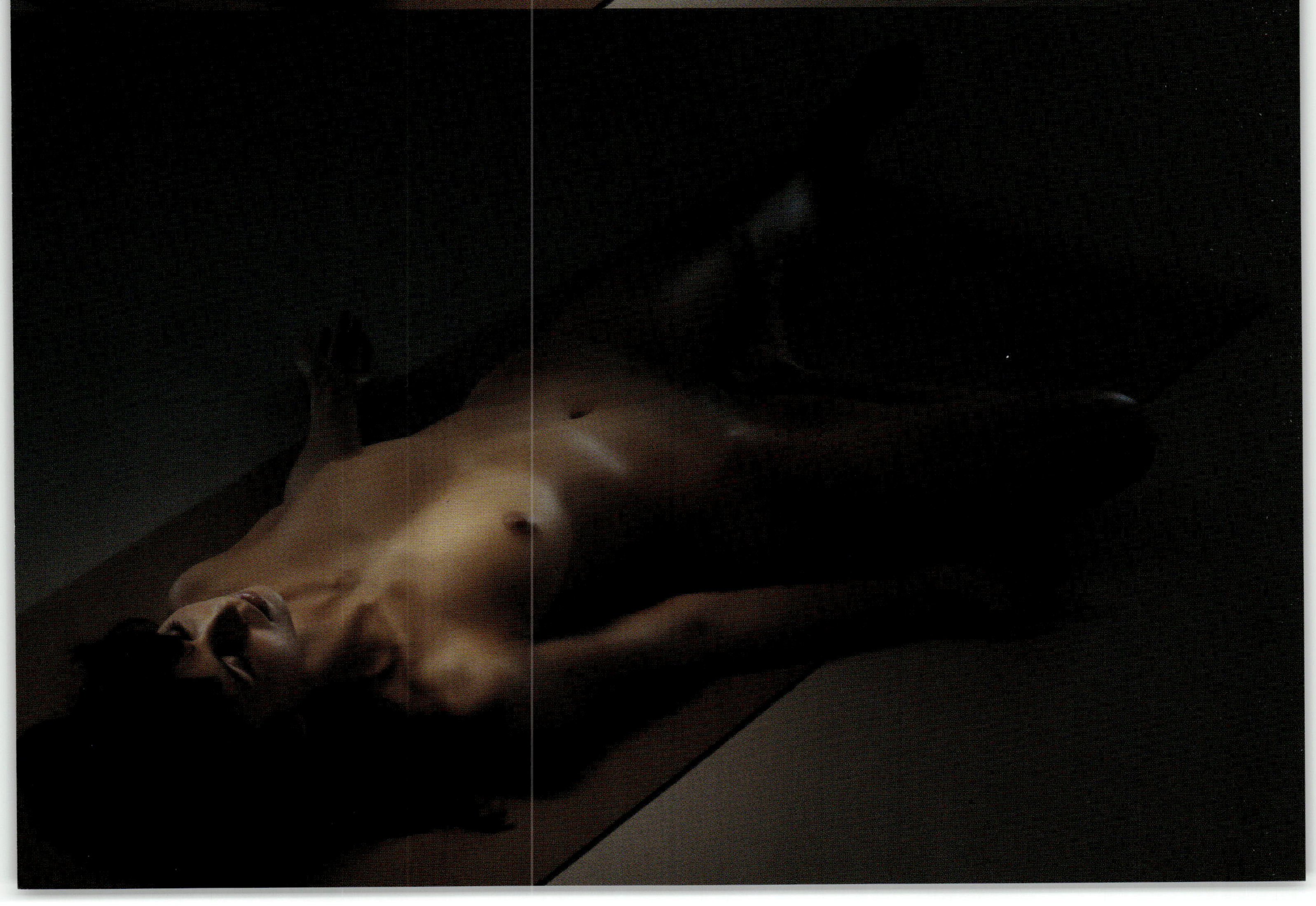

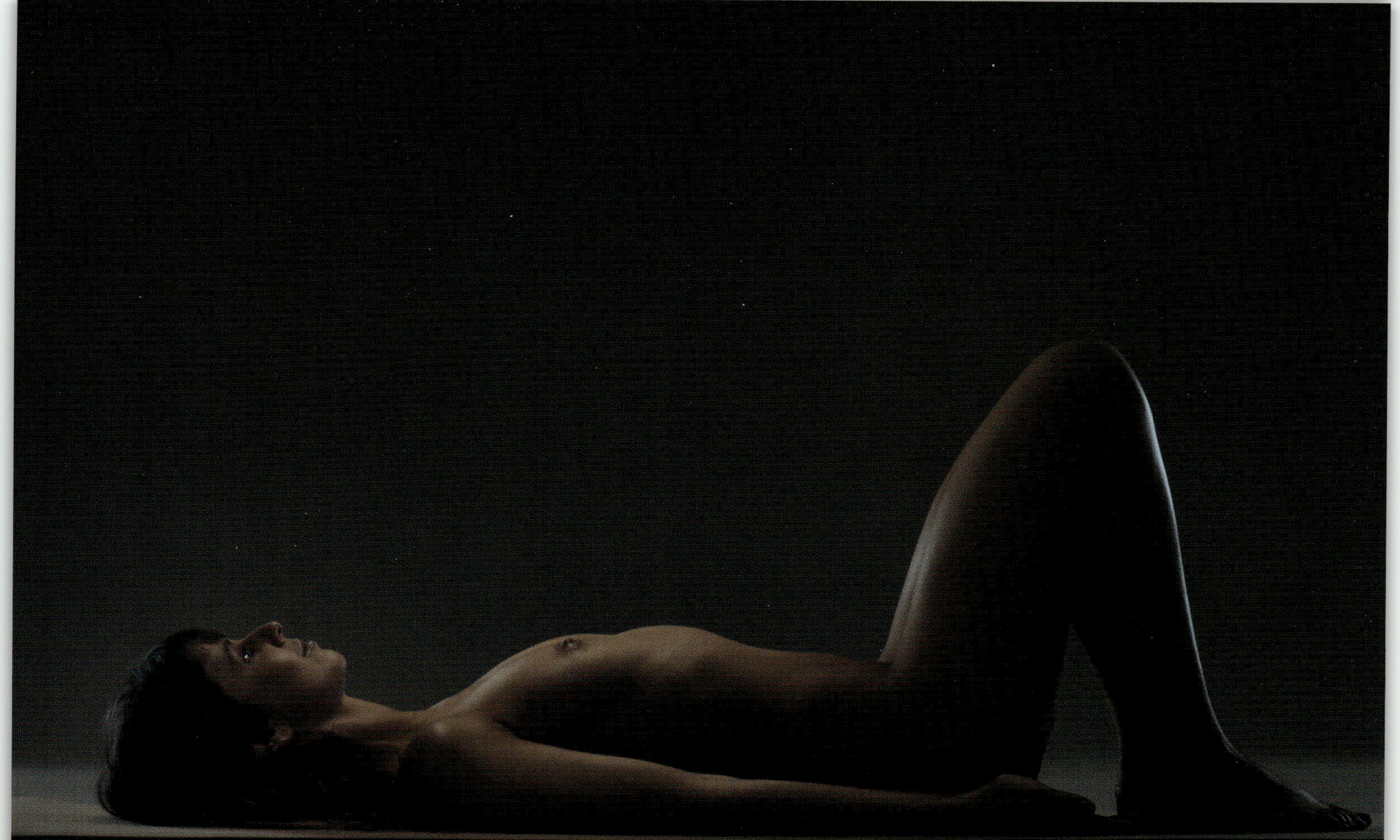

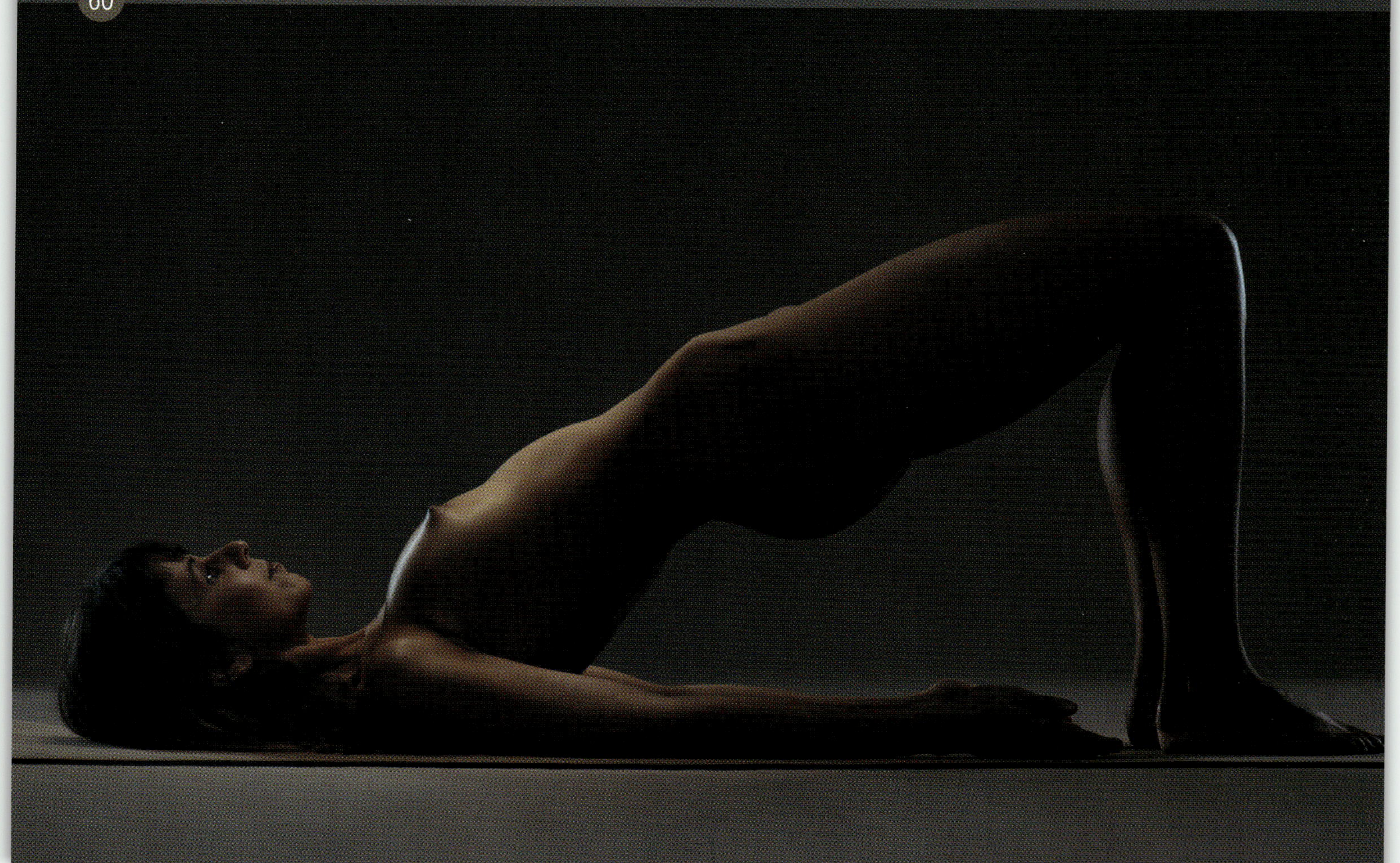

Schulterbrücke

Legen Sie sich entspannt auf den Rücken – die Handflächen zeigen nach oben. Stellen Sie dann die Beine auf, sodass Ihr unterer Rücken in Richtung Boden sinkt.
Während Gesicht, Arme und Hände völlig entspannt bleiben, geben Sie etwas Druck auf die Fußsohlen und spannen die Bauch- und Beinmuskeln an.
Heben Sie nun das Becken langsam vom Boden ab – Po und Beine werden dabei kräftig angespannt. Versuchen Sie, das Becken so weit wie möglich zu heben – idealerweise sollten Oberschenkel und Oberkörper in der Endhaltung eine schräge Linie bilden.
Halten Sie diese Stellung zwei bis drei Atemzüge lang und lassen Sie das Becken mit einer Ausatmung dann wieder langsam zu Boden sinken.

Wiederholen Sie die Übung mindestens noch ein- bis zweimal.

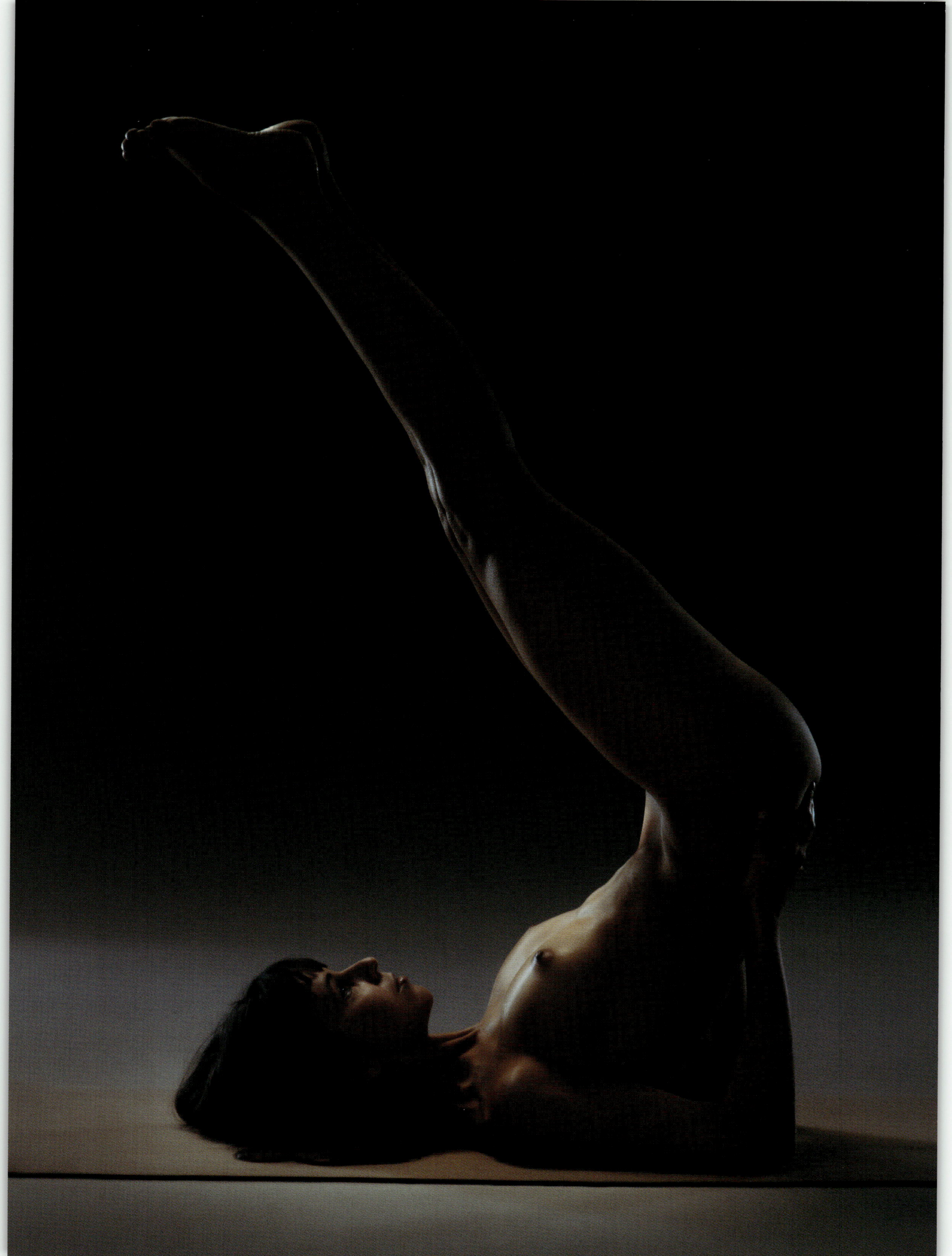

Schrägstellung

Legen Sie sich flach auf den Rücken. Die Augen können geöffnet bleiben, die Arme liegen ausgestreckt neben dem Körper und die Handflächen berühren den Boden. Atmen Sie vorbereitend einige Male entspannt durch.
Schließen Sie nun die Beine und spannen Sie Ihre Bauchmuskeln an – gleichzeitig drücken Sie mit den Händen und Unterarmen kräftig gegen den Boden und heben die Beine möglichst gestreckt über den Körper.
Heben Sie auch die Hüften vom Boden ab – eventuell müssen Sie dazu etwas Schwung nehmen – und stützen Sie den unteren Rücken mit den Händen ab.
In der Endposition sollten Ihre Füße schräg über den Kopf gestreckt sein und das Gesicht sollte entspannt bleiben.
Atmen Sie in der Schrägstellung tief und entspannt in den Bauch und halten Sie die Position fünf Atemzüge lang. Spüren Sie, wie das Blut aus den Beinen in Ihren Oberkörper strömt.

Um die Haltung zu lösen, legen Sie die Hände langsam wieder auf den Boden und rollen den Rücken Wirbel für Wirbel ab.

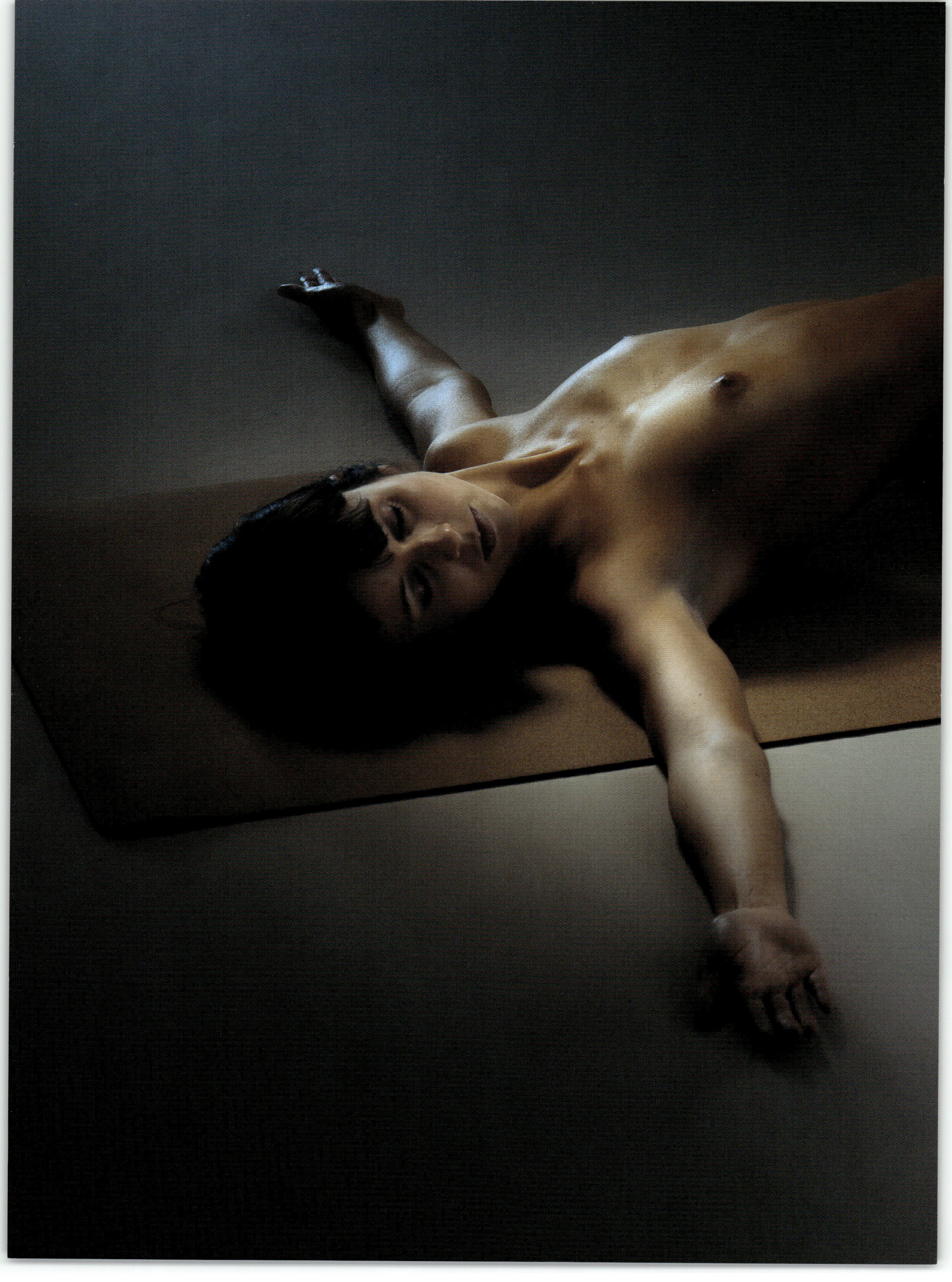

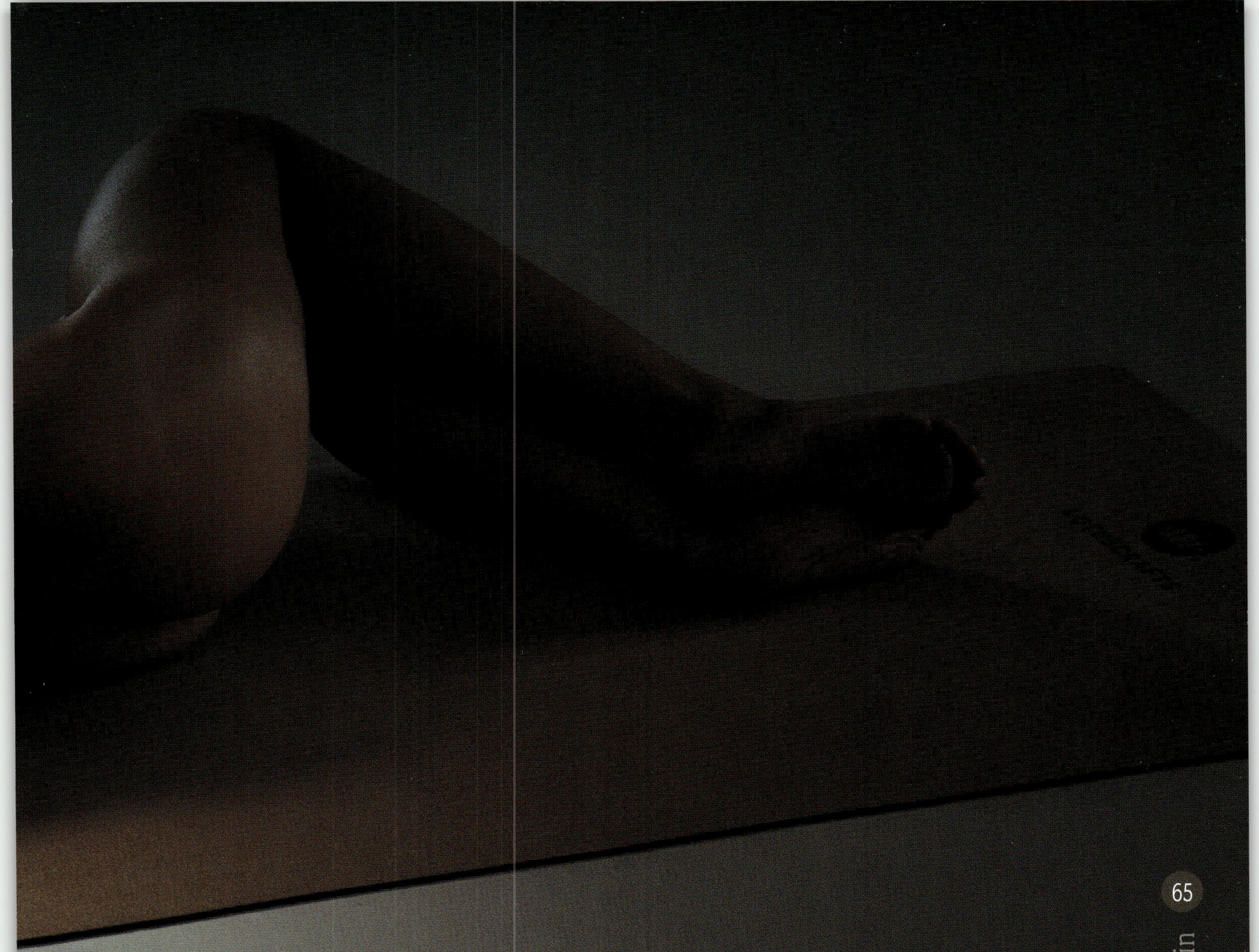

Krokodilstellung

Die Ausgangsstellung ist die Rückenlage. Die Beine sind geschlossen und die Füße werden aufgestellt, sodass Ihr unterer Rücken näher zum Boden kommt oder ihn berührt. Legen Sie die gestreckten Arme waagrecht auf den Boden, die Handflächen zeigen dabei nach oben.

Atmen Sie aus; während Sie Ihren Kopf dabei langsam nach rechts drehen, lassen Sie zugleich beide Beine nach links sinken. Ideal wäre es, wenn Ihr linkes Knie den Boden in der Endstellung berührt, aber achten Sie vor allem auf Ihre Dehngrenze. Wenn die Beine den Boden anfangs nicht berühren, macht das gar nichts.

Atmen Sie dann wieder ein und bringen Sie Kopf und Beine dabei wieder in die Mittelstellung zurück.

Ausatmend drehen Sie den Körper in die andere Richtung – der Kopf dreht sich also nach links, während die Knie nach rechts bewegt werden.

Wiederholen Sie diese sehr langsame, fließende Gegendrehbewegung ganz entspannt einige Male nach beiden Seiten. Jedes Mal, wenn Sie Knie und Kopf in die Mitte zurückbringen, atmen Sie ein. Beim Drehen des Körpers atmen Sie immer aus.

Beenden Sie die Übung, indem Sie Ihre Beine wieder flach auf den Boden legen und sich kurz entspannen.

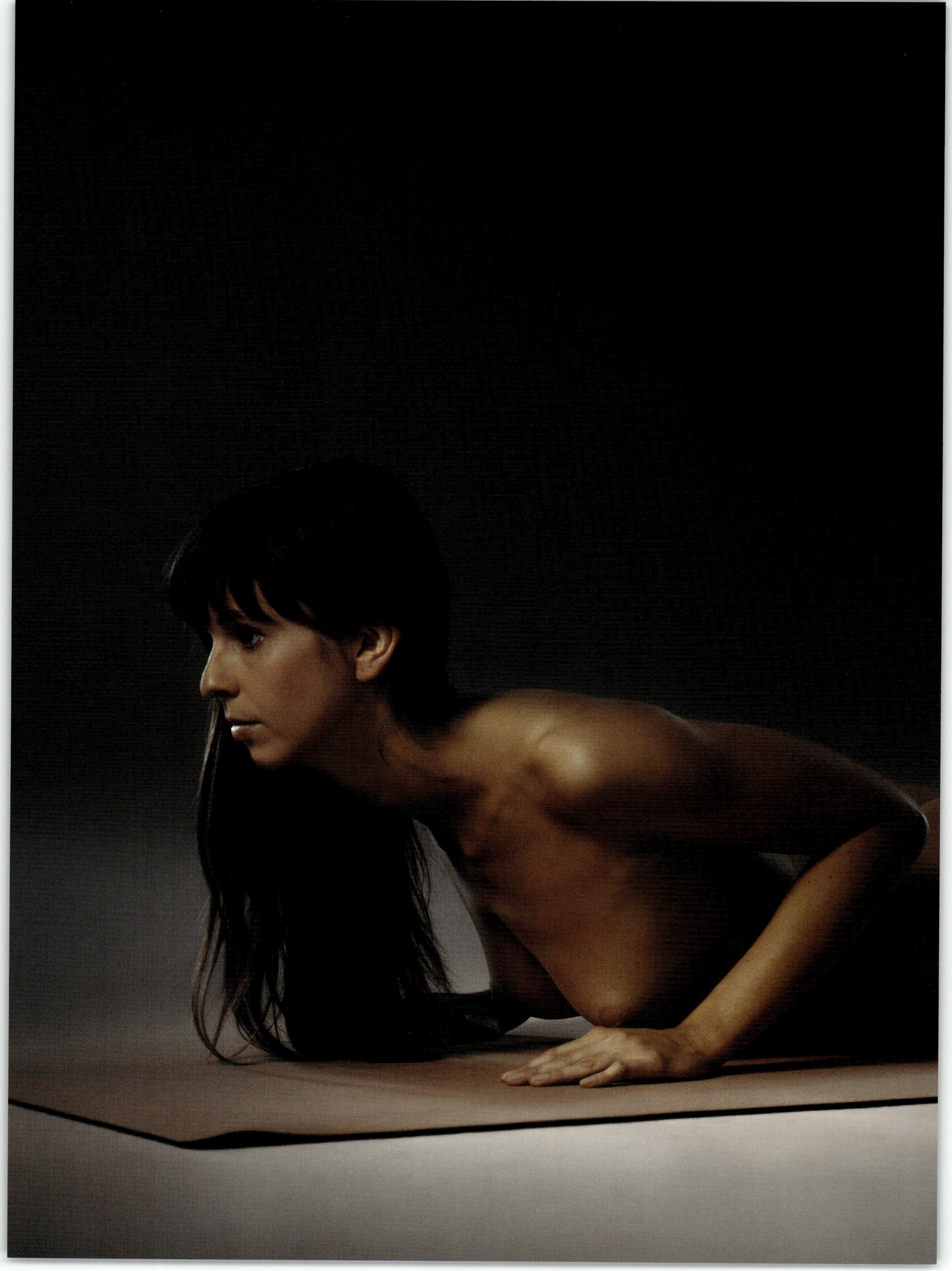

Die Kobra

Die Ausgangsstellung ist die Bauchlage. Dabei liegen Sie mit geschlossenen Beinen auf dem Bauch; die Stirn liegt entspannt auf dem Boden.
Legen Sie jetzt Ihre Handflächen unterhalb der Schultern flach auf den Boden. Vorbereitend atmen Sie einige Male entspannt durch.
Um in die Kobra zu kommen, heben Sie Ihre Stirn mit der nächsten Einatmung langsam ein kleines Stück vom Boden ab und führen das Kinn etwas nach vorne, bis der Blick nach vorne geht. Spannen Sie Ihre Bein-, Po- und Rückenmuskeln in der Endstellung kräftig an – wenn möglich sollten Sie auch den Brustkorb noch ein kleines Stück vom Boden abheben. Zusätzlich können Sie noch etwas Druck auf die Hände geben.
Achten Sie darauf, dass die Schultern nicht nach oben zu den Ohren, sondern sanft nach hinten gezogen werden. Halten Sie die Kobra einige Sekunden lang, und atmen Sie dabei entspannt weiter.

Beenden Sie die Stellung, indem Sie Oberkörper und Kopf wieder sanft auf dem Boden ablegen und sich kurz entspannen.

Wiederholen Sie das Ganze dreimal.

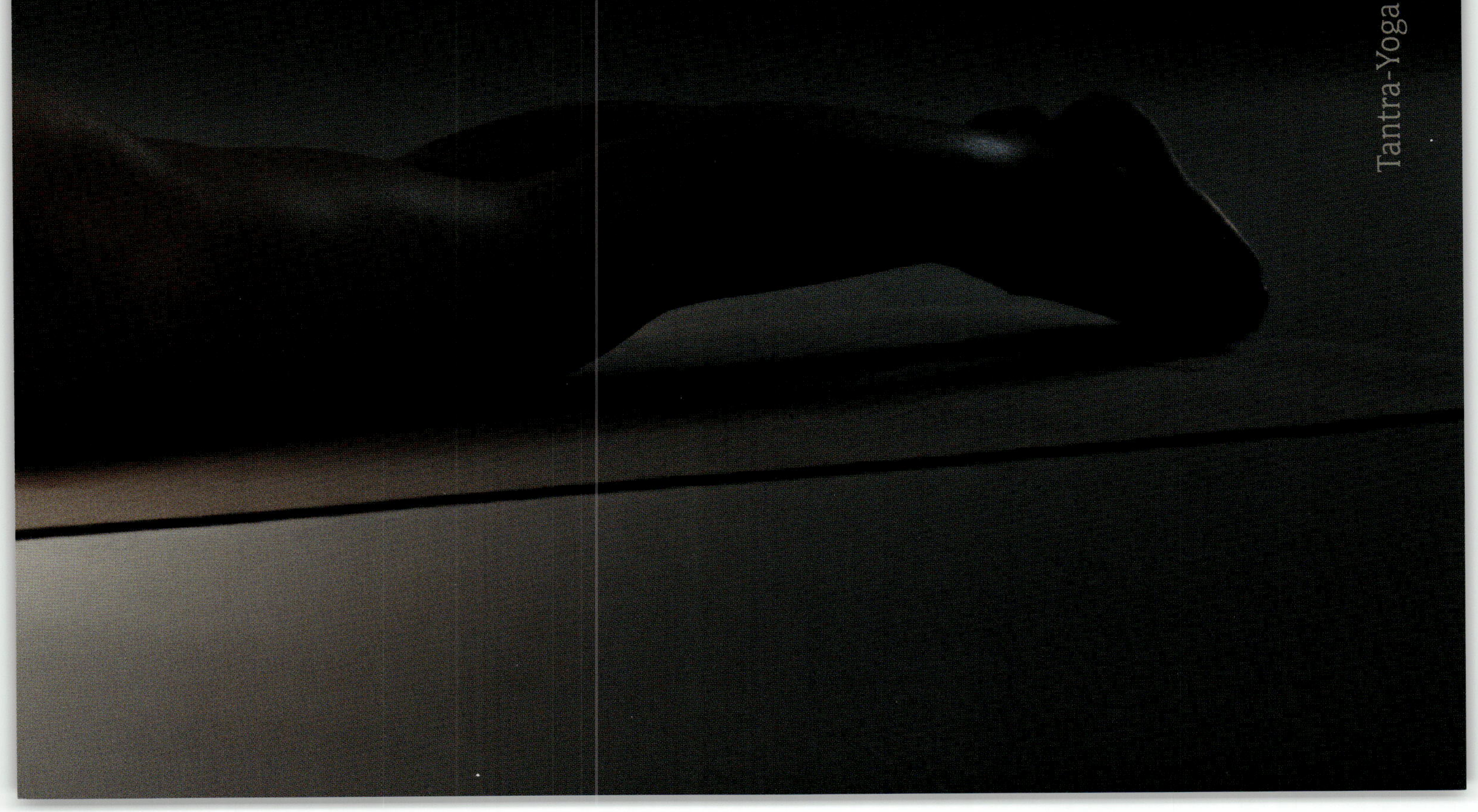

Bogenstellung

Auch diese Stellung wird aus der Bauchlage heraus ausgeführt. Während Sie auf dem Bauch liegen, berührt Ihre Stirn den Boden und die Beine werden leicht gegrätscht.

Um in die Stellung zu kommen, winkeln Sie die Knie ab und führen die Füße in Richtung Po. Gleichzeitig greifen Sie mit beiden Händen nach hinten und umfassen die Knöchel oder Füße.

Spannen Sie jetzt die Bauch- und Beckenmuskulatur kräftig an. Einatmend heben Sie den Kopf und die Brust und ziehen gleichzeitig die Oberschenkel ein wenig vom Boden ab. Lenken Sie Ihre Achtsamkeit in der Bogenstellung auf Ihr Sakralchakra – es liegt etwa drei Fingerbreit unterhalb des Nabels.

Halten Sie die Bogenstellung einige Atemzüge lang, und achten Sie auf Ihre Dehngrenze.

Abschließend lassen Sie Ihre Knöchel oder Füße los und lassen Beine und Kopf wieder sinken. Entspannen Sie sich in der Bauchlage.

Wenn Sie möchten, können Sie die Übung noch einmal wiederholen.

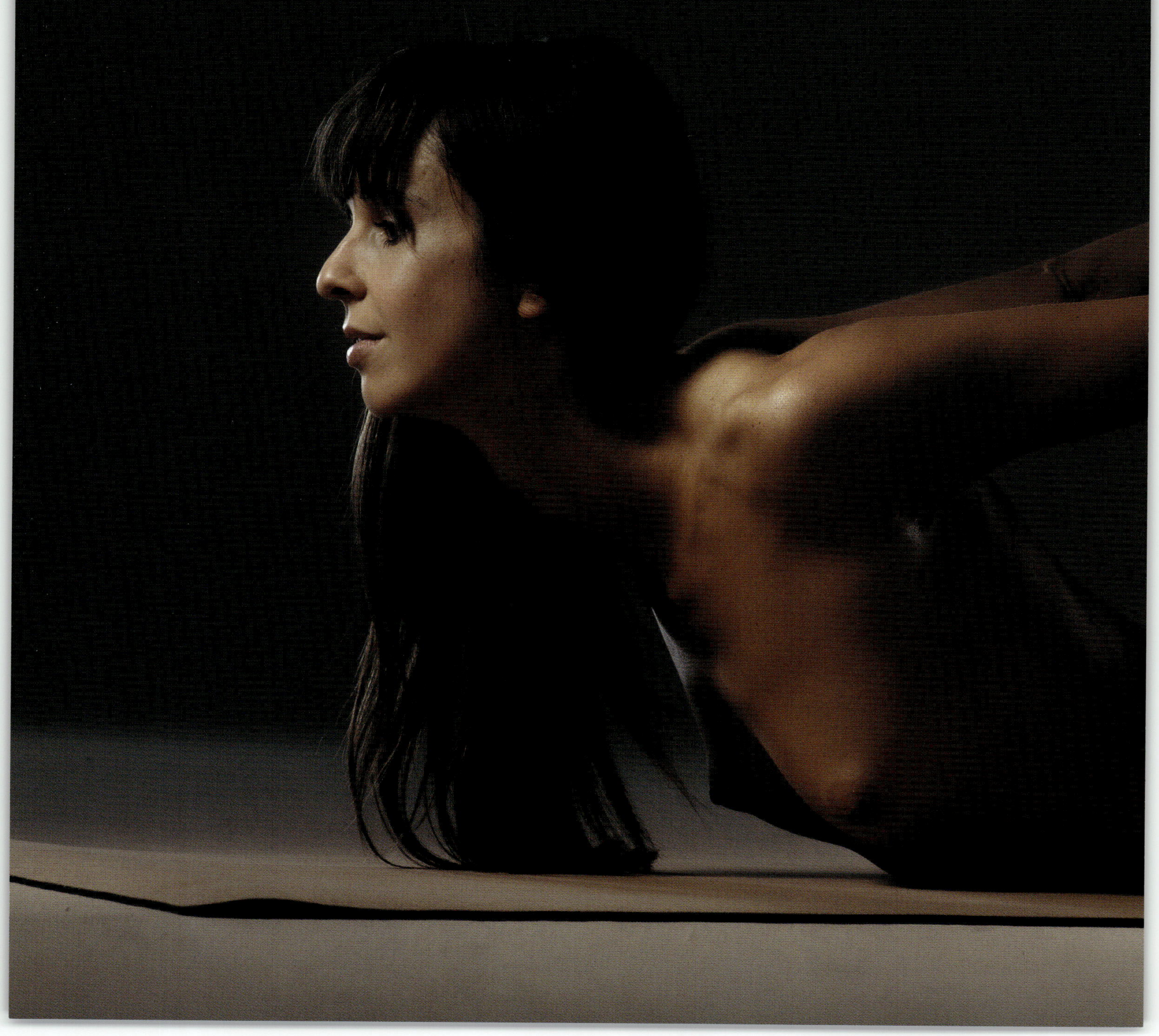

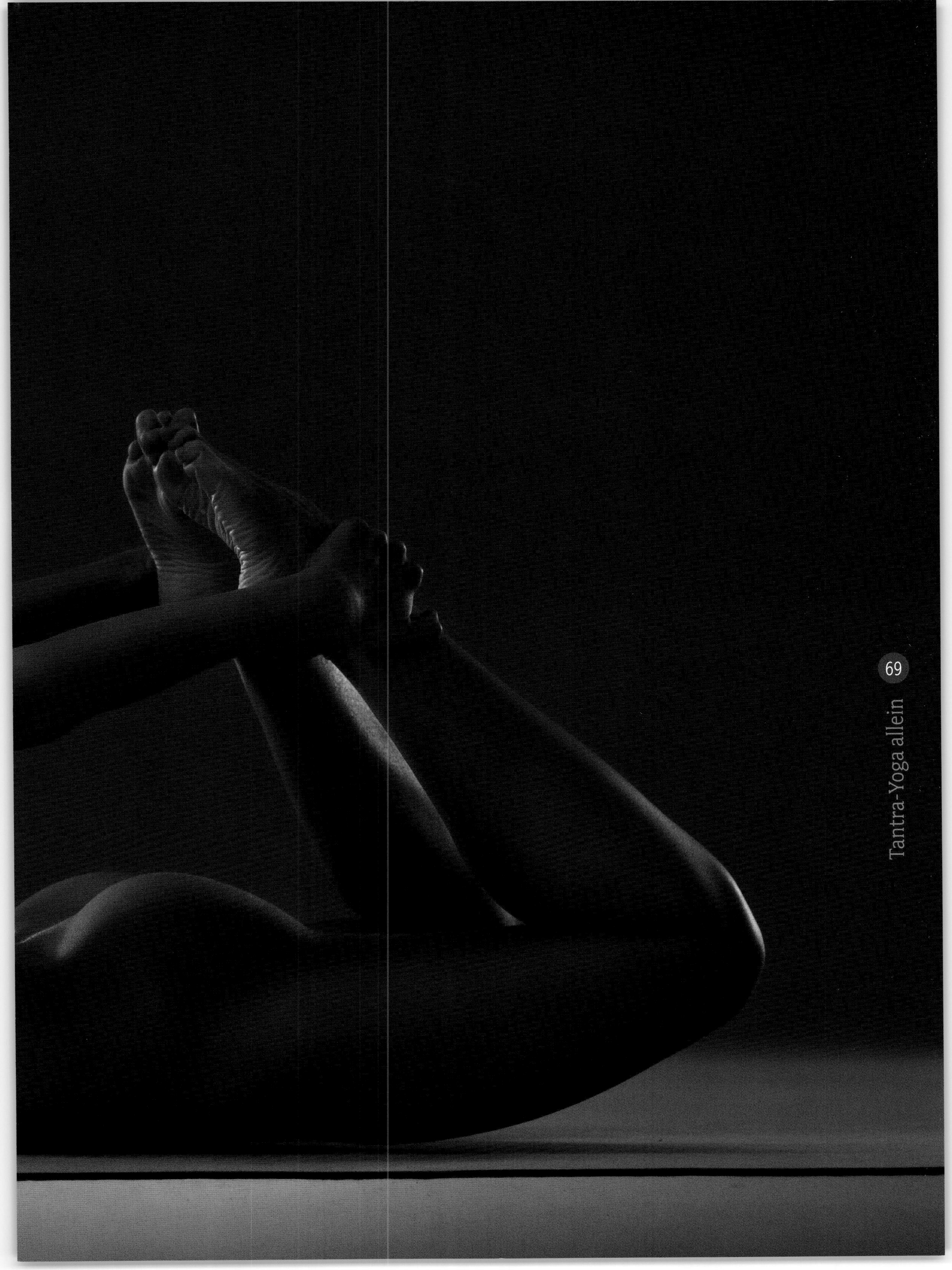

Yoga Mudra

Nehmen Sie zunächst den Fersensitz ein. Dabei sitzen Sie auf Ihren Fersen – die Knie und die großen Zehen berühren sich. Sie können sich diese Sitzhaltung erleichtern, indem Sie ein Kissen zwischen Po und Füße legen. Der Rücken bleibt aufrecht und die Arme hängen entspannt neben dem Körper. Die Augen sind geschlossen.

Lassen Sie den Atem einige Male entspannt strömen. Atmen Sie dann tief ein – und mit dem nächsten Ausatmen lassen Sie den Oberkörper langsam nach vorne sinken, bis Sie den Boden mit der Stirn berühren. Die Handrücken und Arme legen Sie entspannt auf dem Boden ab.

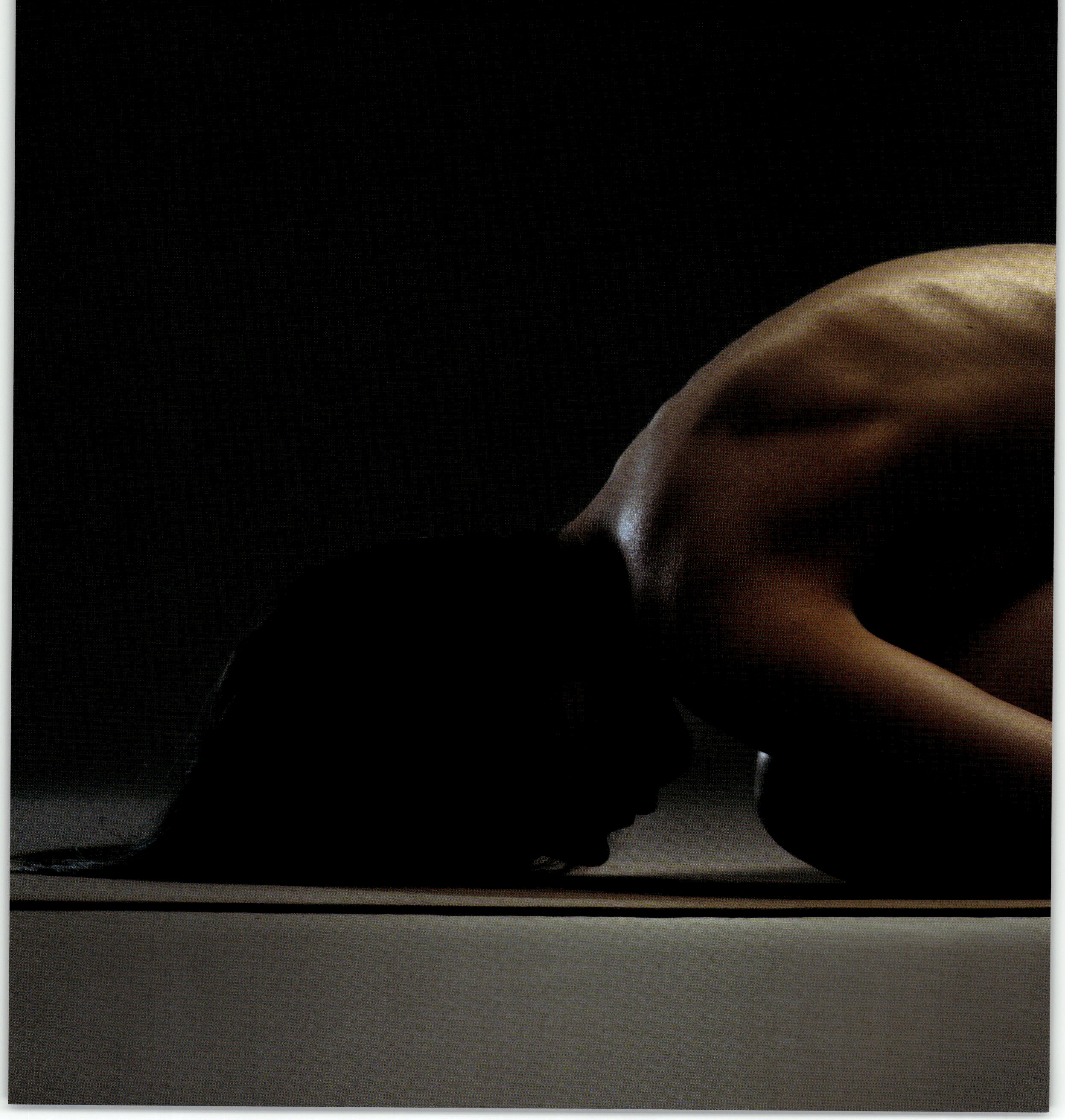

Sollte die Mudra Ihnen Schwierigkeiten bereiten, dann öffnen Sie die Knie ein Stück. Bilden Sie mit beiden Händen Fäuste, legen Sie sie vor sich auf dem Boden zu einem »Turm« übereinander und legen Sie die Stirn entsprechend erhöht auf Ihren Fäusten ab.

Spüren Sie den sanften Druck der Atembewegung gegen die Oberschenkel. Atmen Sie siebenmal entspannt ein und aus, und richten Sie sich dann sehr langsam auf, indem Sie Ihren Rücken von der Lendenwirbelsäule aus langsam aufrollen.

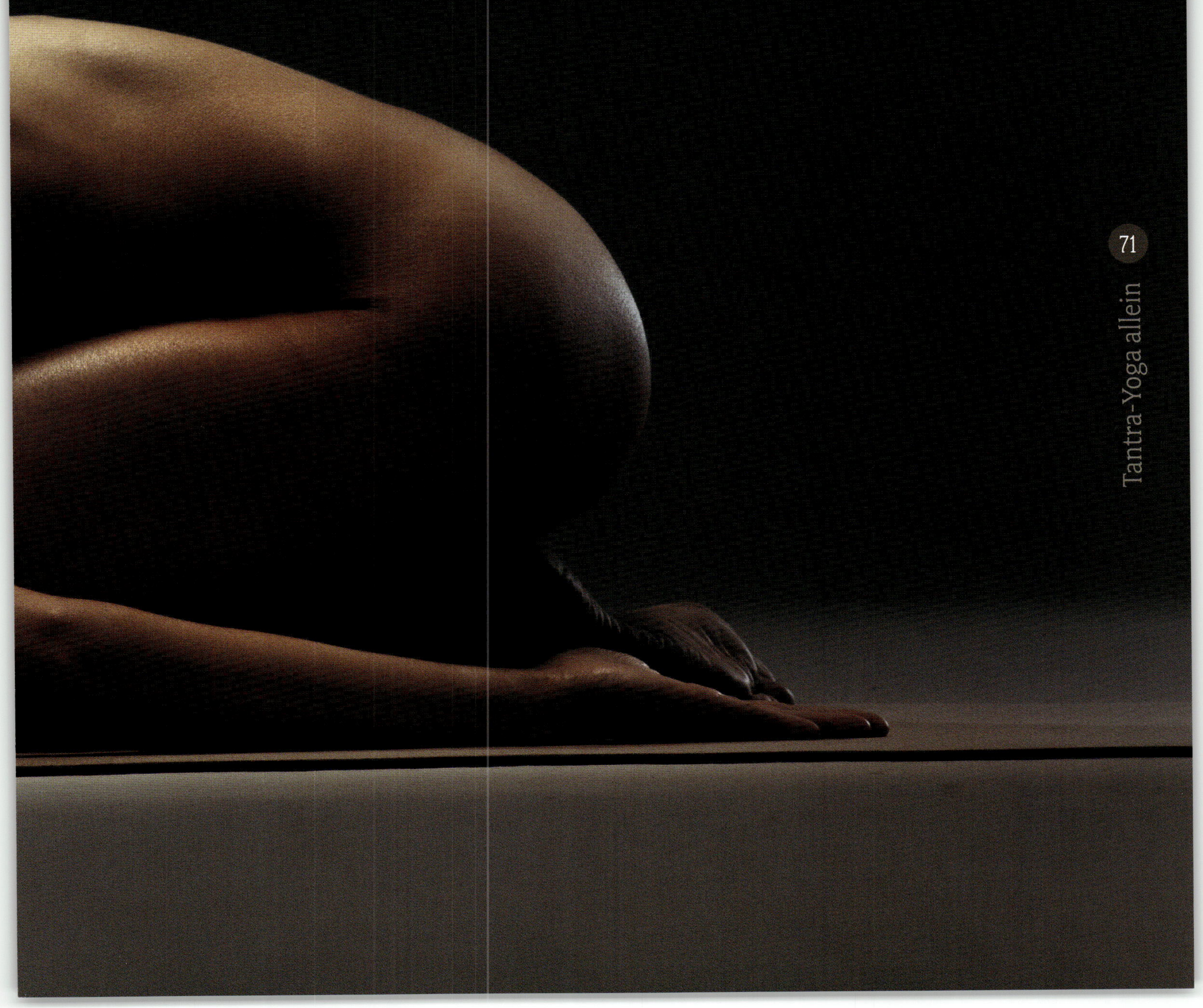

Baumstellung

Diese Stellung wird im Stehen durchgeführt. Stellen Sie sich aufrecht und entspannt hin und fixieren Sie in ungefähr zwei Metern Entfernung einen Punkt auf dem Boden, an dem Sie sich mental »festhalten« können. Stellen Sie sich vor, dass Ihre Füße fest mit der Erde verwurzelt sind, und lassen Sie die Arme locker hängen.
Verlagern Sie Ihr ganzes Körpergewicht jetzt auf den linken Fuß. Heben Sie den rechten Fuß, winkeln Sie das rechte Bein nach außen ab und setzen Sie den Fuß an der Innenseite des linken Beins entweder in Höhe des Knies oder des Oberschenkels ab.
Sobald Sie stabil stehen, bilden Sie mit Daumen und Zeigefingern einen Ring. Drehen Sie die Handflächen nach vorne und heben Sie die gestreckten Arme ein wenig vom Körper ab.
Versuchen Sie, möglichst einige Atemzüge lang in dieser Stellung zu bleiben – lassen Sie die Augen anfangs geöffnet.

Setzen Sie den rechten Fuß dann langsam wieder ab, entspannen Sie sich kurz und wiederholen Sie das Ganze mit der anderen Seite.

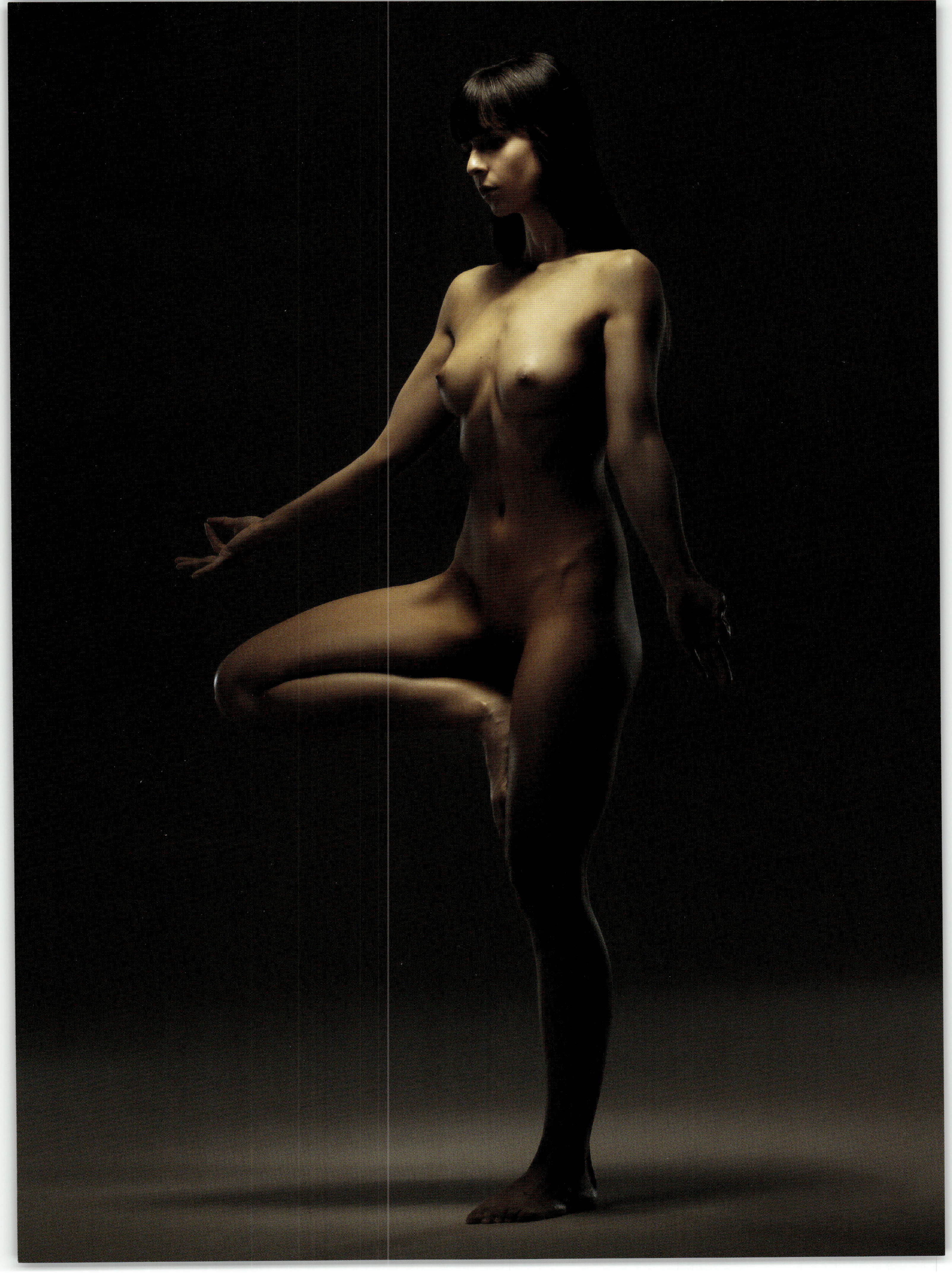

Tiefenentspannung

Beenden Sie Ihr Yogaprogramm immer mit einer kurzen Tiefenentspannung. Die Technik wird im Yoga auch als »Totenstellung« bezeichnet, da Sie dabei vollkommen reglos liegen.

Legen Sie sich auf den Rücken und schließen Sie die Augen. Die Beine sind leicht geöffnet, die Füße fallen locker auseinander. Die Arme liegen neben Ihrem Körper und die Handflächen zeigen nach oben.

Entspannen Sie Ihren ganzen Körper und lassen Sie sich bewusst vom Boden tragen.

Spannen Sie nun schrittweise die Muskeln Ihres Körpers an, halten Sie die Spannung jeweils vier Sekunden lang und lassen Sie die entsprechenden Muskeln dann vollkommen los.

Sie beginnen mit dem rechten Bein, der rechten Wade und dem rechten Fuß: Anspannen – vier Sekunden halten – und wieder loslassen und entspannen. Das Gleiche mit dem linken Bein. Darauf folgt das Gesäß. Als Nächstes spannen Sie erst den rechten Arm an und lösen die Spannung wieder, dann dasselbe mit dem linken Arm.

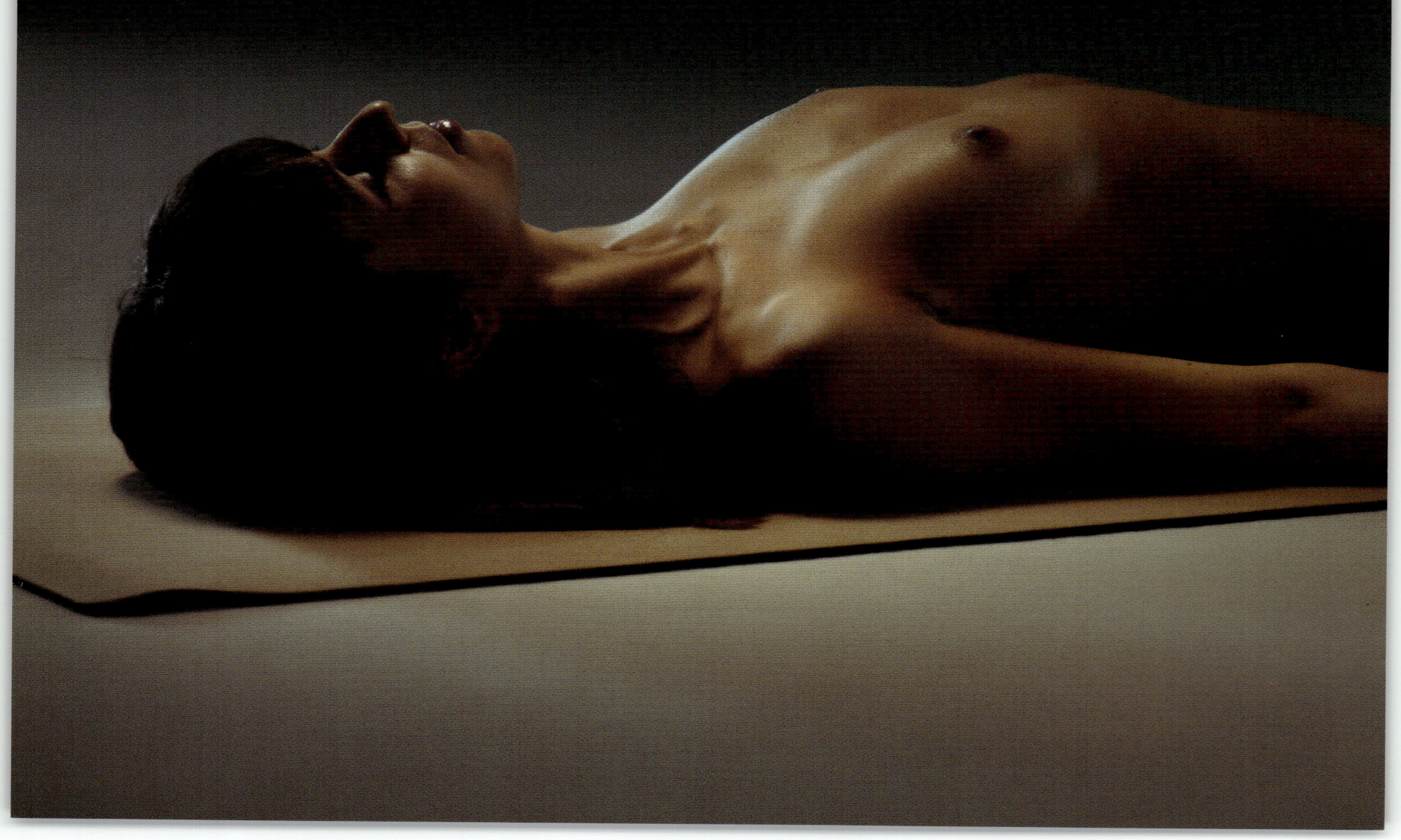

Spannen Sie die unteren Rückenmuskeln und lösen Sie die Spannung wieder. Dann folgt der Bauch. Danach spannen Sie Schultern, Nacken und Kopf gleichzeitig an, halten die Spannung vier Sekunden – und entspannen Sie alle Muskeln wieder. Zuletzt spannen Sie Ihr Gesicht an. Ziehen Sie die Muskeln zusammen, als würden Sie in eine Zitrone beißen. Halten Sie die Spannung kurz und entspannen Sie das Gesicht dann wieder. Spüren Sie, wie alle Anspannungen sich lösen.

Spüren Sie abschließend noch einmal Ihren ganzen Körper. Sind alle Muskeln weich und entspannt? Können Sie Ihren Körper als Ganzes wahrnehmen? Spüren Sie den Kontakt jeder Stelle Ihres Körpers zum Boden und genießen Sie das Gefühl der Schwere.

Um die Übung zu beenden, dehnen Sie die Arme nach oben und räkeln sich genüsslich. Atmen Sie tief durch, bevor Sie die Augen öffnen und sich langsam aufsetzen.

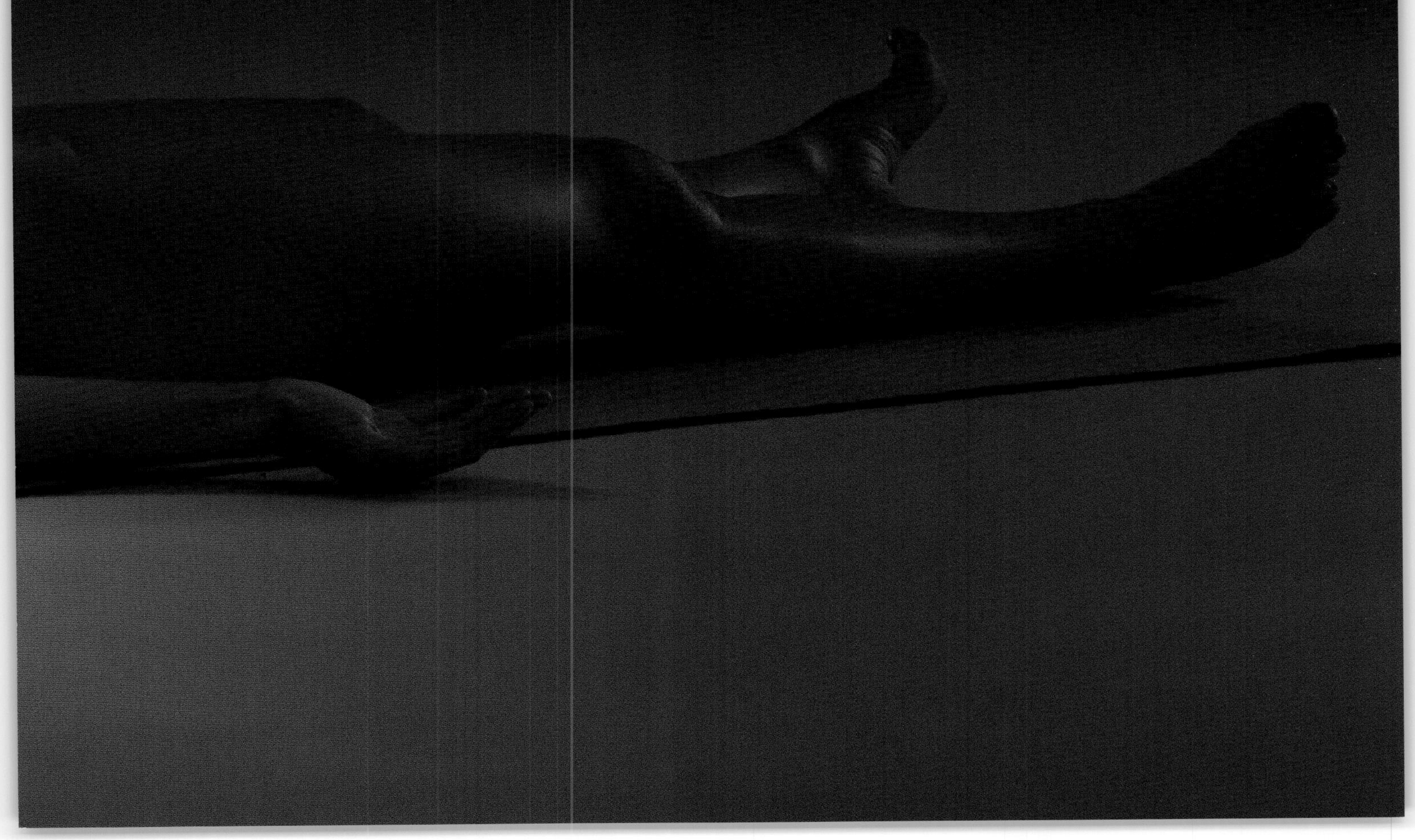

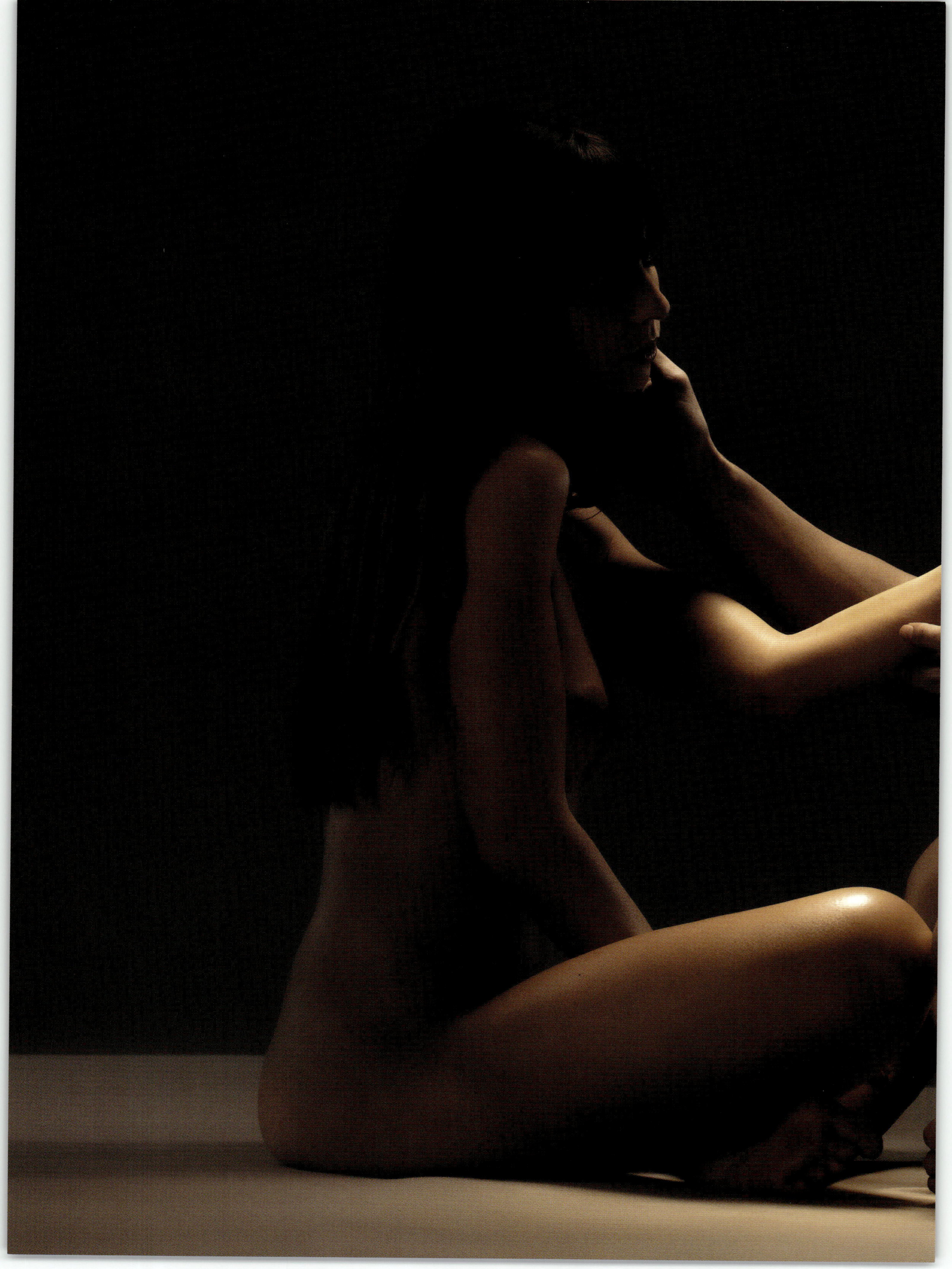

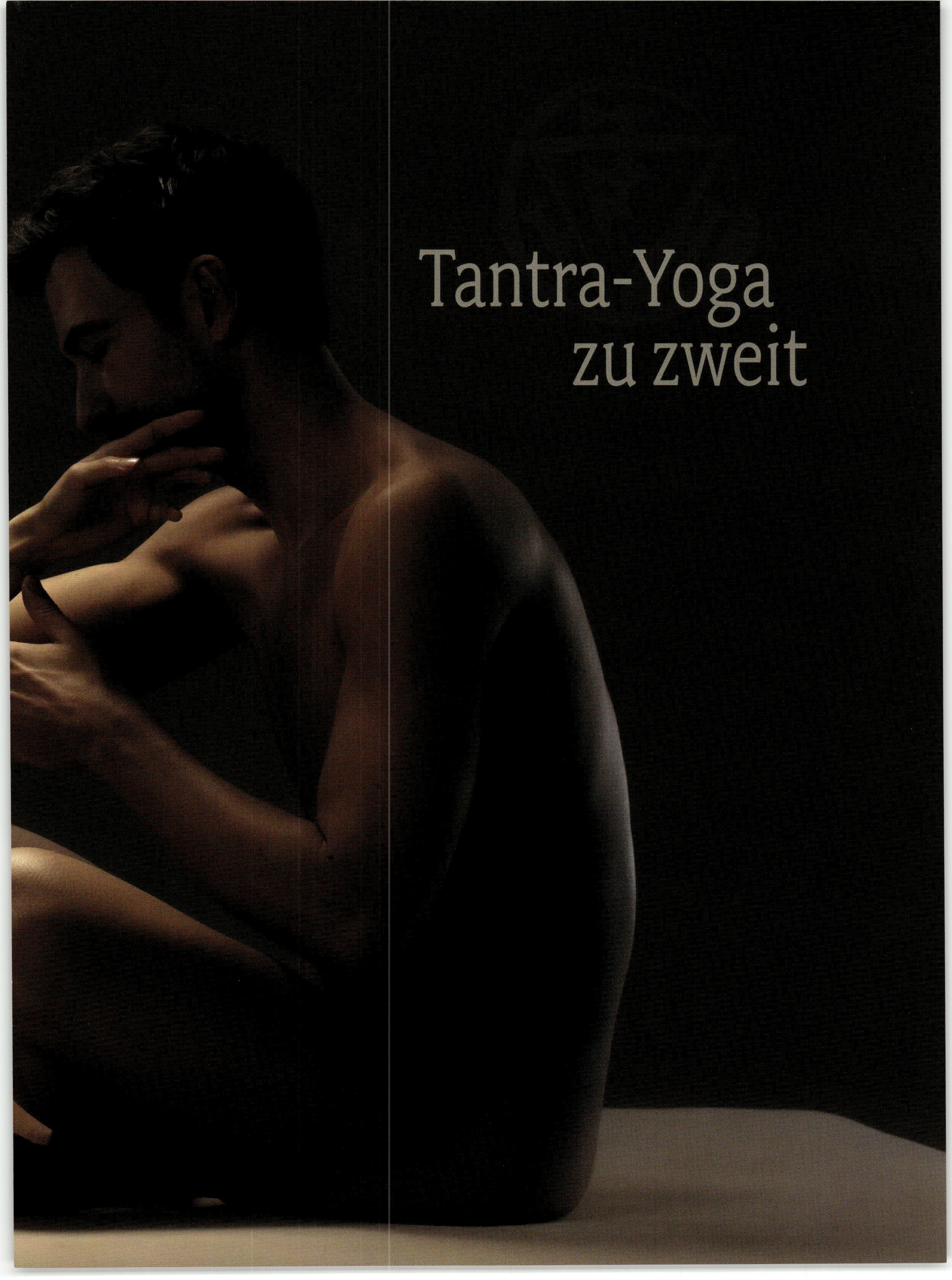
Tantra-Yoga
zu zweit

Tantra-Yoga beinhaltet verschiedene Elemente, die Sie frei und kreativ miteinander kombinieren können. Die vorbereitenden Übungen und die Tantra-Yoga-Techniken, die dazu dienen, die unteren Chakras zu aktivieren und Energieblockaden zu lösen, haben Sie ja bereits kennengelernt. Alle diese Übungen können Sie alleine durchführen, um Ihre sexuelle Kraft zu stärken und sich optimal auf die Vereinigung mit Ihrem Partner vorzubereiten.

Im Gegensatz dazu können Sie die nun folgenden Techniken, nämlich die erotische Massage, die Yogaübungen für Paare sowie die Liebesstellungen natürlich nur zu zweit durchführen.

Auch hierbei sollten Sie die Praxis an Ihre Bedürfnisse anpassen. Wichtiger als die Reihenfolge oder Auswahl der Übungen ist es, Ihre Achtsamkeit sich selbst und Ihrem Partner gegenüber zu entwickeln. Intensivieren Sie den Kontakt miteinander nicht nur auf der körperlichen, sondern auch auf der feinstofflichen Ebene und erleben Sie die Liebe als spirituelles Spiel. Verabschieden Sie sich von dem Gedanken, dass es um Leistung oder gar Perfektion ginge, denn genau das ist beim Tantra nicht der Fall.

Tantra-Yoga-Asanas für Paare

Bisher gilt Partner-Yoga immer noch als recht exotisch und ist im Gegensatz zu vielen anderen Yogavarianten so gut wie unbekannt. Allerdings ist Partner-Yoga oder »Paar-Yoga« gar nicht so neu, wie es scheint, denn sein Ursprung liegt im Tantra-Yoga. Dennoch handelt es sich dabei nicht um erotische oder sexuelle Praktiken; sehr wohl dienen die Stellungen jedoch dazu, Paare auf die tantrische Vereinigung vorzubereiten.

Beim Partner-Yoga lernen wir, gemeinsam mit unserem Partner zu wachsen und uns aufeinander einzulassen. Auch wenn Yogaübungen zu zweit oft besonders motivierend sind und man sich oder seinem Partner vielleicht gerne zeigen möchte, wie tief man in die Dehnungen gehen kann, geht es um etwas ganz anderes: Partner-Yoga ist keine Akrobatik – Leistung oder Perfektion sind dabei überhaupt nicht wichtig.

Die folgenden Tantra-Yoga-Asanas für Paare helfen Ihnen dabei, ein Gleichgewicht zwischen Offenheit auf der einen und Abgrenzung auf der anderen Seite zu finden. Wahre Verbundenheit kann nicht entstehen, wenn Sie keine Nähe zulassen. Andererseits ist es in Beziehungen aber auch wichtig, dass Sie bei sich bleiben, Ihre Grenzen wahrnehmen und sich nicht selbst verlieren.

Nur die richtige Dosis aus »Ich« und »Du« führt zu einem harmonischen »Wir«. Und nur gemeinsam mit Ihrem Partner können Sie herausfinden, wie hier die richtige Mischung aussieht. Durch die Übungen teilen Sie Bewegungen, Berührungen und Schwingungen mit Ihrem Partner und tauschen Energie aus. Während Sie beim Paar-Yoga sowohl auf sich selbst, als auch auf Ihren Partner achten, entwickeln Sie eine umfassende Achtsamkeit und ermöglichen eine neue Form von Nähe und Vertrauen in Ihrer Beziehung.

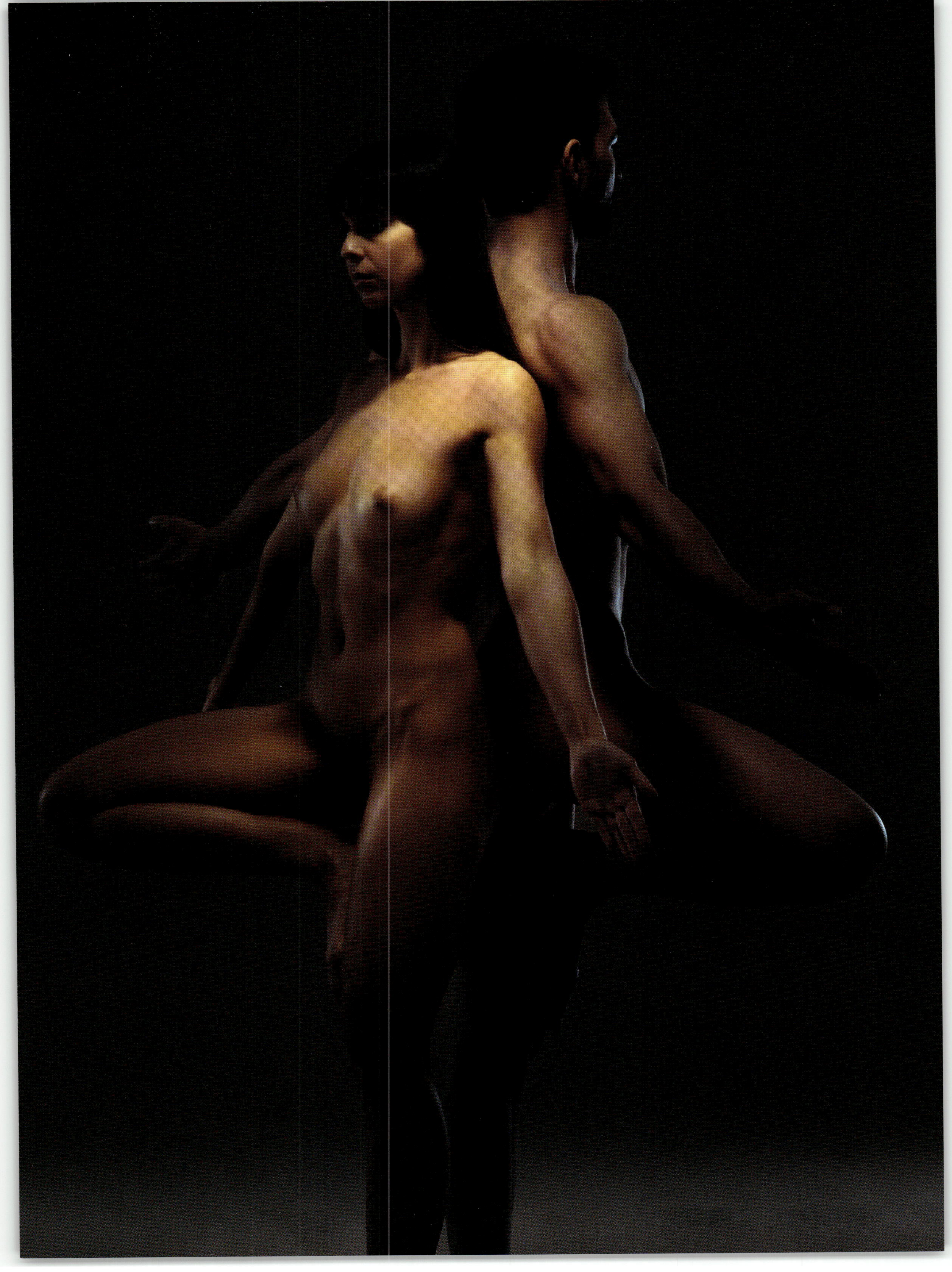

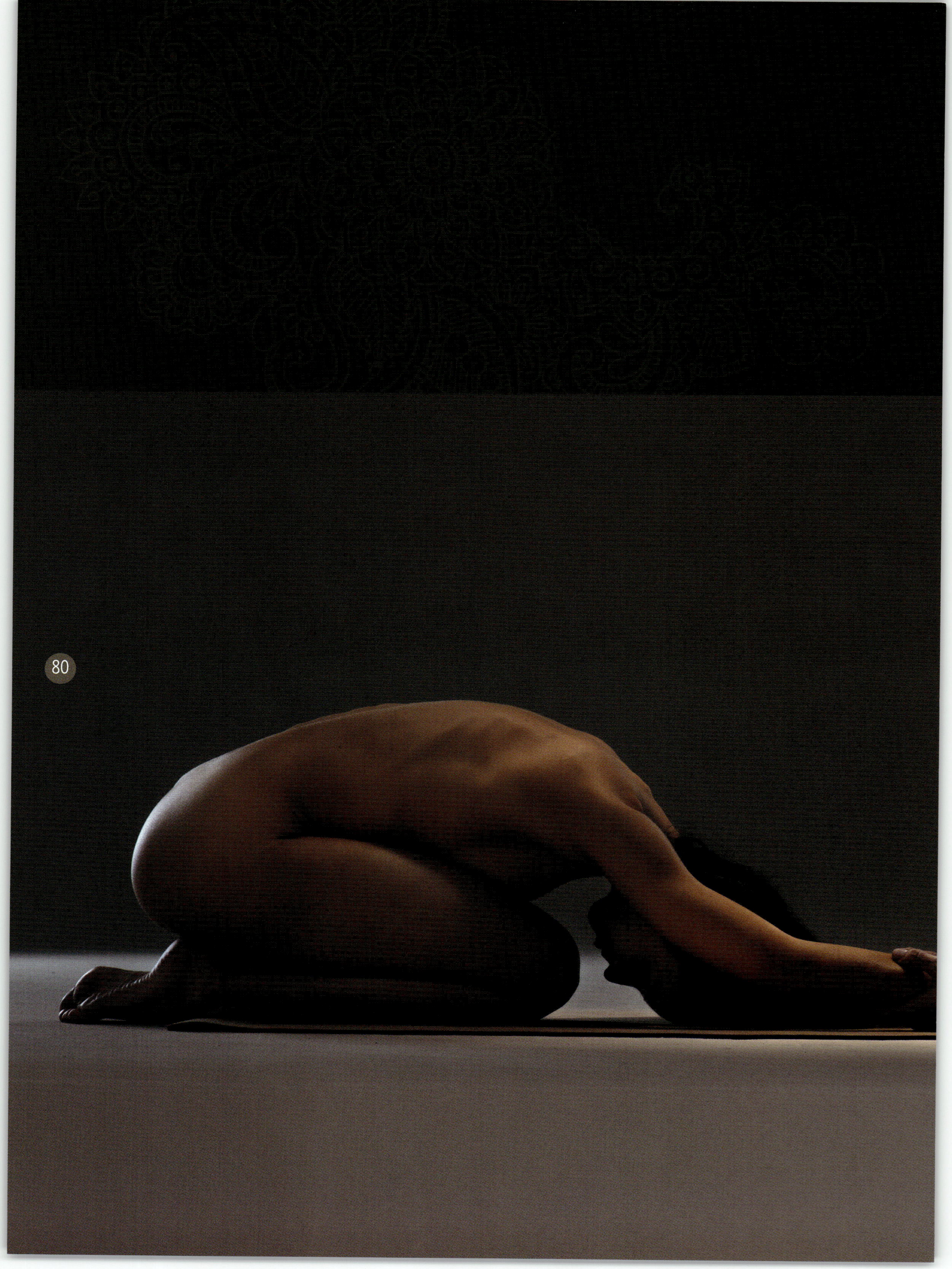

Doppelte Mudra

Beide Partner sitzen sich frontal im Fersensitz gegenüber (zur Ausführung des Fersensitzes siehe Seite 54). Die Knie der Partner sollten gut einen Meter voneinander entfernt sein.
Aus dem Fersensitz lassen beide den Oberkörper nach vorne sinken, bis die Stirn jeweils den Boden berührt. Die Arme werden auf dem Boden nach vorne ausgestreckt, sodass beide sich an den Händen halten oder die Unterarme des anderen umfassen können.

Spüren Sie den Kontakt zu Ihrem Partner, und lassen Sie den Atem frei strömen. Spüren Sie die Dehnung im Rücken. Bleiben Sie für einige Atemzüge lang in der doppelten Mudra.
Um aus der Stellung zu kommen, lösen Sie die Hände voneinander und richten sich wieder langsam auf.

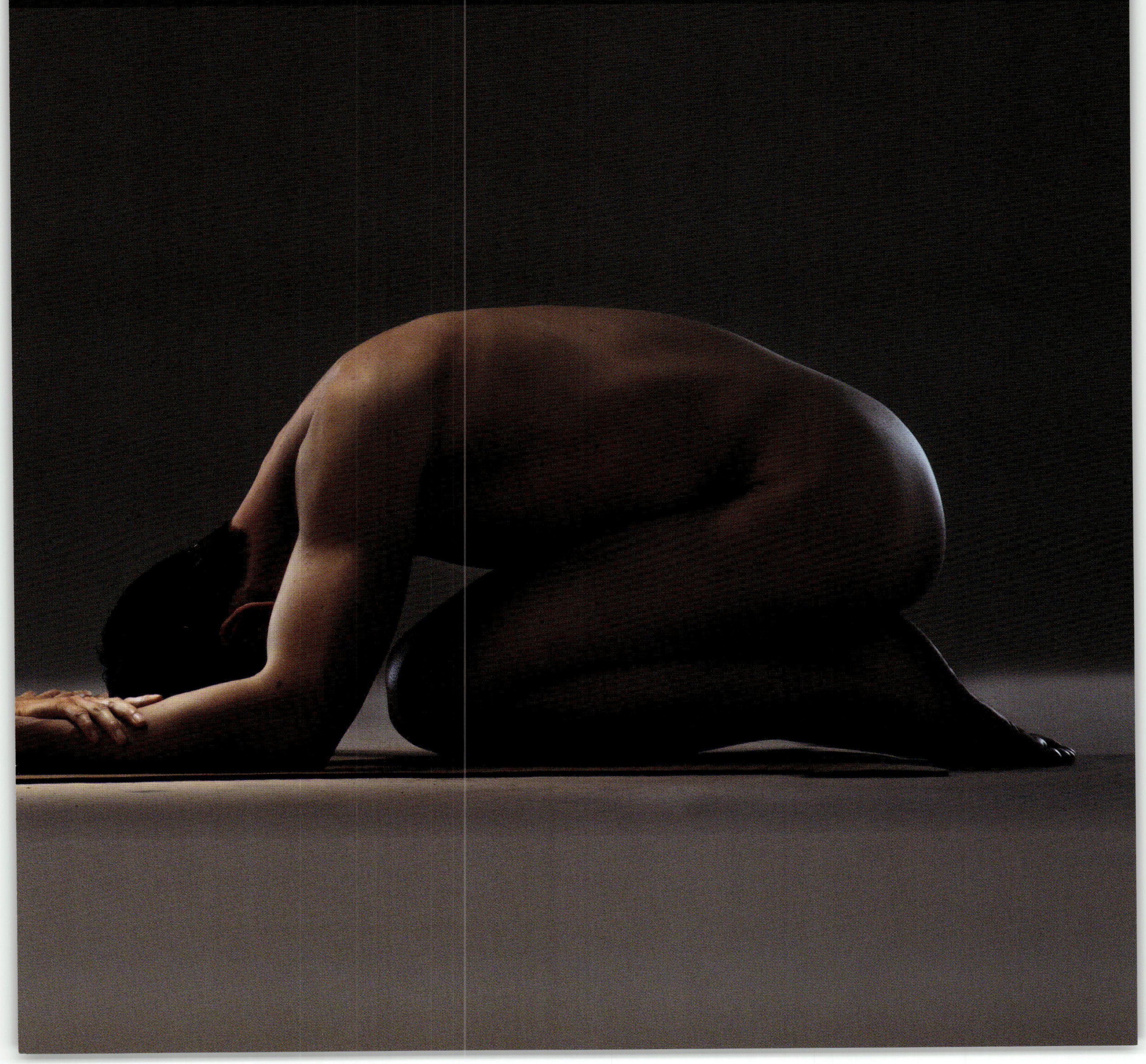

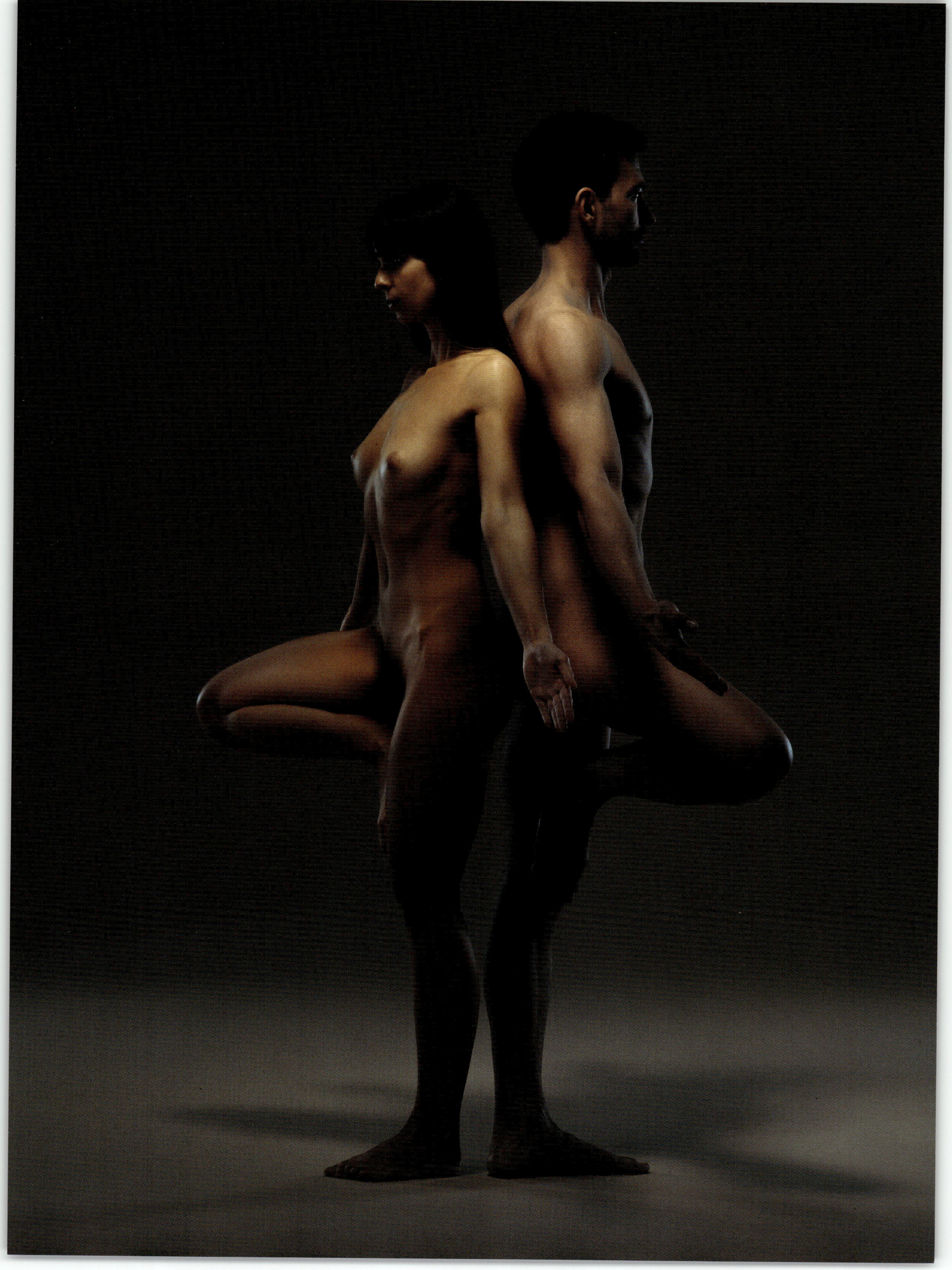

Doppelte Baumstellung

Beide Partner stehen Rücken an Rücken in engem Kontakt. Achten Sie darauf, aufrecht und möglichst entspannt zu stehen. Beide nehmen gleichzeitig die Baumstellung ein (zur Ausführung siehe Seite 72).
Beide Partner benutzen zunächst das linke Bein als Standbein; das rechte wird angewinkelt und der rechte Fuß wird an die Innenseite des linken Beins gesetzt. Dann strecken beide die Arme etwas seitlich vom Körper ab.
Spüren Sie den Kontakt zu Ihrem Partner und achten Sie darauf, wo genau sich Ihre Körper berühren. Vertrauen Sie Ihrem Partner, dass er Sie in dieser Stellung stützt, und versuchen Sie umgekehrt, auch Ihrem Partner Halt zu geben.
Bleiben Sie einige Atemzüge lang in dieser Stellung – die Augen können dabei ruhig geöffnet bleiben.

Um die Stellung zu lösen, setzen beide ihren rechten Fuß gleichzeitig wieder ab.
Entspannen Sie sich kurz und wiederholen Sie die Übung dann auch auf der anderen Seite.

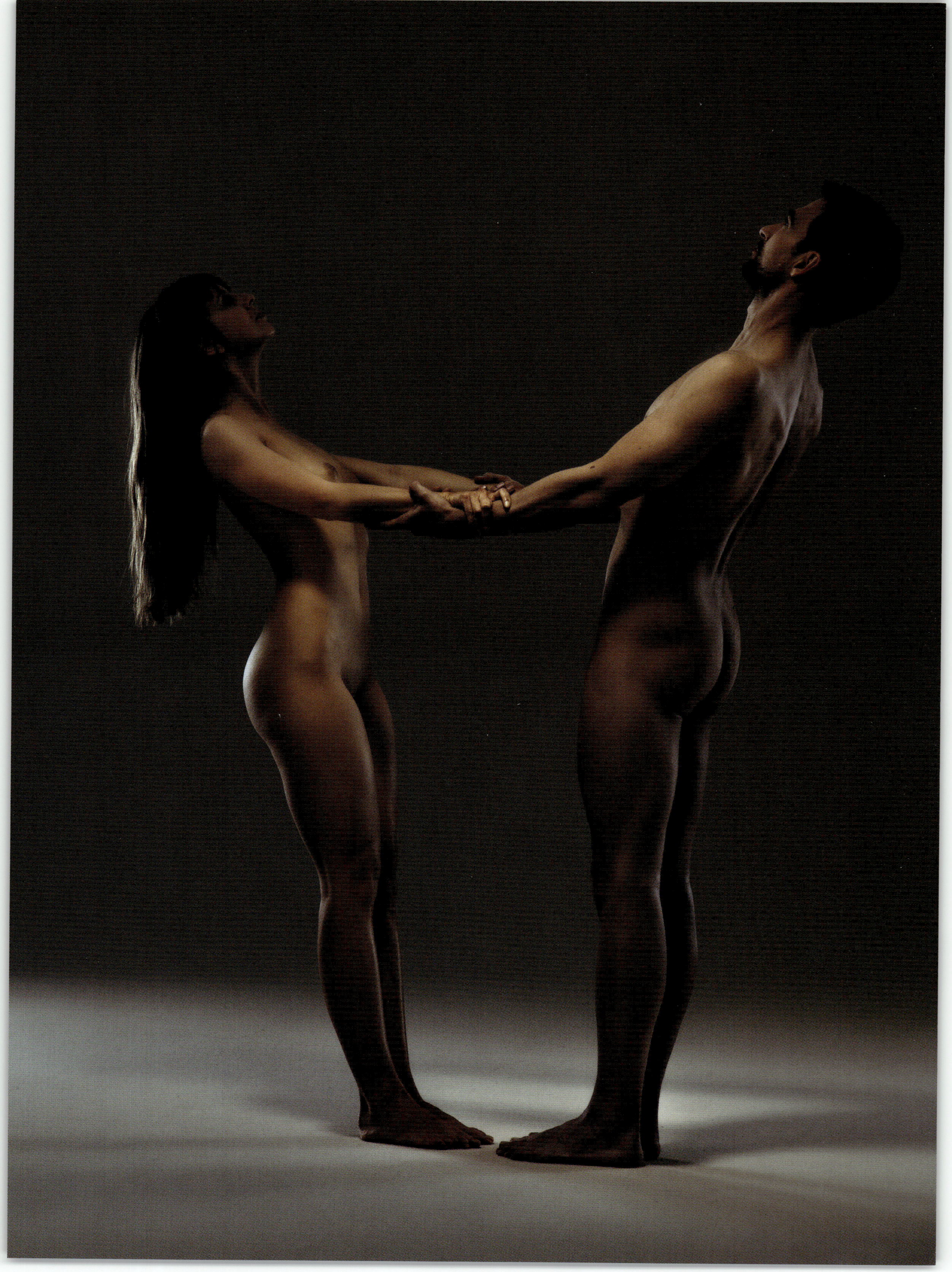

Die geöffnete Vase

Beide Partner stehen sich aufrecht und mit geschlossenen Beinen gegenüber – die Fußspitzen sind etwa eine Handbreit voneinander entfernt. Beide greifen sich gegenseitig um die Unterarme und halten sich im Doppelgriff fest.
Sobald jeder gut in seiner Mitte ist und sein Gleichgewicht gefunden hat, lehnen beide den Oberkörper vorsichtig nach hinten. Das Becken wird dabei jeweils nach vorne geschoben, der Rücken etwas nach hinten gewölbt und die Brust wird geöffnet und gedehnt. Legen Sie den Kopf in dieser Stellung jedoch nicht allzu weit in den Nacken.
Versuchen Sie, sich auf Ihren Partner einzustellen. Da Sie beide vermutlich unterschiedlich viel wiegen, ist es anfangs nicht ganz leicht, das richtige Gleichgewicht zwischen Halten und Loslassen zu finden – doch genau darin besteht die Herausforderung.
Bleiben Sie einige Atemzüge lang in dieser Stellung – halten Sie Ihren Partner, während Sie sich gleichzeitig von ihm halten lassen. Die Arme bleiben dabei gestreckt und entspannt.

Beenden Sie die Übung, indem Sie Ihren Partner mit den Armen zu sich ziehen, bis beide wieder aufrecht stehen.

Die Herzstellung

Beide Partner stehen Rücken an Rücken und fassen sich an den Händen. Die Fersen sollten sich berühren.
Sobald Sie stabil stehen, verlagern Sie nun beide das Gewicht des Oberkörpers langsam nach vorne. Auch hier ist es wichtig, sich richtig auszubalancieren und seinem Partner zu vertrauen. Arbeiten Sie nicht mit Muskelkraft, sondern lassen Sie einfach Ihr Körpergewicht wirken. Die Arme bleiben gestreckt, die Brust weitet sich und das Kinn wird leicht nach vorne geschoben.

»Hängen« Sie sich in diese Stellung hinein, und halten Sie sie mindestens fünf Atemzüge lang. Um die Stellung zu lösen, sollte jeder mit dem rechten Fuß einen Schritt nach vorne gehen und die Arme des anderen dann wieder loslassen.

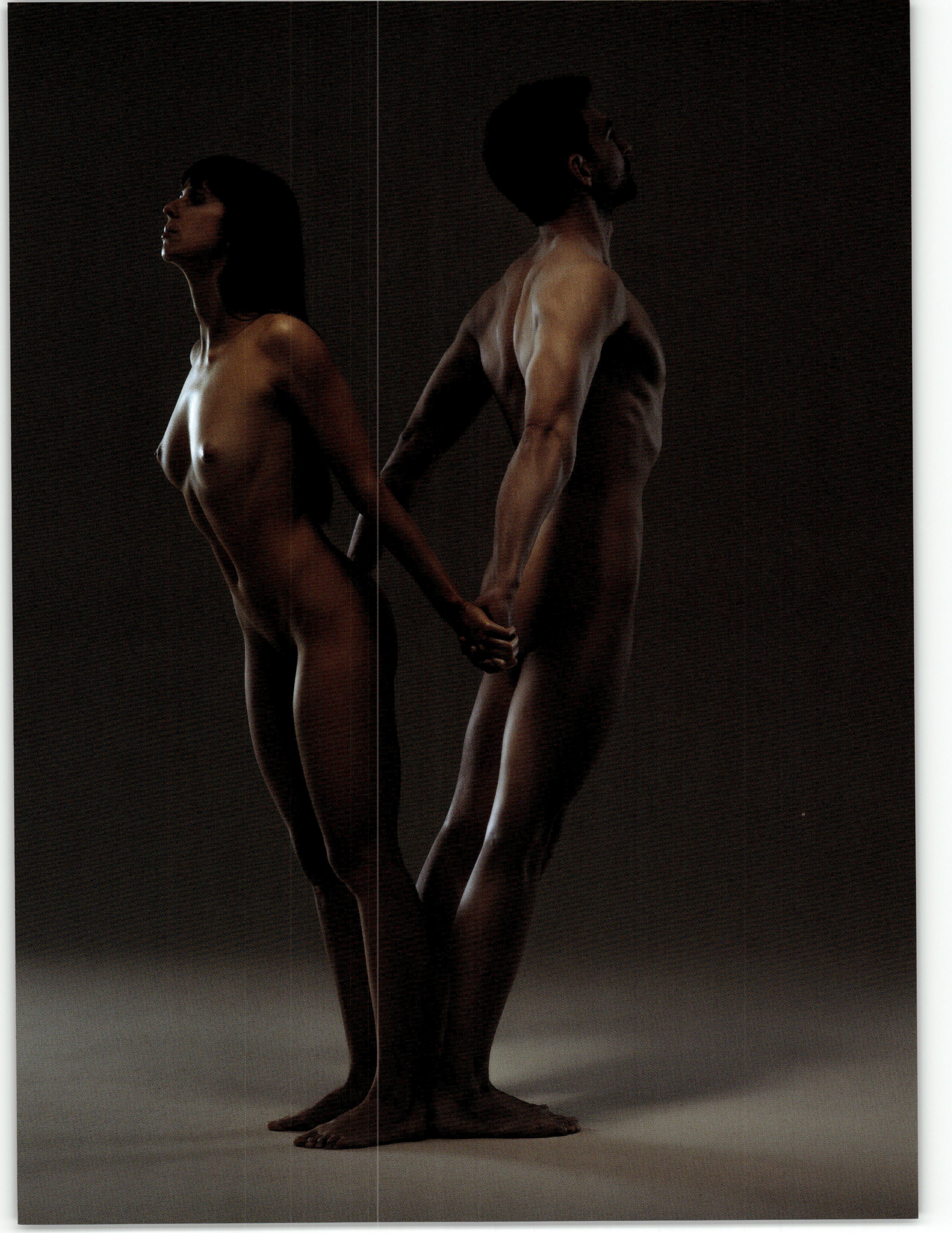

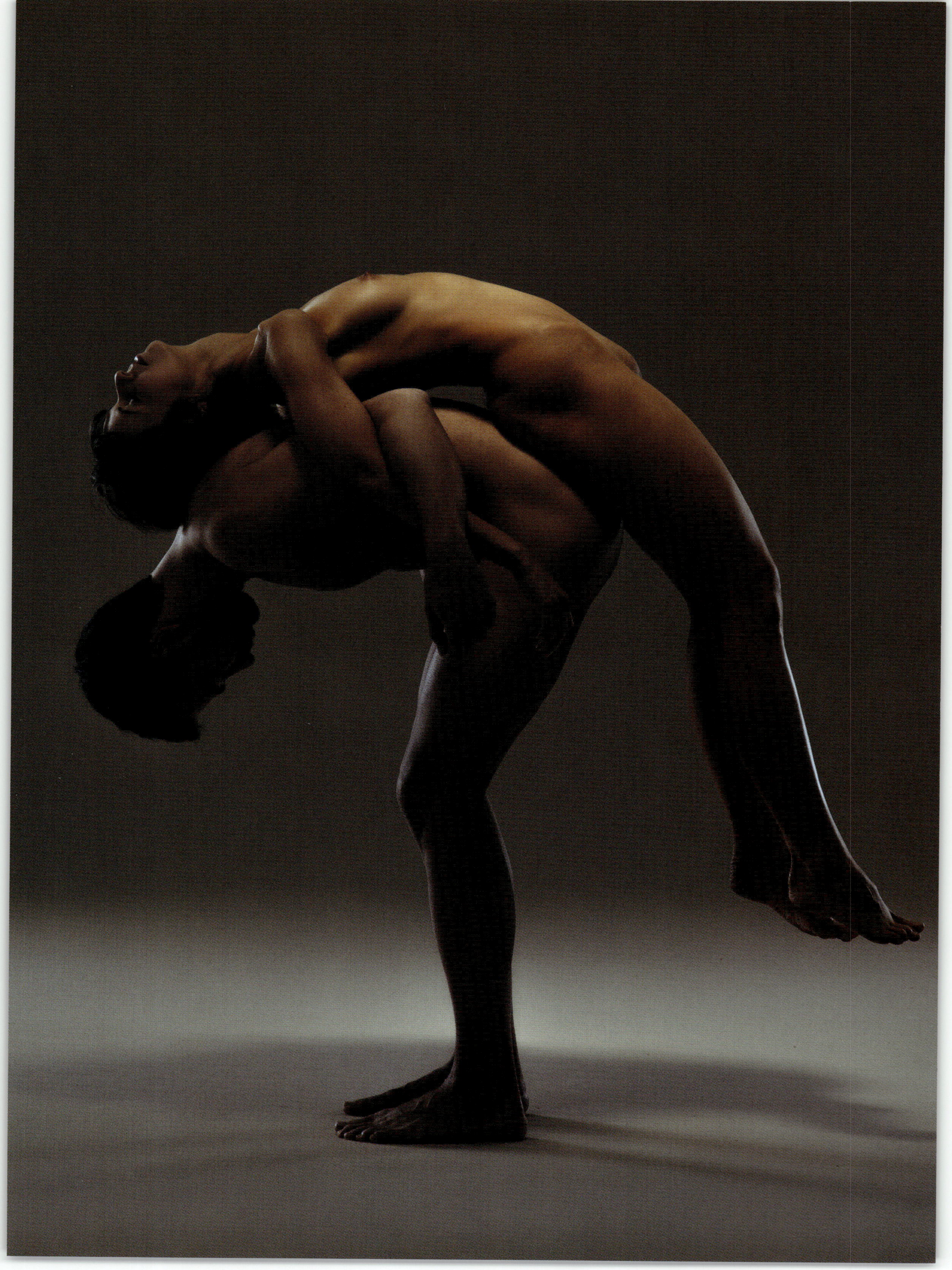

Gestreckte Bogenhaltung

Beide Partner stehen zunächst aufrecht Rücken an Rücken in engem Kontakt und verschränken die Arme auf Höhe der Ellbogen ineinander.

Der Mann zieht seine Partnerin möglichst nah an sich und geht langsam in die Vorwärtsbeuge, wodurch er Sie über seinen Rücken hebt. Die Arme werden dabei leicht zur Seite gestreckt.

Die Frau versucht, ihren Körper möglichst passiv hängen zu lassen und sich auf dem Rücken ihres Partners so tief wie möglich zu entspannen. Ihr Kopf bleibt passiv liegen und ihre Brust wird gedehnt.

Versuchen Sie, diese Position etwa 20 Sekunden lang zu halten. Die Stellung wird gelöst, indem der Mann seinen Oberkörper wieder langsam aufrichtet und seine Partnerin auf den Boden absetzt.

Führen Sie diese Übung nur dann mit vertauschten Rollen durch, wenn die Frau kräftig und der Mann leicht genug ist. Im Normalfall ist es bei dieser Stellung jedoch ratsam, dass er die aktive und sie die passive Rolle einnimmt.

Stellung des Schwans

Die Stellung des Schwans eignet sich nur für Paare, die bereits etwas Erfahrung mit Yoga haben und flexibel genug sind. Beide Partner stehen sich gegenüber, der Abstand beträgt gut einen Meter. Sein rechter Fuß steht ihrem linken Fuß gegenüber – beide stehen also leicht versetzt.
Mann und Frau heben gleichzeitig den rechten Arm nach oben und vorne und fassen sich an den Händen, um sich gegenseitig abstützen zu können.
Sobald beide Partner stabil stehen und sich gegenseitig stützen, heben sie jeweils ihren linken Fuß vom Boden ab, winkeln das Bein nach hinten ab und umfassen ihren linken Fußknöchel oder Fuß. Der Oberkörper bleibt dabei aufrecht.
Beide Partner führen nun den linken Unterschenkel nach hinten und spannen die Oberschenkelmuskeln an. Der linke Fuß strebt nach hinten, der Oberschenkel hält dagegen.
In der Endstellung bleibt das Standbein weitgehend gestreckt. Der Oberkörper bildet einen Bogen und bleibt aufrecht. Der jeweils rechte Arm zeigt nach oben und bleibt möglichst entspannt. Die ganze Kraft kommt aus dem linken Bein.
Versuchen Sie, die Stellung gemeinsam mit Ihrem Partner auszubalancieren, und lassen Sie den Atem möglichst frei strömen.

Um die Stellung zu lösen, setzen Sie den linken Fuß wieder neben den rechten. Entspannen Sie sich kurz und führen Sie die Übung dann auch auf der anderen Seite durch.

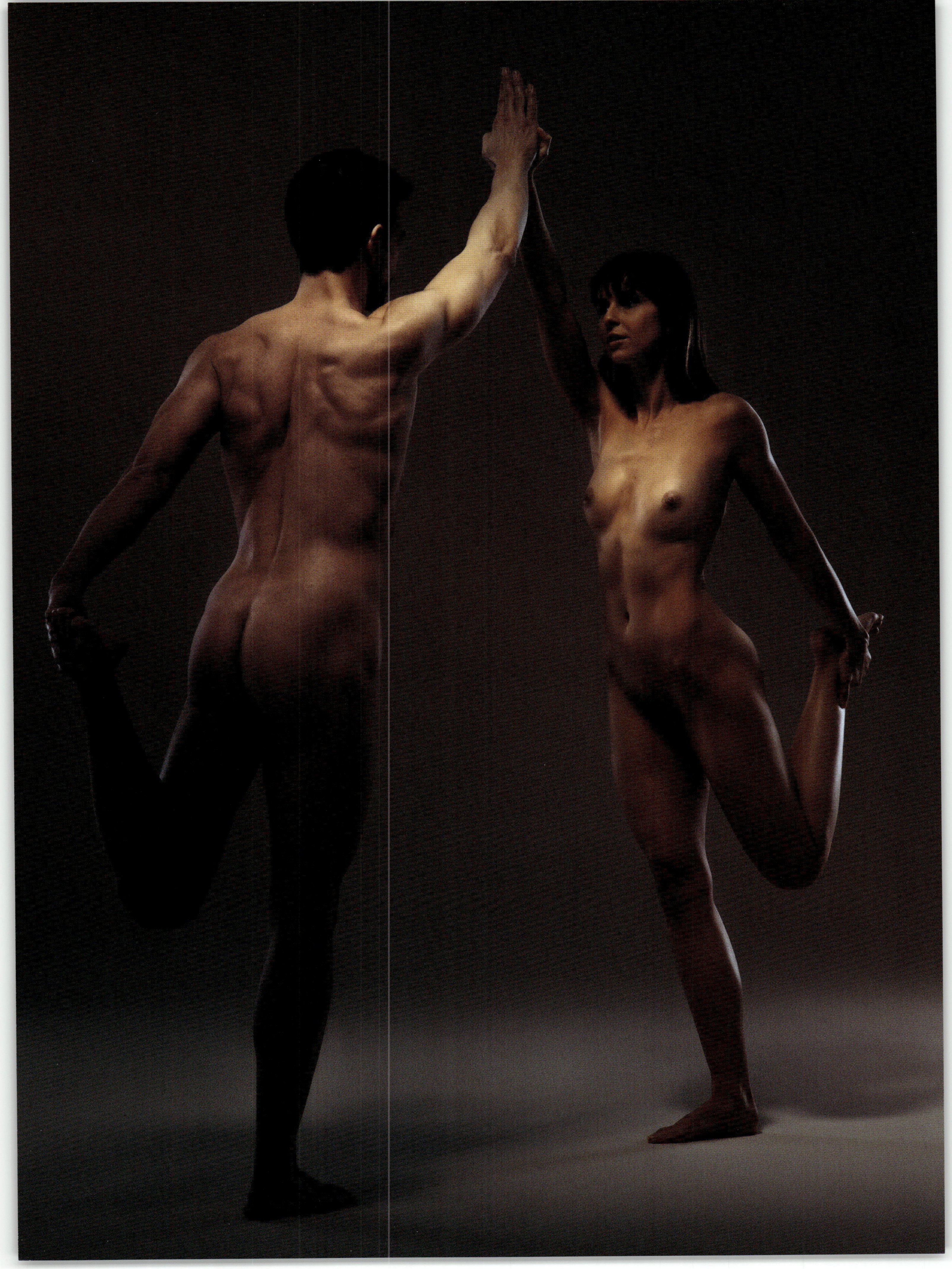

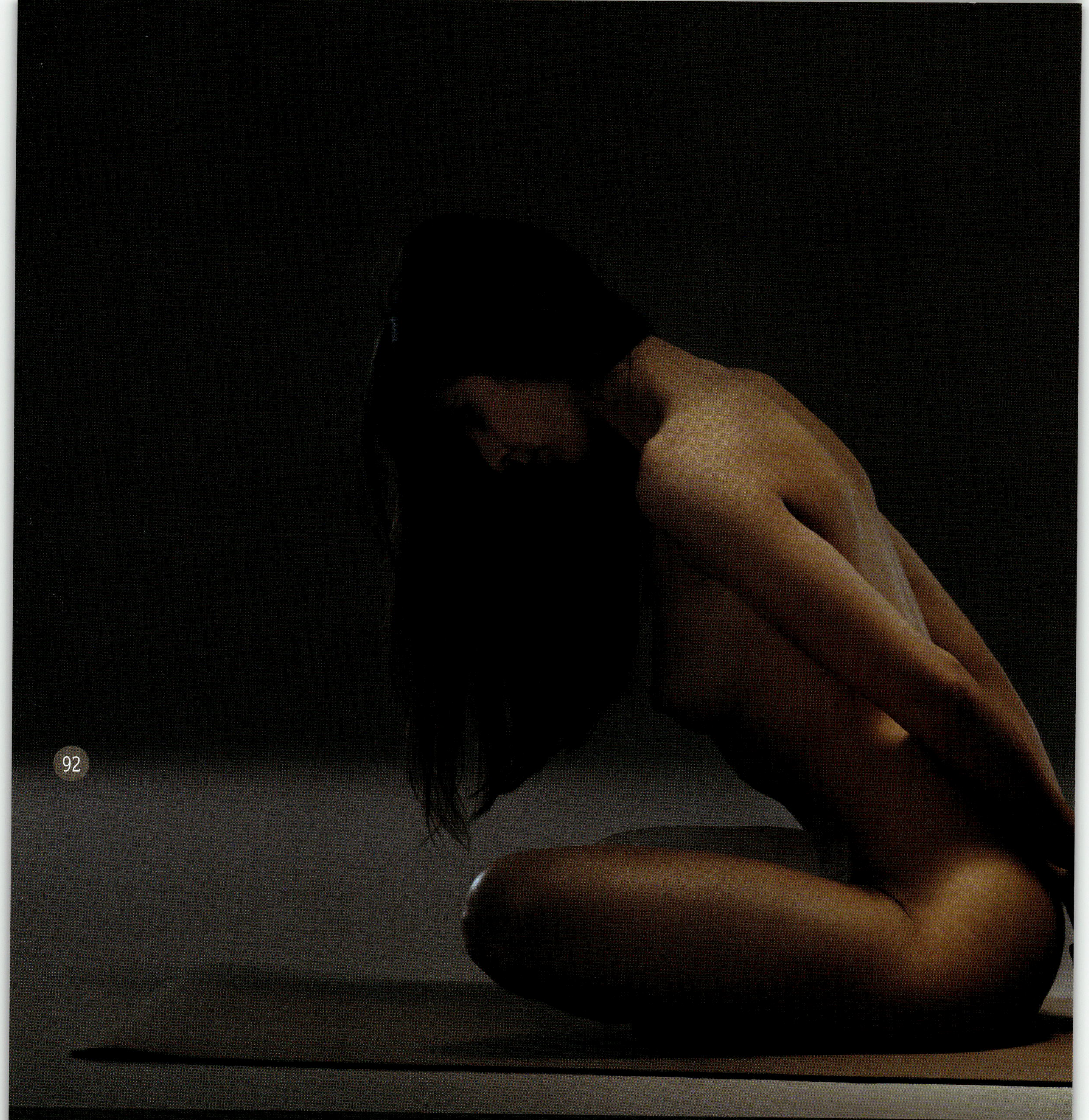

Doppeltes Yoga-Siegel

Zunächst sitzen beide Partner im Schneider- oder Lotossitz Rücken an Rücken. Achten Sie darauf, in gutem Kontakt zu Ihrem Partner zu sein.
Nun schließen beide die Augen und beugen ihren Oberkörper etwas nach vorne, kreuzen jeweils die Arme hinter dem Rücken und fassen sich im gekreuzten Doppelgriff an den Händen oder Handgelenken. Dabei umgreift die linke Hand des einen Partners die rechte Hand des anderen und umgekehrt.
Während sich beide gegenseitig mit den Armen halten, versucht jeder, den Oberkörper noch weiter nach vorne sinken zu lassen. Die Beugung sollte aus der Hüfte erfol-

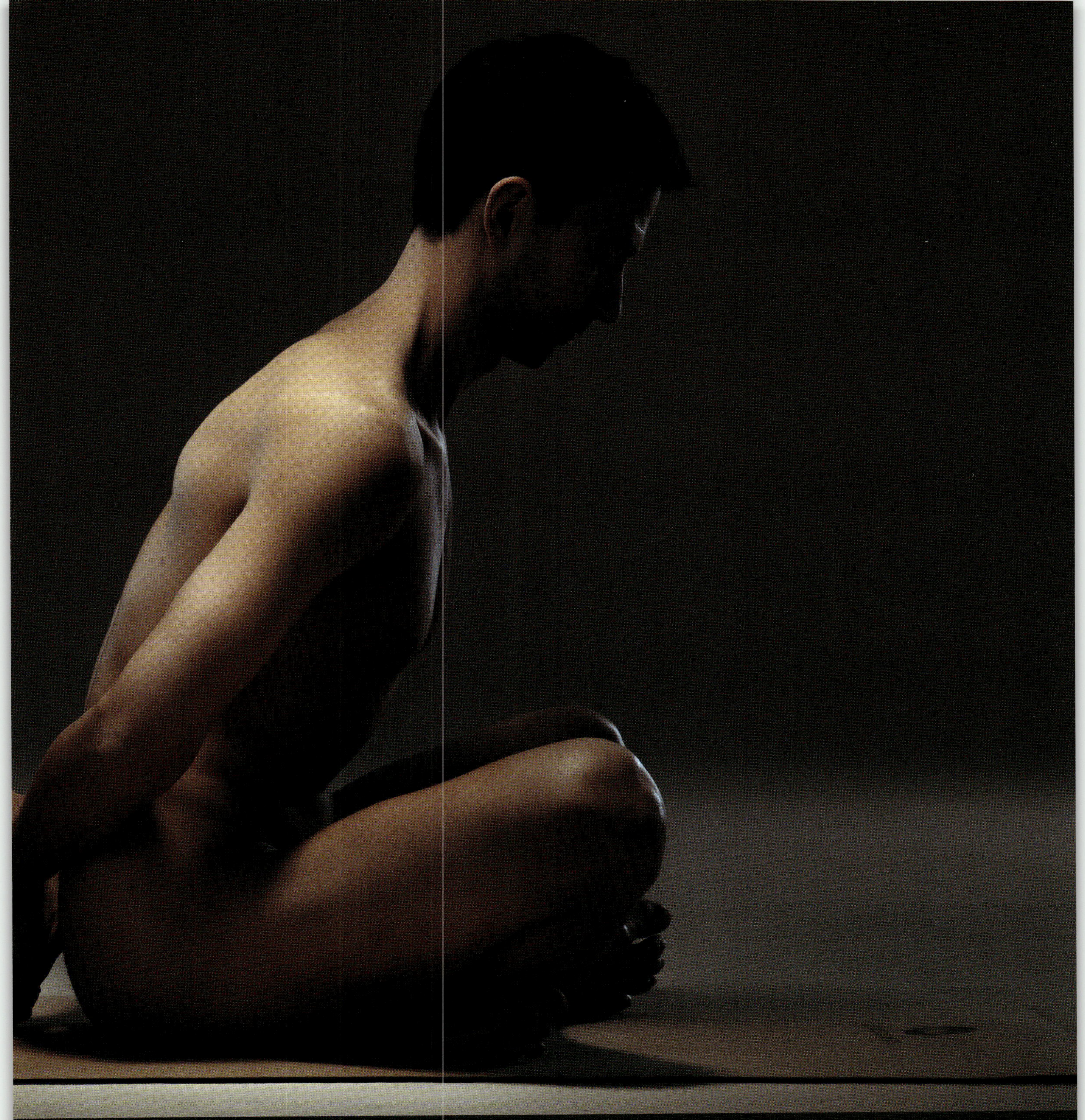

gen – der Rücken wird lang gemacht, um einen Rundrücken zu vermeiden, und Sie sollten versuchen, Ihr Brustbein nach vorne zu schieben.

Je nach Flexibilität kann die Stirn in der Endstellung ein Stück vom Boden entfernt bleiben oder den Boden berühren. Der Nacken bleibt entspannt.

Bleiben Sie ungefähr eine halbe Minute in der Stellung und achten Sie darauf dabei tief und entspannt zu atmen. Lösen Sie das doppelte Yoga-Siegel wieder, indem Sie beide gleichmäßig und im Einklang miteinander den Oberkörper langsam aufrichten, bis Sie wieder Rücken an Rücken sitzen.

Namasté-Gruß

Beide Partner sitzen sich im Schneider-, Lotos- oder halben Lotossitz mit etwas Abstand gegenüber. Achten Sie darauf, aufrecht und entspannt zu sitzen. Lösen Sie sich von allen Alltagsgedanken und kommen Sie ganz im Jetzt an.

Legen Sie die Handflächen zur Gebetshaltung vor der Brustmitte aufeinander, wobei die Finger nach oben weisen.

Blicken Sie Ihrem Partner kurz in die Augen, lächeln Sie sich an und schließen Sie dann die Augen. Verneigen Sie sich zum Namasté-Gruß voreinander.

Bleiben Sie für einige Atemzüge in der Grußhaltung, lassen Sie Ihren Geist zur Ruhe kommen und werden Sie sich der Verbundenheit mit Ihrem Partner gewahr, den Sie in dieser Haltung als göttliches Wesen grüßen.

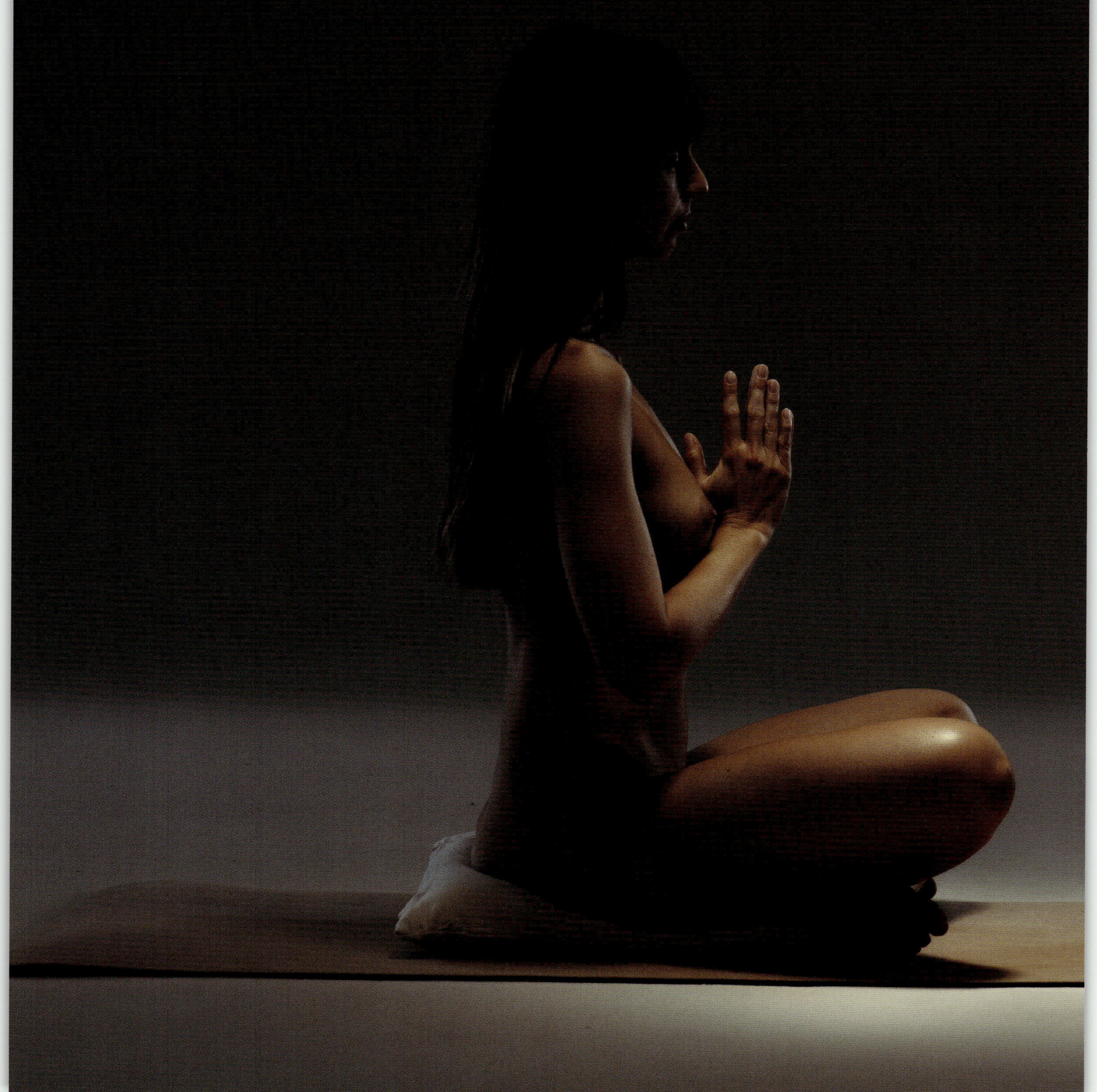

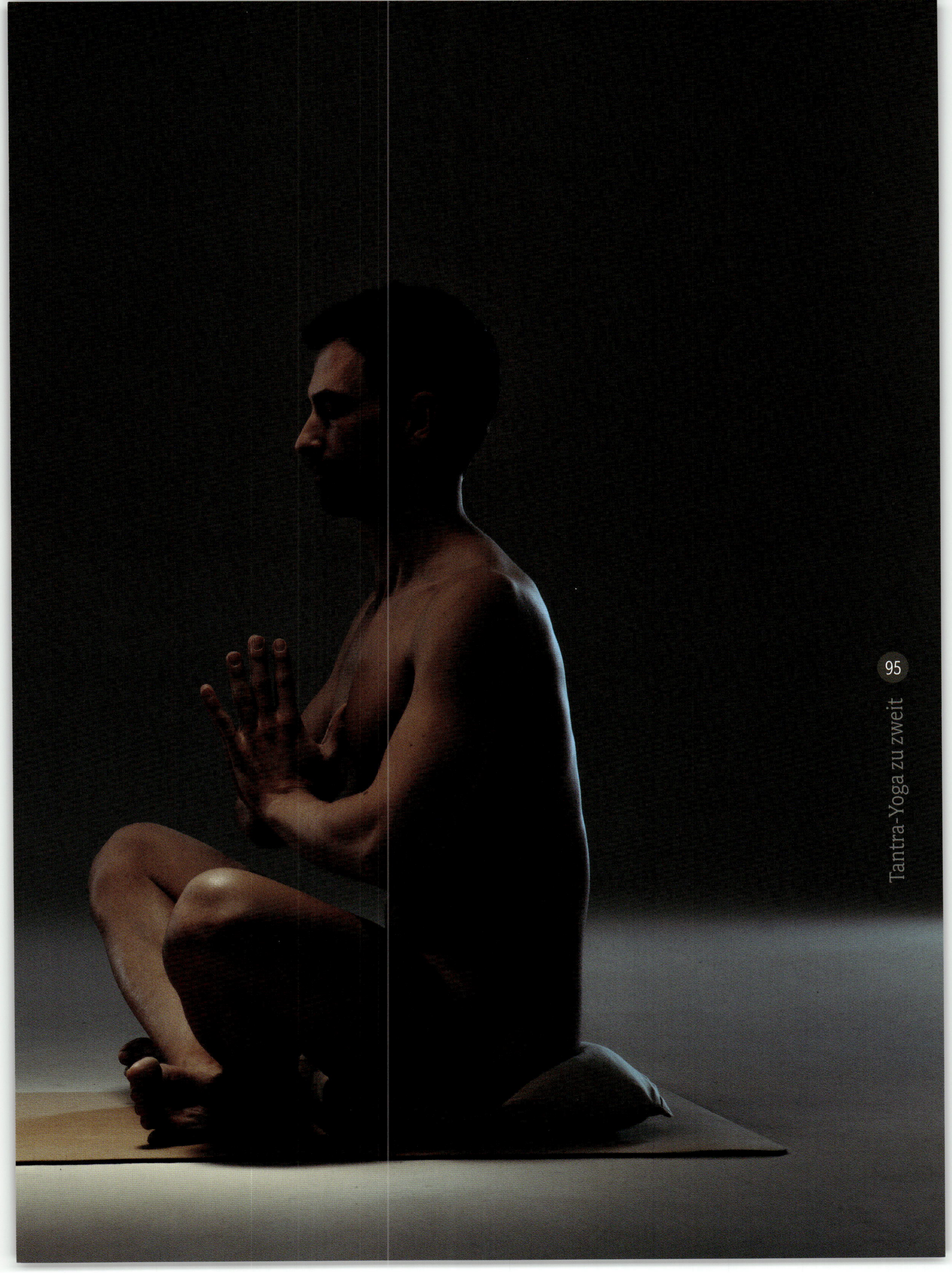

Doppelter Lotos

Beide Partner sitzen im Lotos oder halben Lotossitz oder aber auch im Schneidersitz Rücken an Rücken. Achten Sie insbesondere in Höhe des Kreuzbeins darauf, einen engen Kontakt zu Ihrem Partner zu haben.

Nun führen beide Partner die Arme nach hinten und legen ihre Hände jeweils an oder auf die Füße oder Oberschenkel des anderen.

Atmen Sie in dieser Haltung siebenmal entspannt und tief durch. Versuchen Sie, Ihren Atem mit dem Ihres Partners zu synchronisieren – lassen Sie sich auf den Atemrhythmus Ihres Partners ein. Konzentrieren Sie sich in der Stellung auf die Kraft in Ihrem Beckenraum – auf das Wurzelchakra.

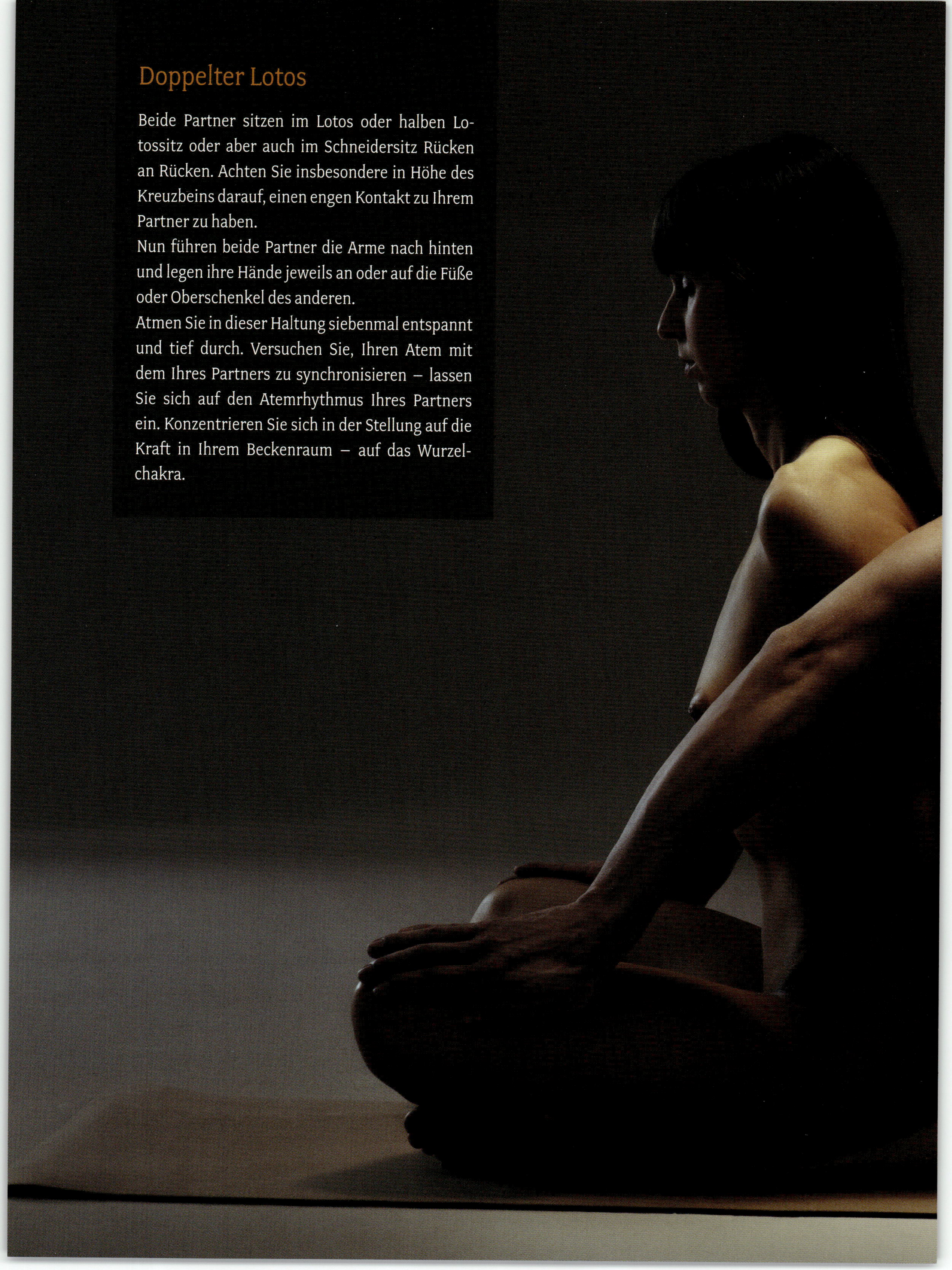

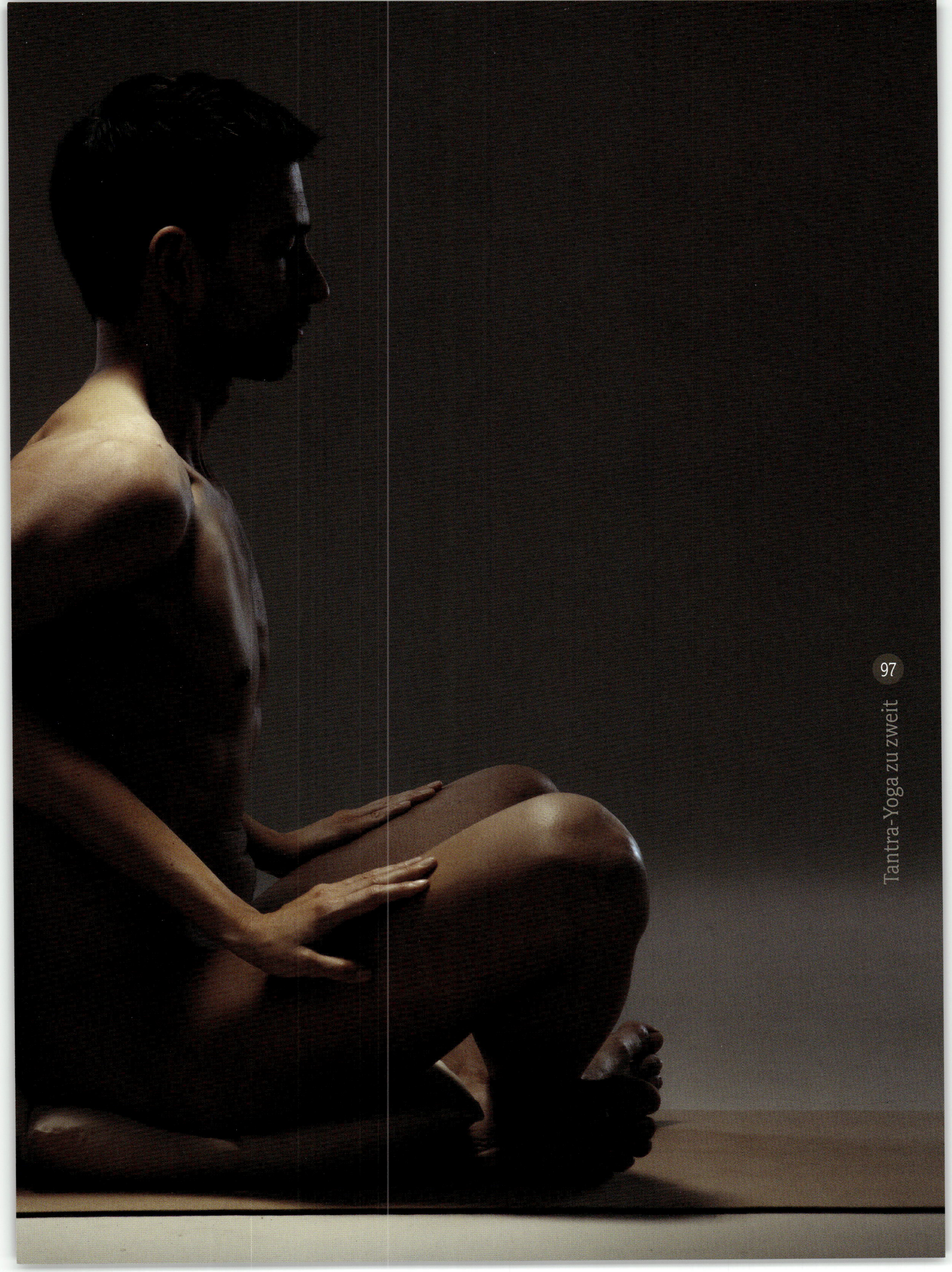

Die Kelchstellung

Beide Partner sitzen sich entspannt im Schneider- oder Lotossitz frontal gegenüber – die Knie der beiden sollten sich berühren.

Dann greifen sich die Partner gegenseitig um die Unterarme. Während jeder den anderen durch diesen Doppelgriff stabilisiert, lehnen sich beide gleichzeitig langsam nach hinten, öffnen die Brust und legen den Kopf leicht in den Nacken, ohne ihn dabei zu überstrecken.

In der Endstellung sind die Arme ausgestreckt. Lassen Sie nur das Körpergewicht wirken und spannen Sie die Arm- oder Schultermuskeln nicht an. Der Blick geht nach oben und der Rücken kommt leicht ins Hohlkreuz.

Balancieren Sie die Stellung aus. Jeder stützt das Gewicht des anderen. Lenken Sie Ihre Achtsamkeit zu Ihrem Herzchakra, und halten Sie die Stellung etwa eine halbe Minute lang.

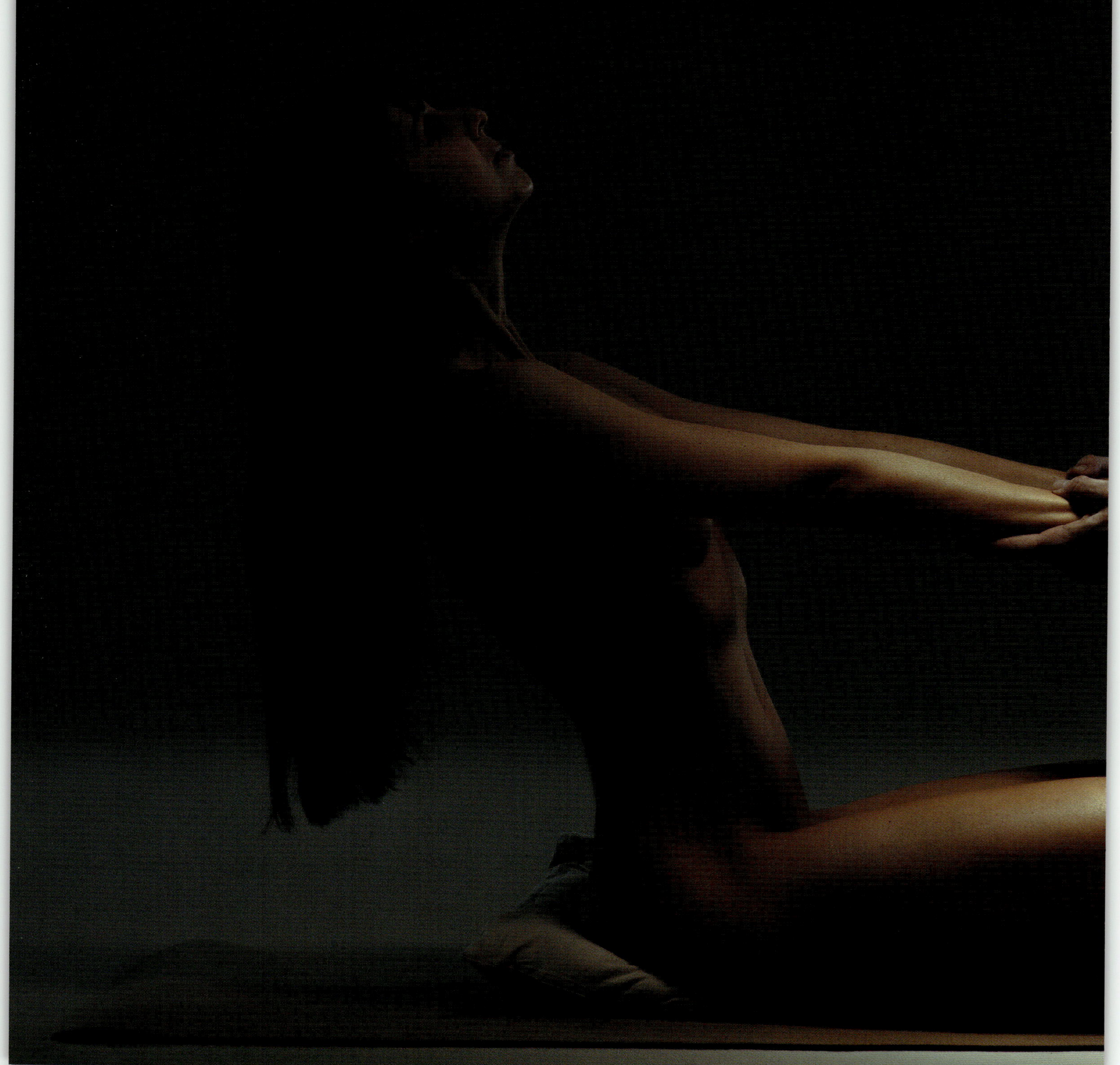

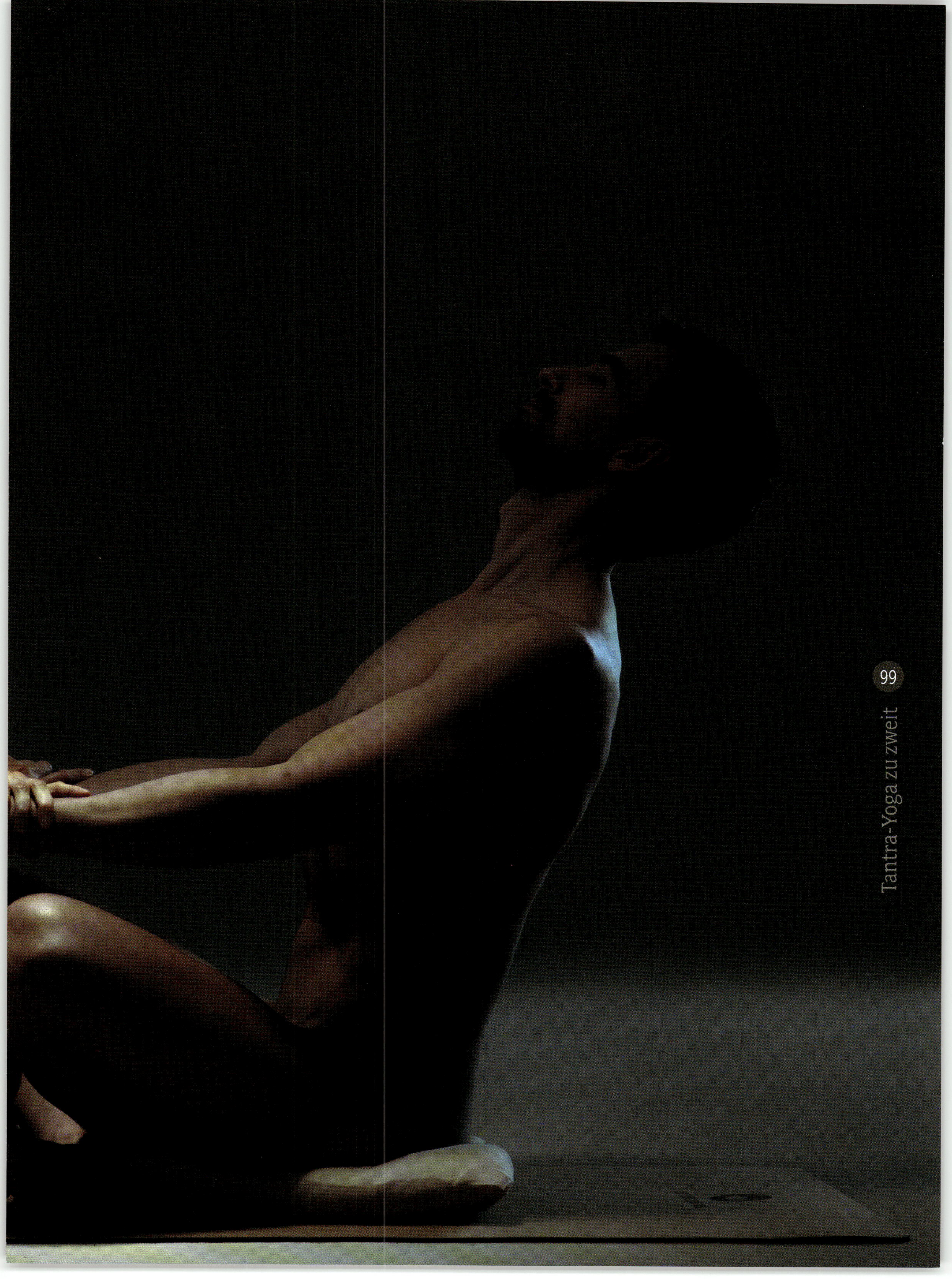

Die Magie der Berührung

Berührungen können magisch sein. Sie können unter die Haut gehen, unsere Stimmung in Sekundenschnelle verändern und uns Sicherheit und Geborgenheit schenken. Wie wichtig Berührungen für die Verbundenheit zwischen zwei Menschen sind, das wissen Massagetherapeuten aus aller Welt schon seit jeher; und auch die Wissenschaft konnte die heilenden Wirkungen von menschlichen Berührungen inzwischen bestätigen.
Natürlich wirken auch Tantra-Massagen heilend, sie fördern die Durchblutung, aktivieren das Immunsystem und schützen die Gesundheit – darüber hinaus geht es aber um viel mehr, nämlich um Energieaustausch und Heilung im umfassenden Sinne. Berührungen und Massagen dienen im Tantra-Yoga als Tor zur Sinnlichkeit, zu Bewusstheit und zu mehr Vertrauen. Bei der Tantra-Massage geht es einerseits darum, eingefahrene Rollen und alte Muster zu durchbrechen, andererseits darum, Lebensenergie auf seinen Partner zu übertragen und die sexuelle Lust zu wecken.

Tantra-Massage als Tor zur Sinnlichkeit

Die größten Feinde tantrischer Massagen sind Oberflächlichkeit und Routine. Mechanisch durchgeführte Massagegriffe verfehlen den Sinn der tantrischen Begegnung völlig. Hingegen ermöglicht Ihnen eine liebevolle, sanft durchgeführte Massage, den Körper Ihres Partners von Kopf bis Fuß genau kennenzulernen, seine sensiblen Bereiche zu entdecken und herauszufinden, wie er auf verschiedenste Berührungen reagiert.
Jede Tantra-Massage bietet Ihnen die Chance, Ihre eigene Sinnlichkeit zu wecken und die Begegnung mit Ihrem Partner auf körperlicher und geistiger Ebene zu vertiefen. Einige einfache Punkte helfen Ihnen dabei:

1. Nehmen Sie sich genügend Zeit

Auf die Schnelle lässt sich Tantra nicht »machen«. Für einige Dinge im Leben sollten wir uns viel Zeit nehmen – zum Beispiel dafür, zu essen, zu genießen, unseren Kindern oder Eltern wirklich zuzuhören oder unseren Partner und uns selbst zu spüren. Die einfache Regel im Tantra-Yoga lautet daher: Tun Sie lieber wenig und nehmen Sie sich dafür viel Zeit, statt in kurzer Zeit möglichst viele Techniken zu absolvieren.

2. Lassen Sie Berührung geschehen und erzwingen Sie nichts

Weniger ist oft mehr. Das gilt vor allem für meditative Wege wie Yoga oder Tantra. Versuchen Sie nicht, in der Tantra-Massage etwas zu erzwingen. Die folgenden Anleitungen bieten eine Orientierung, aber letztlich sollten Sie sich immer auf Ihre Intuition verlassen. Sinnlichkeit kann sich nur entfalten, wenn Sie lernen, loszulassen und sich ganz auf den anderen einzulassen.
Achten Sie auf Ihre Gefühle und auf alles, was Sie im Hier und Jetzt spüren können. Leider klingt das leichter, als es ist: Meist versuchen wir, alles perfekt zu machen und die Dinge zu kontrollieren, statt ihnen einfach ihren Lauf zu lassen. Doch im Tantra-Yoga können wir üben, uns zu entspannen und unsere Erwartungen loszulassen, denn Tantra-Yoga ist nichts anderes als eine besondere Form der Meditation.
Vertrauen Sie bei der Massage Ihrem Bauchgefühl. Vertrauen Sie nicht Ihrem Kopf, sondern Ihren Händen. Mit der Zeit werden diese ganz von selbst die richtigen Stellen entdecken, die richtige Geschwindigkeit und den richtigen Druck finden.

3. Atmen Sie und lassen Sie die Energie strömen

Achten Sie während der Massage auf Ihren Atem. Durch tiefes Atmen können Sie die Massage intensivieren, durch langsame Atemzüge können Sie Ihre Bewegungen verlangsamen und besonders viel Energie auf Ihren Partner übertragen. Ihr Atem hilft Ihnen, sich zu sammeln und entspannt zu bleiben.
Wie schon erwähnt, geht es im Tantra-Yoga auch darum, mit feinstofflichen Energien zu arbeiten. Durch einfühlsame Massagen können Sie dazu beitragen, blockierte Energien zu befreien und innere Anspannungen zu lösen. Das gelingt selbst mit kurzen Massageeinheiten,

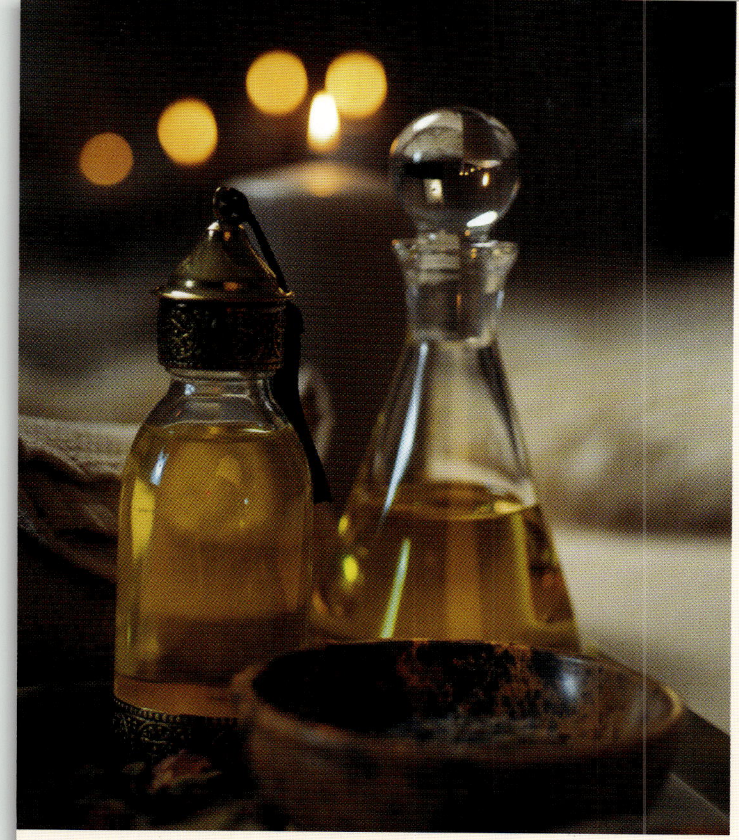

wenn Sie sich während der Massage darüber bewusst sind, dass jede einfühlsame körperliche Berührung immer auch eine spirituelle Berührung ist. Während der Tantra-Massage strömt Ihre Energie von Ihren Händen zur Haut Ihres Partners und von seiner Haut zu seinem Herzen.

Das richtige Massageöl

Ebenso wie im Ayurveda, spielt das richtige Massageöl auch bei der Tantra-Massage eine große Rolle. Je natürlicher und hochwertiger das Öl Ihrer Wahl ist, desto besser. Das ideale Massageöl soll nicht nur die gleitenden Bewegungen beim Massieren erleichtern, sondern auch die Haut schützen und pflegen. Reine, kalt gepresste Pflanzenöle aus dem Naturkosthandel sind als Basisöl besonders empfehlenswert.

Gute Basisöle sind Mandel- und Sesamöl, die viele Mineralien, hautschützende Vitamine und entzündungshemmende Stoffe enthalten. Das leicht süßlich duftende Mandelöl wird von empfindlicher Haut gut vertragen und ist auch für die Massage des Intimbereichs gut geeignet – das Öl sollte hierbei jedoch nur pur und ohne Beimischung ätherischer Öle verwendet werden!

Sesamöl gilt in Indien als der Klassiker der Massage. Es enthält hochwertige Linolsäure und ist besonders hautfreundlich. Schon in alten indischen Schriften wird das Sesamöl als wärmendes und energiespendendes Öl beschrieben. Natürlich können Sie aber auch andere Basisöle wie etwa Jojoba- oder Kokosöl verwenden. Vertrauen Sie hierbei Ihrer Intuition, denn nicht jedes Öl eignet sich gleichermaßen für jeden Hauttyp.

Sie können die Tantra-Massage entweder mit den oben genannten Basisölen durchführen oder das jeweilige Basisöl zusätzlich aromatisieren. Sinnliche, duftende Massageöle werden im Tantra schon seit jeher verwendet. Heute lassen sich erotisierende Massageöle recht leicht mischen, indem wir dem Basis- beziehungsweise Trägeröl eine kleine Menge an ätherischen Ölen hinzufügen.

Hier ist allerdings Vorsicht geboten, da manche Menschen allergisch auf bestimmte Aromaöle reagieren. Machen Sie einen kleinen Allergietest, bevor Sie ein Öl für die Massage auswählen: Geben Sie dazu auf einen TL Basisöl ein bis zwei Tropfen des ätherischen Öls, das Sie verwenden wollen. Massieren Sie das Öl dann in Ihre oder die Ellenbeuge Ihres Partners ein. Wenn die Haut sich nicht innerhalb einer halben Stunde rötet, können Sie die Mischung problemlos verwenden. Im Zweifelsfall verzichten Sie auf die Zugabe ätherischer Öle und verwenden nur das pure Basisöl.

Im Folgenden möchte ich Ihnen noch zwei aromatische Mischungen für die Körpermassage empfehlen. Die erste eignet sich besonders gut, um Frauen, die zweite um Männer zu massieren. Die verwendeten ätherischen Öle stärken und harmonisieren die sexuellen Energien der Frau beziehungsweise des Mannes.

Shakti-Ölmischung für Frauen
100 ml Mandelöl
8 Tropfen Rose
4 Tropfen Jasmin

Shiva-Ölmischung für Männer
100 ml Avocadoöl
8 Tropfen Sandelholz
4 Tropfen Rosmarin

Achtung: Bei der Intimmassage, also der Yoni- oder Lingammassage, sollten Sie Ihre Partnerin oder Ihren Partner ausschließlich mit Basisölen wie Mandel-, Sesam- oder Jojobaöl massieren und unbedingt auf das Beimischen ätherischer Öle verzichten!

Ablauf der Tantra-Massage

Bevor Sie mit der Tantra-Massage beginnen, sollten Sie einen schönen Rahmen schaffen, der Geborgenheit vermittelt und Ihre Sinne weckt. Im Tantra gehören die Vorbereitung und Einstimmung immer schon zum Ritual der Liebe. Sie können Ihren Massageplatz auf einfache Weise in einen Liebestempel verwandeln.
Sorgen Sie für eine gute, bequeme Massageunterlage, die auch dem Partner, der massiert, genug Platz bietet, sich ausreichend bewegen zu können.
Achten Sie darauf, dass es im Zimmer warm genug ist. Wer friert, kann sich nicht entspannen. Die ideale Temperatur für eine Massage liegt bei mindestens 22 Grad, doch es sollte eher noch zwei bis drei Grad wärmer sein, da man bei der Tantra-Massage ja nackt ist.
Entspannung ist außerordentlich wichtig. Falls Sie Musik mögen, dann achten Sie darauf, dass die Musik Ruhe vermittelt und nicht zu laut ist. Achten Sie aber vor allem auch darauf, dass Sie den inneren Lärm in Ihrem Kopf zum Schweigen bringen. Lenken Sie Ihre Aufmerksamkeit ganz auf Ihren Partner, auf die Berührungen mit seiner Haut, auf seinen und Ihren Atem. Je weniger Sie während der Massage sprechen, desto besser. Viele Paare lieben es, während der Massage wie auch während der sexuellen Vereinigung zu schweigen, was auch aus energetischer Sicht zu empfehlen ist.
Alles, was Ihre Sinne anregt, hilft Ihnen, eine tantrische Atmosphäre zu schaffen. Stellen Sie schöne Blumen auf, schmücken Sie den Raum mit farbigen Kissen, Decken und Seidentüchern. Vor allem Rot-, Orange- und Gelbtöne eignen sich, da sie eine aktivierende Wirkung auf die unteren Chakras haben. Auch gedämpftes Licht, Duftkerzen oder Räucherstäbchen unterstützen die sinnliche Atmosphäre.

Ein fester Ablauf der Massagegriffe ist nicht unbedingt nötig, kann aber sinnvoll sein, um die Tantra-Massage zu einem Ritual zu machen. Im Folgenden finden Sie eine Schritt-für-Schritt-Massageanleitung, die allerdings nur als Anregung dient. Sie können diese Anleitung als Grundlage nutzen und dann immer freier damit umgehen. Finden Sie heraus, was für Sie und Ihren Partner das Richtige ist und vertrauen Sie dabei Ihrer Kreativität und Intuition.

Im Hier und Jetzt ankommen

Nehmen Sie sich etwas Zeit, um gemeinsam mit Ihrem Partner im gegenwärtigen Augenblick anzukommen. Knien oder setzen Sie sich dazu hinter den Kopf Ihres Partners, der auf dem Rücken liegt. Legen Sie Ihre Hände nebeneinander auf den Scheitel Ihres Partners und lassen Sie sie entspannt liegen. In dieser Phase wird noch kein Massageöl aufgetragen. Versuchen Sie, die Stimmung und das Energiefeld Ihres Partners zu erspüren. Lenken Sie Ihre Achtsamkeit dabei auf Ihren eigenen Atem und die Berührung Ihrer Hände mit dem Scheitel Ihres Partners.

Bauen Sie Vertrauen auf

Wechseln Sie nun die Position. Ihr Partner sollte sich jetzt auf den Bauch legen und Sie knien zu seinen Füßen. Reiben Sie Ihre Handflächen warm und legen Sie sie auf die Fußsohlen Ihres Partners. Während Ihre Hände die Füße sanft umfassen, bringen Sie Ihren Atem immer mehr zur Ruhe. Konzentrieren Sie sich darauf, Ihrem Partner über Ihre Hände Geborgenheit und Wärme zu schenken. Geben Sie sich und Ihrem Partner Zeit, sich zu erden und die Sorgen und Probleme des Alltags loszulassen.

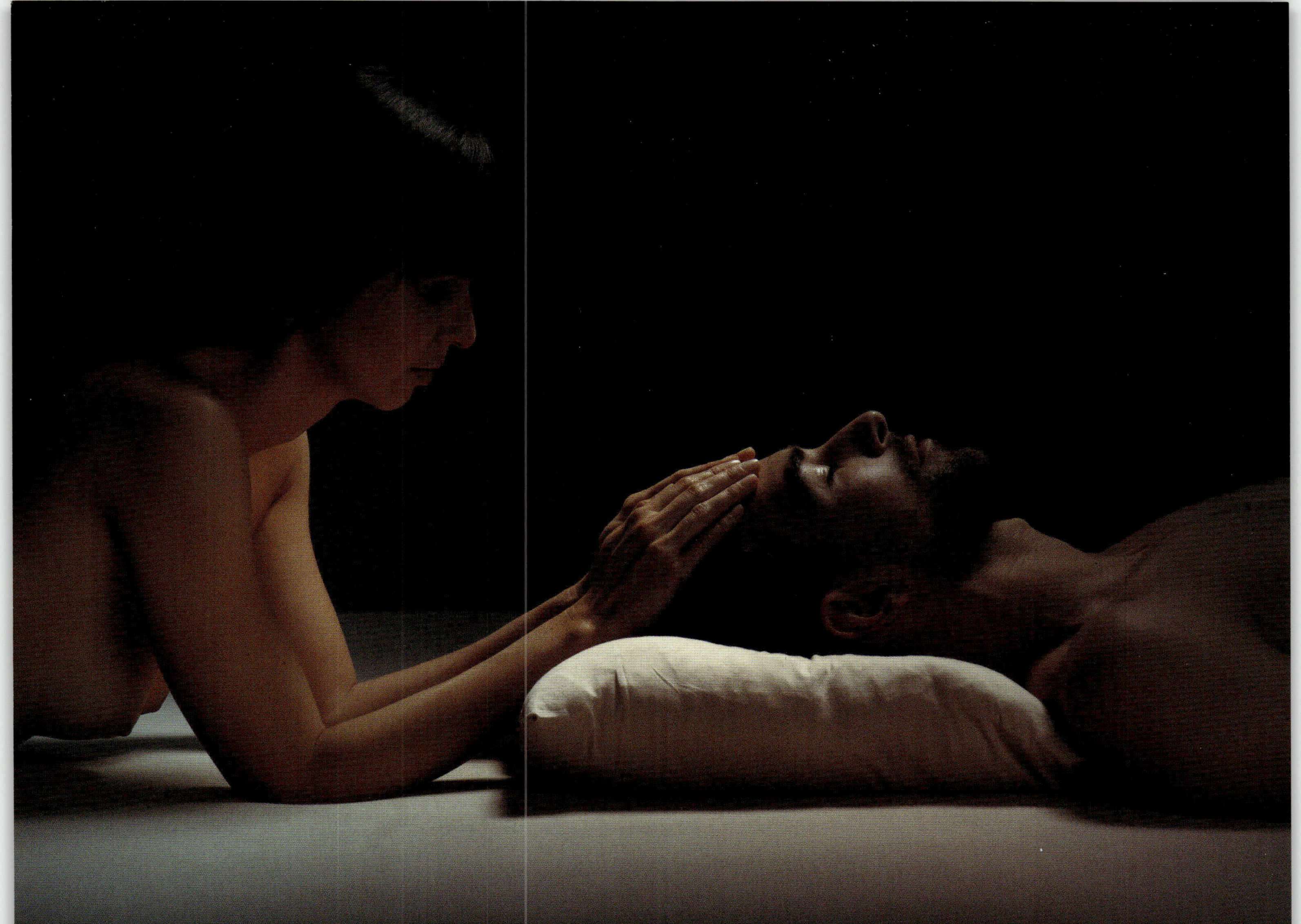

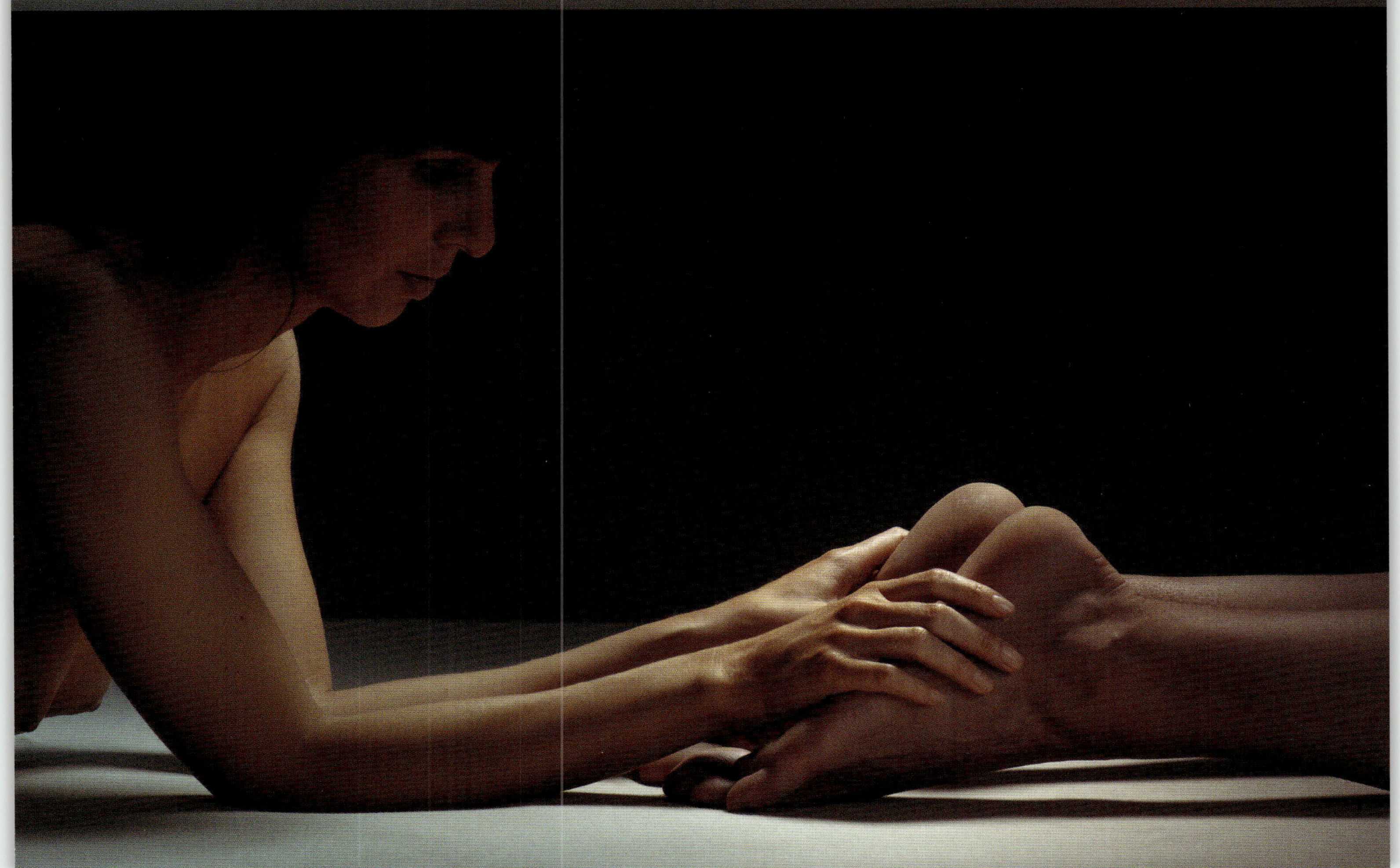

Synchronisieren Sie Ihre Atmung

Ihr Partner bleibt auf dem Bauch liegen. Während Sie auf seiner linken Seite sitzen oder knien, legen Sie Ihre rechte Hand in Höhe des Sakralchakras, also etwas oberhalb des Pos, auf seinen unteren Rücken. Die linke Hand legen Sie in Höhe des Herzchakras, also im Bereich der Brustwirbelsäule, auf die Mitte des Rückens.

Entspannen Sie Ihre Hände und lenken Sie die Achtsamkeit auf die Atembewegung Ihres Partners. Spüren Sie die sanfte Auf- und Abbewegung beim Ein- beziehungsweise Ausatmen. Versuchen Sie nun, sich auf den Atemrhythmus Ihres Partners einzustellen: Während er einatmet, atmen auch Sie ein; mit seinem Ausatmen atmen auch Sie aus. Indem Sie für einige Atemzüge synchron atmen, tragen Sie dazu bei, sich aufeinander einzuschwingen und die innere Verbindung zu intensivieren.

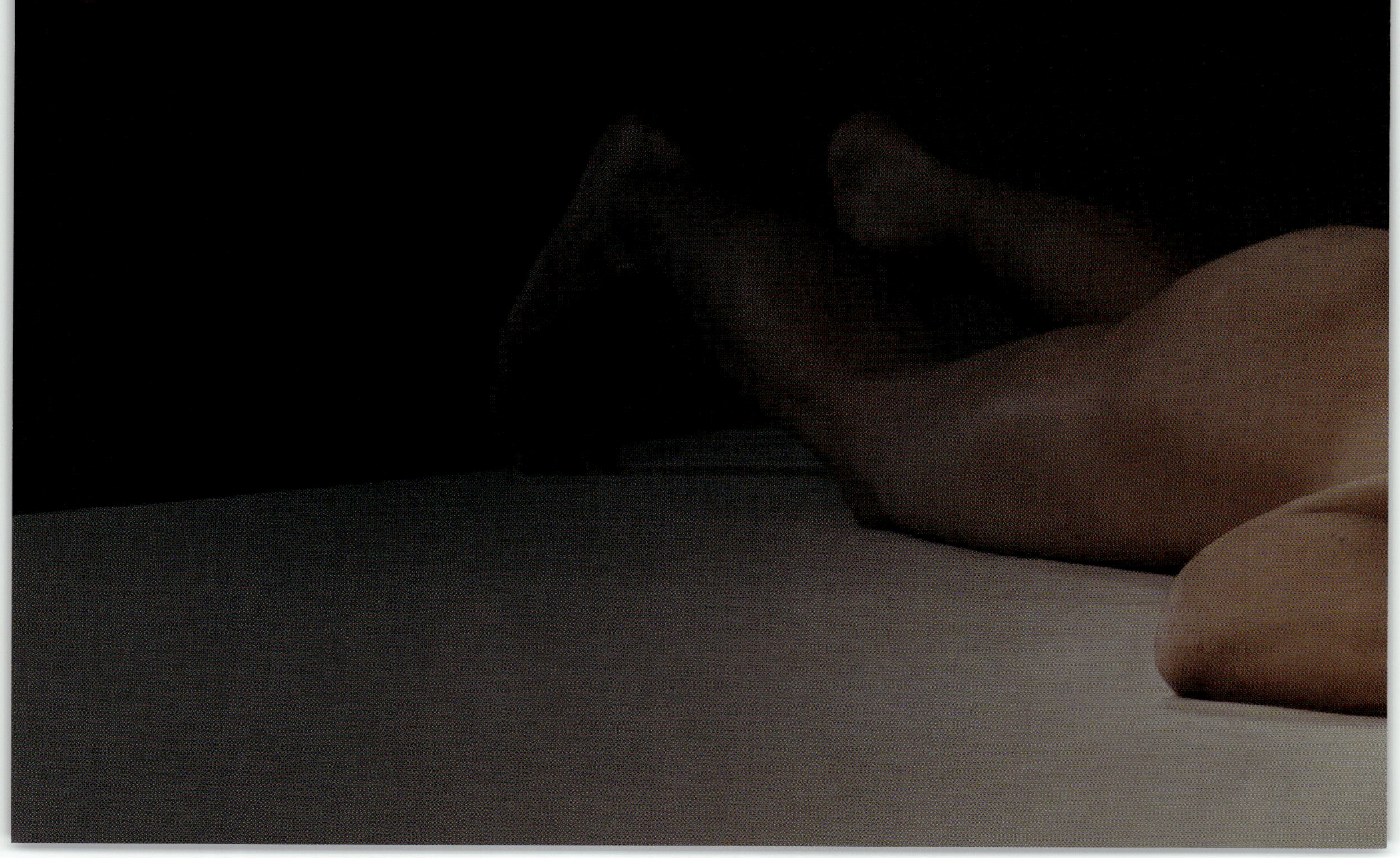

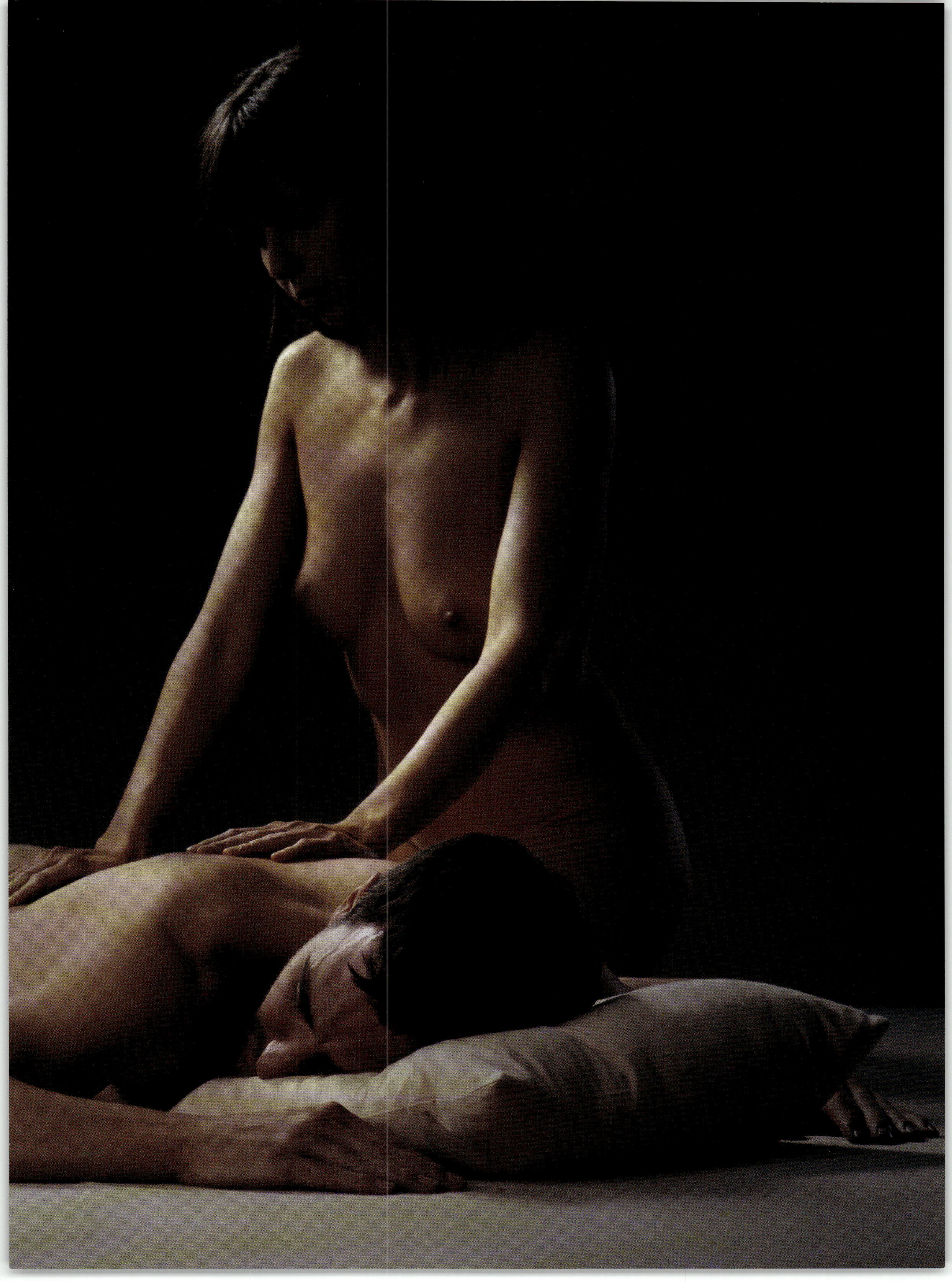

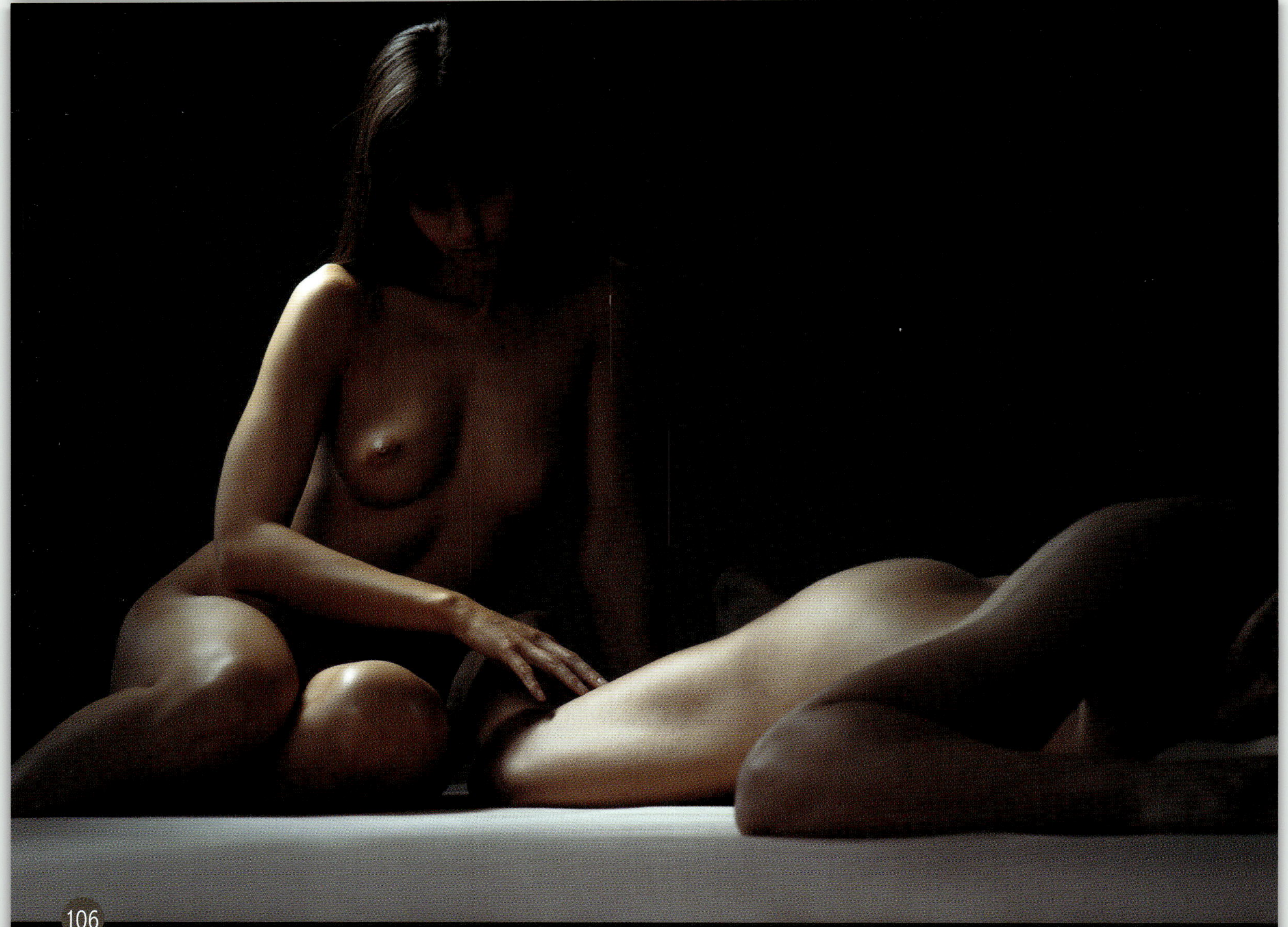

Sanfte Beinmassage

Setzen oder knien Sie sich nun neben die Beine Ihres Partners und legen Sie beide Hände auf seinen Po – die linke auf die linke, die rechte auf die rechte Pobacke. Nehmen Sie das Gewicht aus Ihren Händen, sodass sie federleicht auf der Haut Ihres Partners liegen. Dann führen Sie mit den Fingerkuppen lange Striche über die Beine aus. Bewegen Sie Ihre Hände dabei vom Po ausgehend abwärts über die Oberschenkel, die Kniekehlen und Unterschenkel und schließlich über die Fersen und bis zu den Fußsohlen. Unten angekommen heben Sie beide Hände und legen sie wieder nach oben auf den Po. Führen Sie diese Streichelbewegung mehrmals durch – wenn Sie wollen, können Sie die Beine auch einzeln streichelnd massieren.

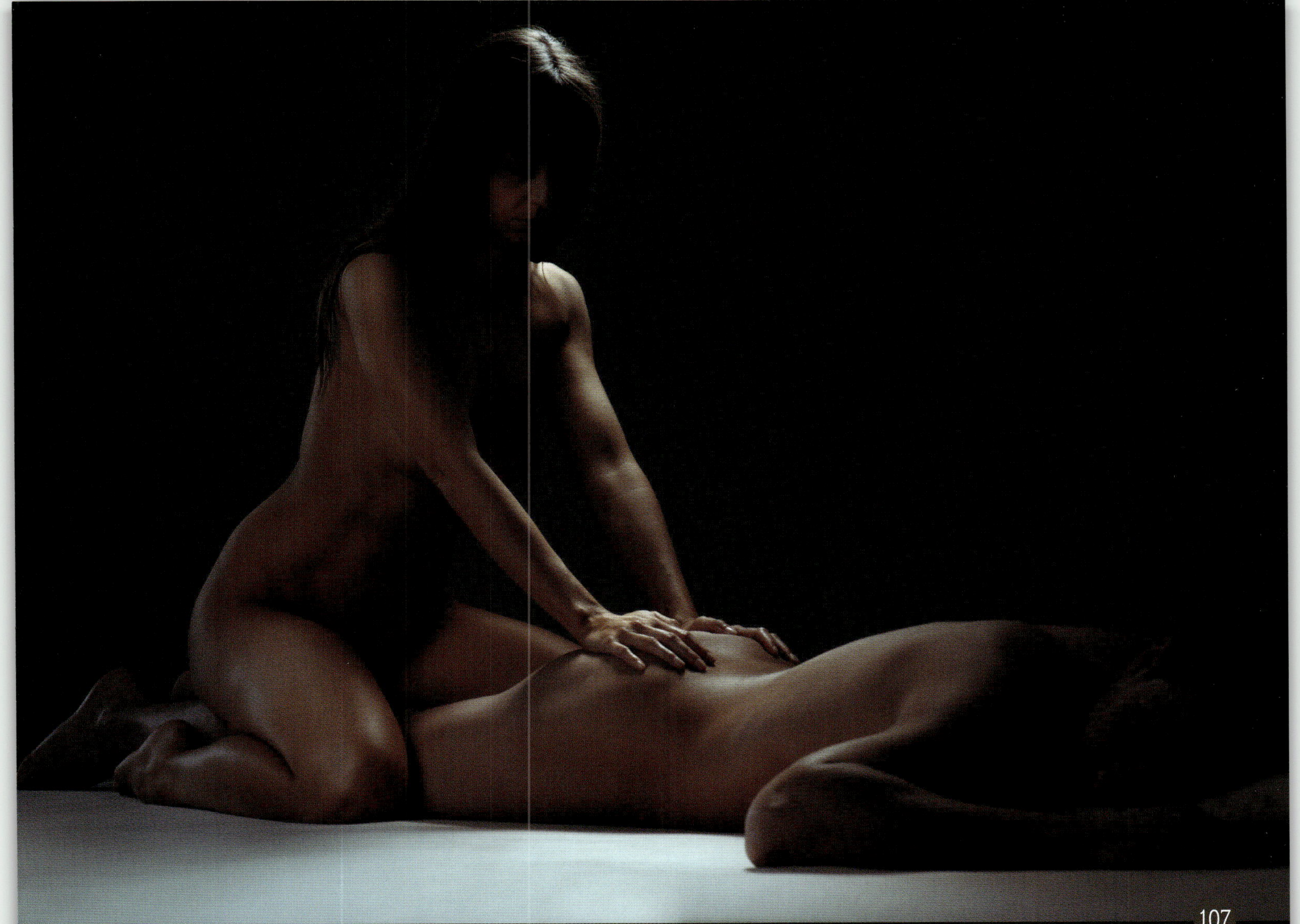

Den Po massieren

Verspannungen im Bereich des Pos und der Hüftmuskulatur sind weitverbreitet. Spannungen zu lösen ist hier besonders wichtig, da die sexuelle Energie sonst nicht frei strömen kann. Knien Sie sich über die geschlossenen Beine Ihres Partners und gießen Sie etwas Öl in Ihre Hände. Massieren Sie beide Pobacken dann kräftig durch, indem Sie mehrmals auf- und abstreichen und Ihre Hände vom unteren Rücken über den Po bis zu den Oberschenkeln und wieder zurück gleiten lassen. Anschließend können Sie die Pobacken auch einzeln massieren. Um die linke Pobacke auszustreichen, setzen Sie sich auf die linke Seite Ihres Partners. Führen Sie langsame Striche von der Mitte der Pofalte nach außen durch. Dabei können Sie die Hände rhythmisch abwechseln. Versuchen Sie dabei den Druck und die Geschwindigkeit Ihrer Hände immer ein wenig zu variieren.

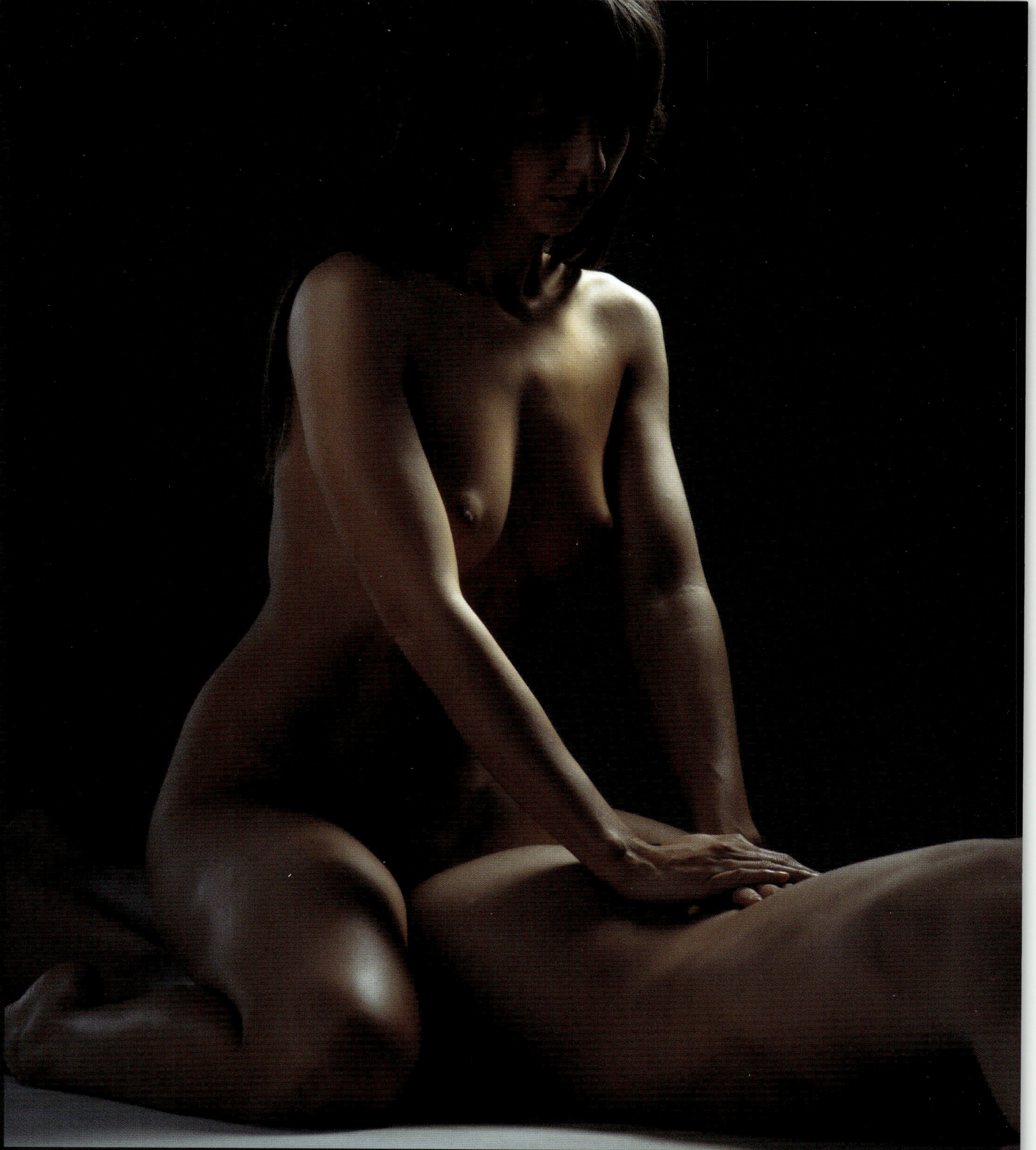

Aktivierung des Sexualchakras

Über das Gesäß können Sie die Energie im Sakralchakra Ihres Partners anregen. Legen Sie dazu Ihre linke Hand etwas oberhalb des Steißbeins auf den unteren Rücken. Bis auf den Daumen sind alle Finger geschlossen und weisen nach oben in Richtung Kopf. Legen Sie die rechte Hand waagrecht über den linken Handrücken. Schließen Sie die Augen, und versuchen Sie innerlich Kontakt zum Sakralchakra Ihres Partners aufzunehmen, das das energetische Zentrum der Sinnlichkeit und sexuellen Lust ist. Imaginieren Sie, wie Sie beim Ausatmen Lebensenergie von Ihren Handflächen in dieses Chakra fließen lassen. Dabei können Sie sich die Energie in Form warmer, orangefarbiger Lichtstrahlen vorstellen. Führen Sie diese Visualisierung für die Dauer von sieben tiefen Atemzügen durch, bevor Sie die Hände wieder langsam lösen.

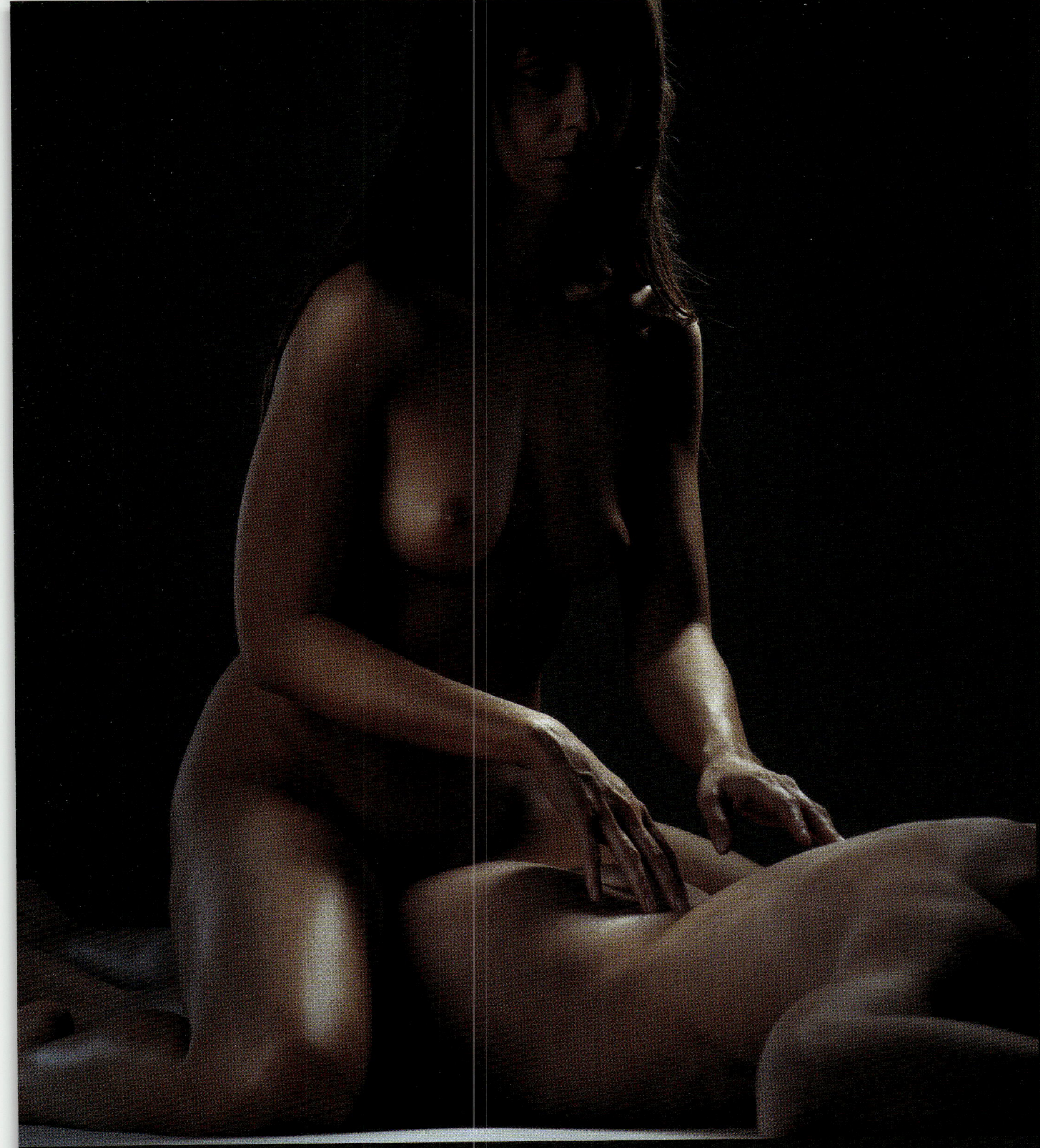

Sanfte Rückenmassage

Während Sie weiterhin über den geschlossenen Beinen oder dem Po Ihres Partners knien, führen Sie jetzt sanfte Streichelbewegungen über den ganzen Rücken aus. Lassen Sie Ihre Hände fast ohne Gewicht wie mit Katzenpfoten vom Haaransatz abwärts über Hals und Rücken bis zum Po gleiten. Dabei können Sie rechte und linke Hand abwechseln.

Anschließend können Sie den Rücken Ihres Partners mit den Handflächen massieren. Führen Sie dabei lange, streichende Bewegungen von oben nach unten aus und lassen Sie Ihre Hände über verspannten Bereichen kreisen. Variieren Sie Druck und Geschwindigkeit.

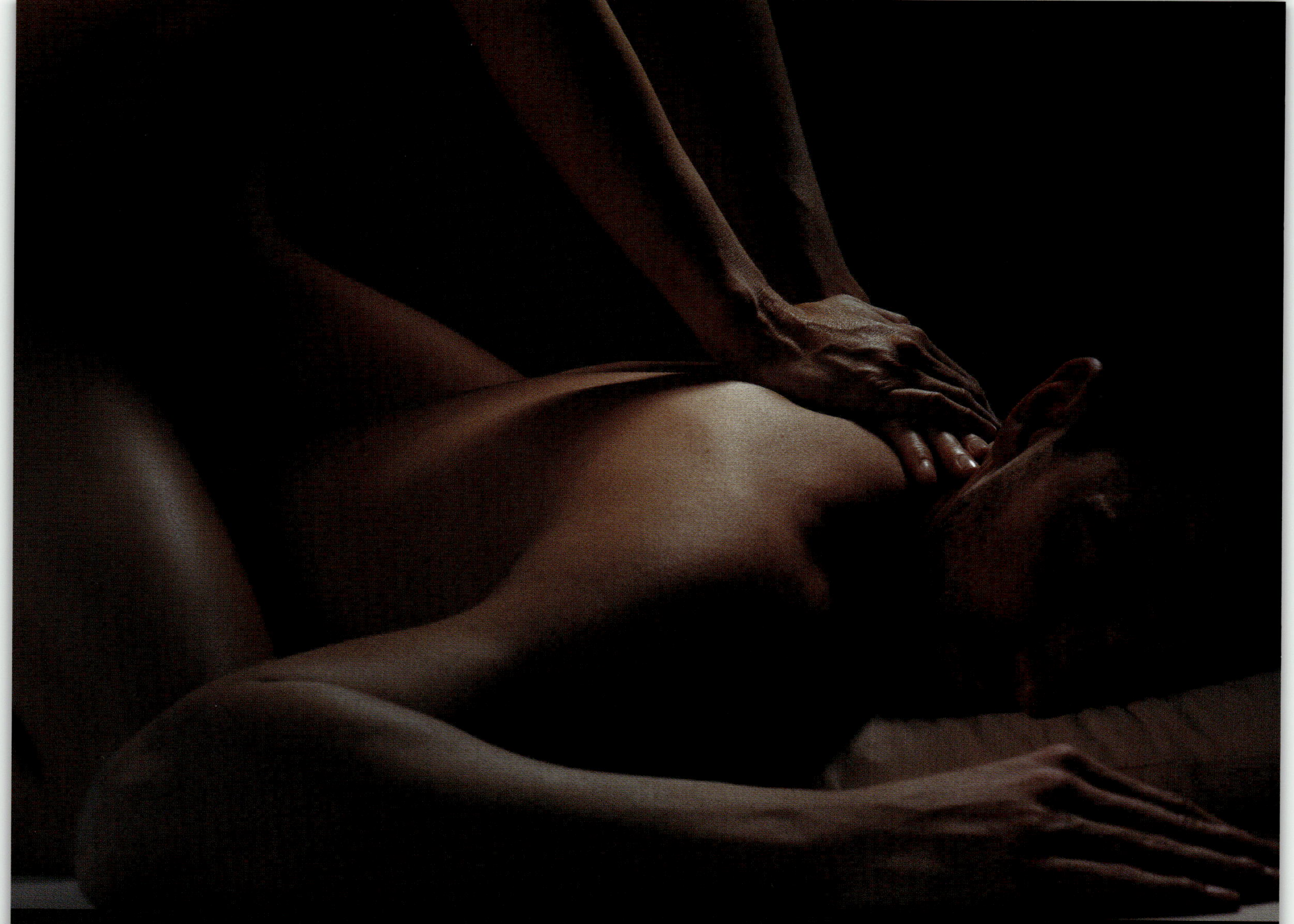

Harmonisierung des Halschakras

Bewegen Sie sich etwas weiter nach oben, bis Sie über dem unteren Rücken Ihres Partners knien, und legen Sie beide Hände diagonal auf seine Halswirbelsäule. Ihre linke Hand liegt auf seinem Nacken, die rechte liegt auf dem linken Handrücken.

Das Halschakra (Vishuddha-Chakra) ist das Zentrum der Kommunikation. Wenn die Energie in diesem Chakra ungehindert strömen kann, erleichtert dies Ihrem Partner, seine Gefühle und Bedürfnisse in der Beziehung klarer zum Ausdruck zu bringen.

Schließen Sie die Augen, beruhigen Sie Ihren Atem und nehmen Sie innerlich Kontakt zum Halschakra Ihres Partners auf. Visualisieren Sie dann, wie Sie mit jedem Ausatmen aus Ihren Handflächen heilende Energie in dieses Zentrum fließen lassen. Sie können die Lebensenergie in Form hellblauer Strahlen visualisieren, die von Ihren Händen aus zum Halschakra Ihres Partners strömen. Führen Sie diese Energieübertragung für die Dauer von sieben tiefen Atemzügen durch, und lösen Sie die Hände dann behutsam vom Nacken Ihres Partners.

Das Kronenchakra aktivieren

Bitten Sie Ihren Partner, sich jetzt auf den Rücken zu legen. Richten Sie Ihre Aufmerksamkeit dann auf das Kronenchakra, das im Bereich des Scheitels liegt. Dazu setzen oder knien Sie sich im Fersensitz hinter Ihren Partner, wobei Ihr Partner seinen Kopf auf einem Kissen oder auf Ihre Beine ablegen sollte.

Legen Sie Ihre linke Hand mit geschlossenen Fingern diagonal auf den Scheitel Ihres Partners. Die rechte Hand legen Sie auf den linken Handrücken. Schließen Sie die Augen und nehmen Sie innerlich Kontakt zu seinem Kronenchakra (Sahasrara Chakra) auf. Dieses Chakra ist das Zentrum der Spiritualität, das uns mit den Kräften des Universums verbindet. Lassen Sie Ihre Hände ganz ruhig auf dem Scheitel liegen und bringen Sie Ihren Atem zur Ruhe.

Visualisieren Sie dann, wie Sie beim Ausatmen Energie in dieses Zentrum fließen lassen. Sie können sich die Lebensenergie in Form von hellen, violetten Strahlen vorstellen, die aus Ihren Handflächen zum Schädeldach Ihres Partners strömen. Führen Sie diese Visualisierung für die Dauer von sieben tiefen Atemzügen durch, bevor Sie die Hände wieder langsam lösen.

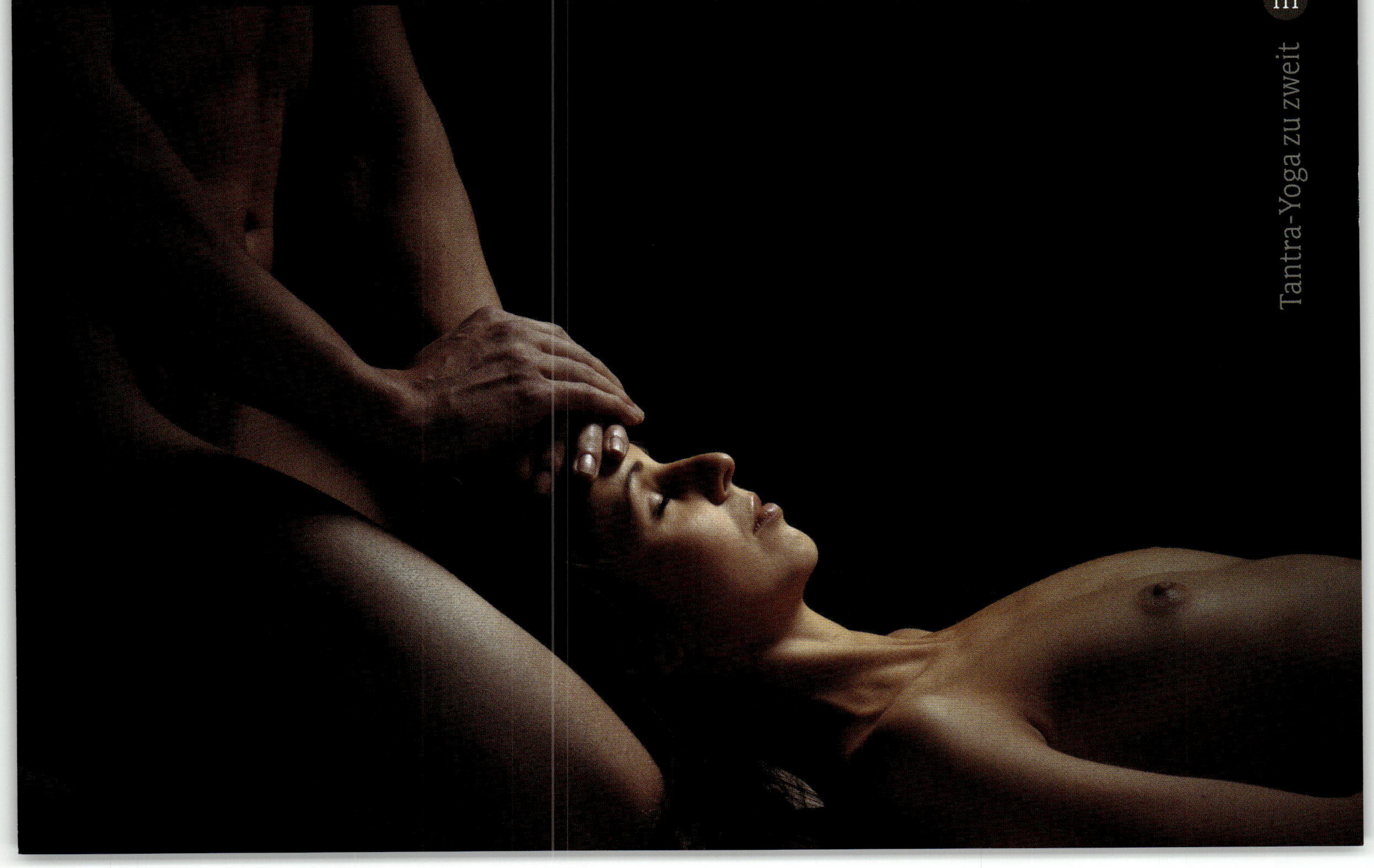

Die Schläfen entspannen

Über die Schläfen können Sie das ganze Gesicht entspannen. Viele Spannungen und auch belastende Stimmungen zeigen sich im Gesicht – vor allem auf der Stirn und um die Augen. Durch das Massieren der Schläfen können Sie aber nicht nur den Gefühlszustand Ihres Partners verbessern: Hier liegen darüber hinaus auch wichtige Energiepunkte, über die Sie Einfluss auf den Energiefluss im ganzen Körper nehmen können.
Verteilen Sie einige wenige Tropfen reines Sesam-, Mandel- oder Jojobaöl in den Händen. Legen Sie Ihre Handflächen dann behutsam auf die Schläfen Ihres Partners und streichen Sie mit den Daumen einige Male langsam über seine Stirn.
Anschließend legen Sie die Fingerkuppen von Zeige-, Mittel- und Ringfinger zusammen. Massieren Sie gleichzeitig beide Schläfen Ihres Partners mit sanften, kreisenden Bewegungen. Variieren Sie Druck und Tempo, und führen Sie die Kreise zunächst klein und dann immer größer aus.

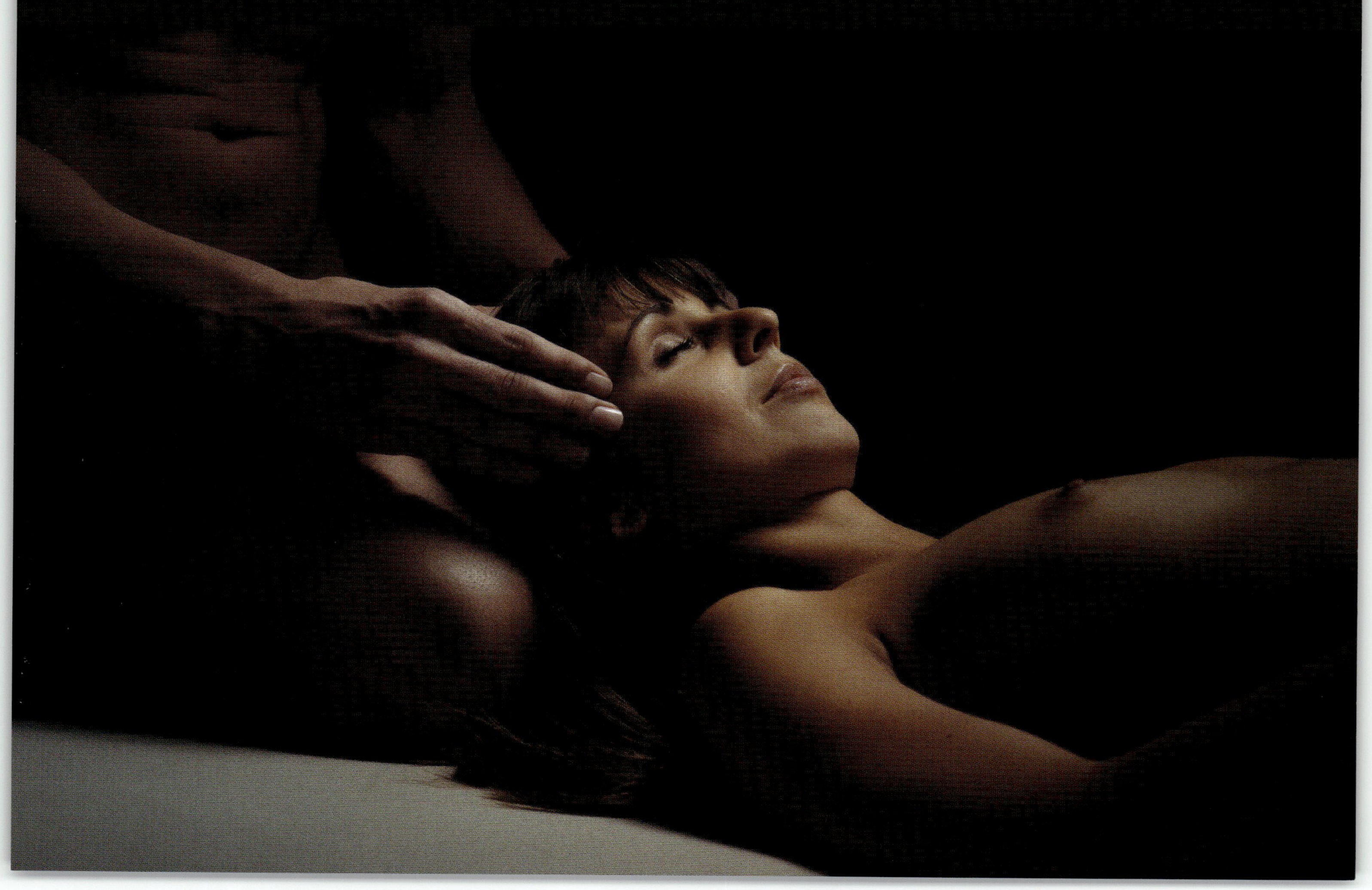

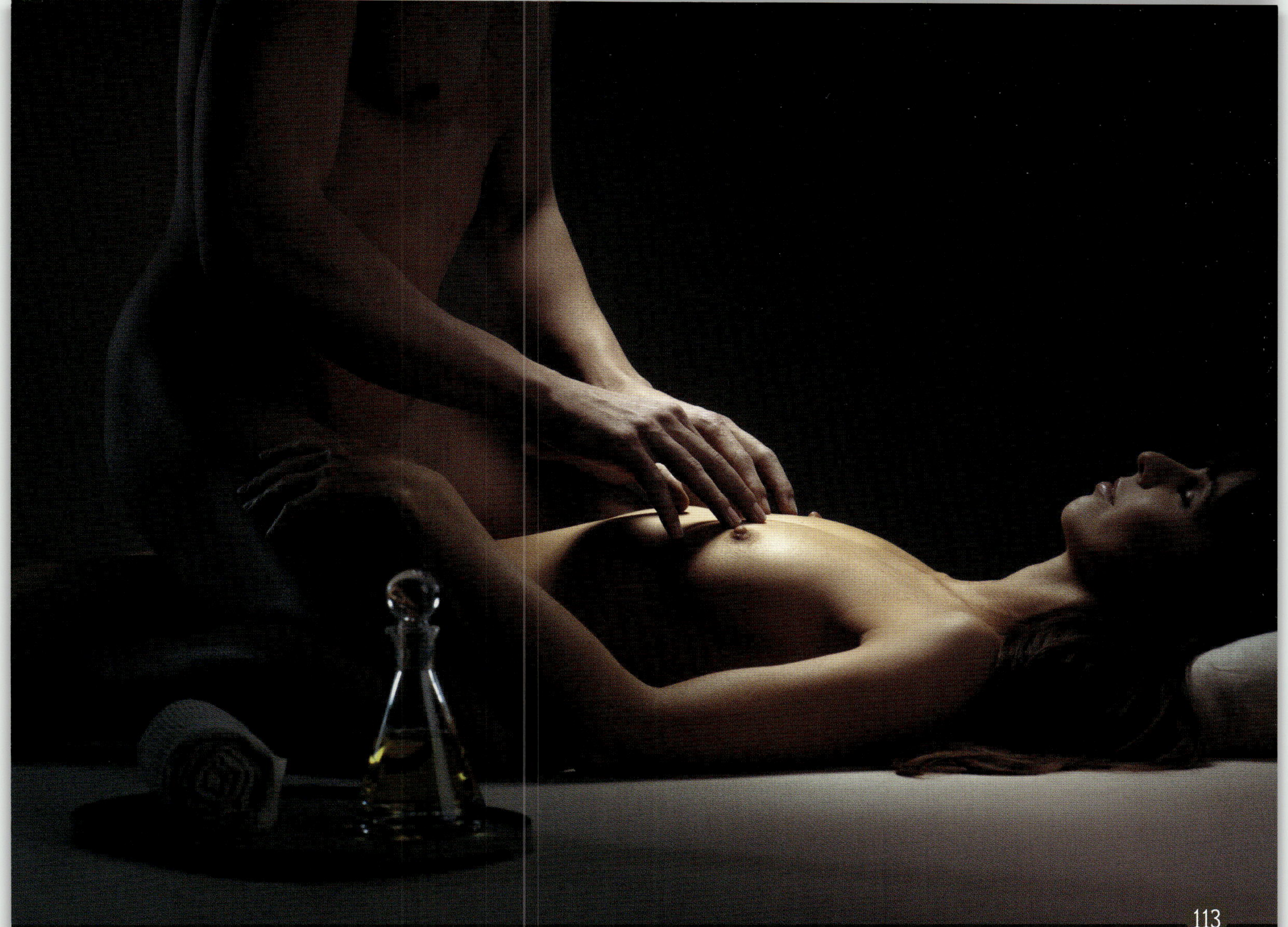

Die Brust massieren

Bei der Massage der weiblichen Brust müssen Sie natürlich besonders behutsam vorgehen. Zarte Massagen können allerdings auch für Männer sehr erregend sein.
Knien Sie über der Taille Ihres Partners. Führen Sie dann sanfte Streichbewegungen von oben nach unten durch, und zwar nur mit den Fingerkuppen und sehr zärtlich. Führen Sie Ihre Fingerkuppen vom oberen, seitlichen Halsbereich langsam nach unten – erst über die Brust und dann bis zum Oberbauch. Wiederholen Sie diese sanfte Bewegung mehrmals und streicheln Sie die Brust dann auch von der Mitte des Brustkorbs nach außen, über die Schultern und Brustwarzen und von dort bis zum Rippenbogen.

Die Brustwarzen stimulieren

Nach einigen vertikalen und horizontalen Streich(el)bewegungen können Sie die Brustwarzen Ihres Partners stimulieren, die zu den wichtigsten erogenen Zonen gehören. Benutzen Sie dazu die Fingerkuppen von Zeige- und Mittelfinger und verwenden Sie genug Öl.

Lassen Sie die Finger langsam um den Brustwarzenvorhof kreisen. Bewegen Sie Ihre Finger vom äußeren Rand der Brustwarzen dann immer weiter nach innen. Um die Brustwarzen direkt zu stimulieren, lassen Sie Ihre Fingerkuppen mehrmals darüber gleiten. Anschließend umgreifen Sie die Brustwarze Ihres Partners mit Daumen und Zeigefinger und rollen Sie sie erst sehr vorsichtig dann allmählich intensiver zwischen den Fingern.

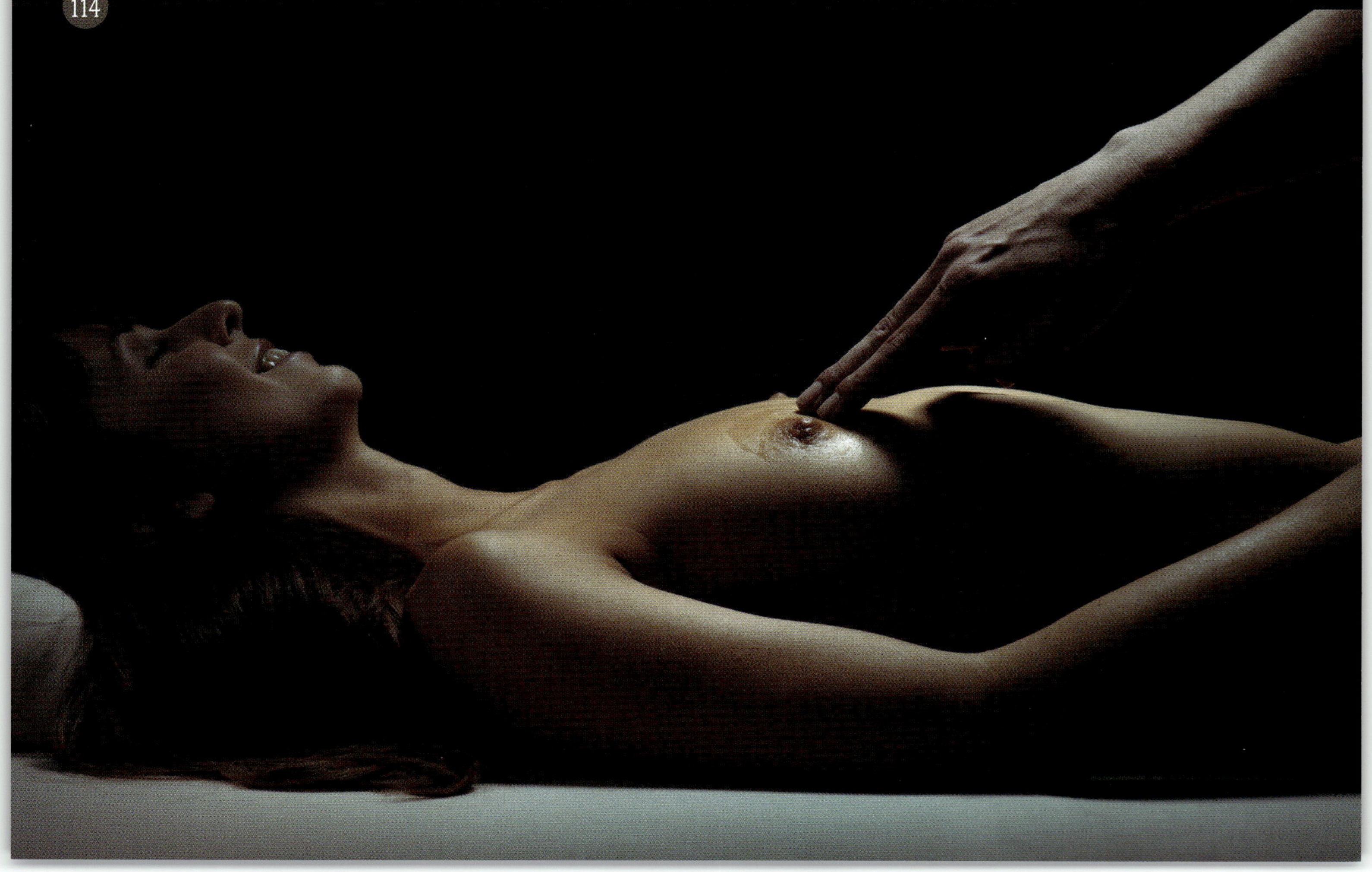

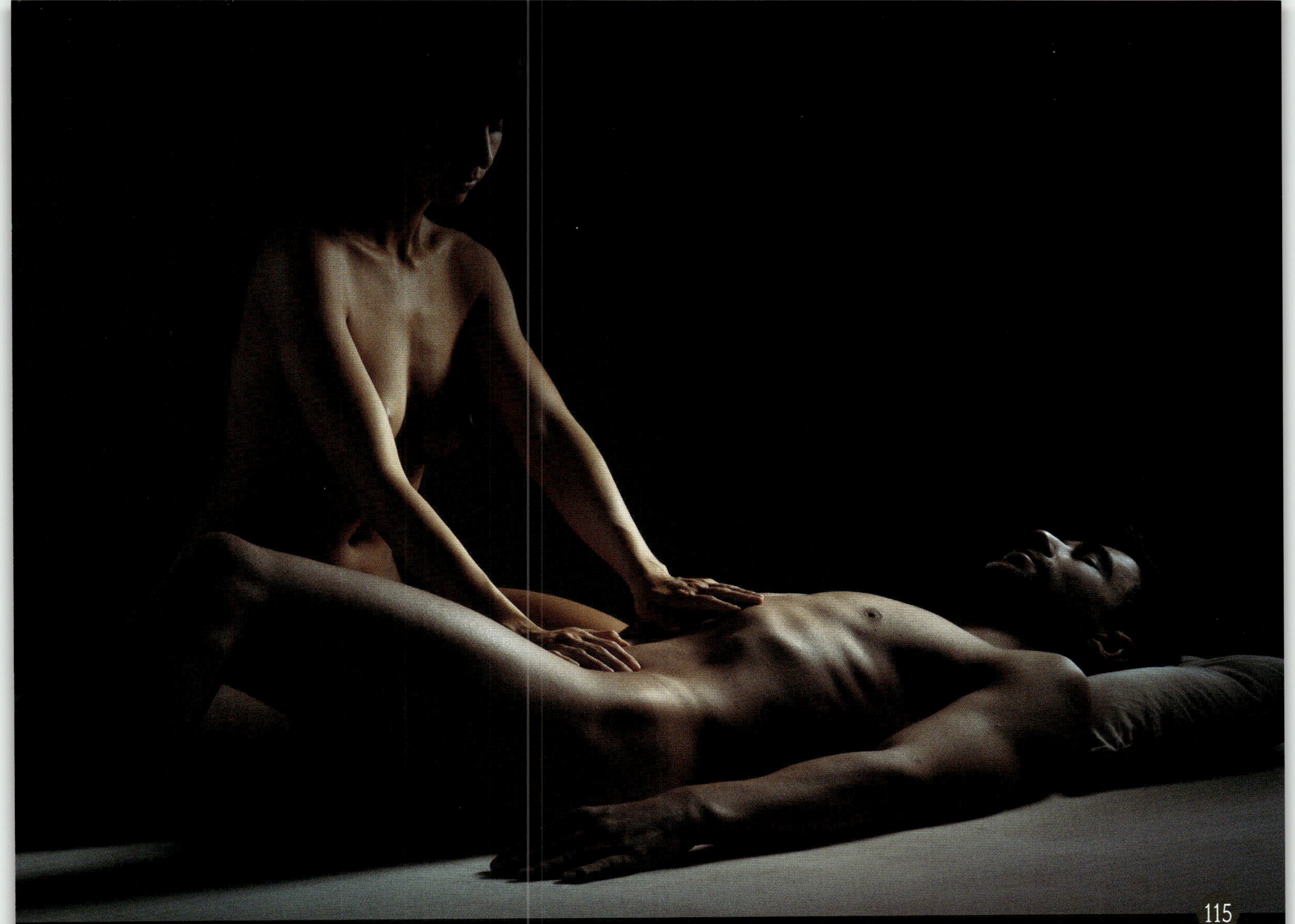

Energetische Bauchmassage

Knien oder setzen Sie sich auf die Seite Ihres Partners – am besten in Höhe seiner Oberschenkel. Die folgende Bauchmassage ist keine knetende oder streichende Massage – Bewegungen finden dabei gar nicht statt. Es geht also nicht darum, die Muskeln zu lockern, sondern darum, die Energien in den unteren Chakras – dem Sakral- und dem Nabelchakra – auszugleichen.

Legen Sie eine Hand etwas oberhalb, die andere unterhalb des Bauchnabels auf den Ober- beziehungsweise Unterbauch Ihres Partners. Üben Sie keinen Druck aus – lassen Sie die Hände einfach weich aufliegen. Schließen Sie möglichst die Augen und nehmen Sie bewusst Kontakt zum Bauch Ihres Partners auf.

Lenken Sie Ihre Achtsamkeit nun auf seine Atembewegung. Spüren Sie, wie sich der Bauch ein wenig dehnt, wenn Ihr Partner einatmet, und wie er sich beim Ausatmen wieder senkt. Versuchen Sie dann, im Einklang miteinander zu atmen, indem Sie Ihren eigenen Atemrhythmus Schritt für Schritt an den Ihres Partners anpassen. Bleiben Sie einige Atemzüge lang bei dieser Achtsamkeitsübung.

Sie müssen in dieser Phase der Massage nichts tun. Lassen Sie die Energien einfach frei strömen. Abschließend verteilen Sie ein wenig Massageöl in den Handflächen. Streichen Sie die ganze vordere Körperseite Ihres Partners mit langen, gleitenden Bewegungen aus. Führen Sie Ihre Handflächen abwechselnd von der Brust Ihres Partners bis zum Schambein. Wiederholen Sie diese gleitende Bewegung einige Male – mal sanfter, mal etwas intensiver.

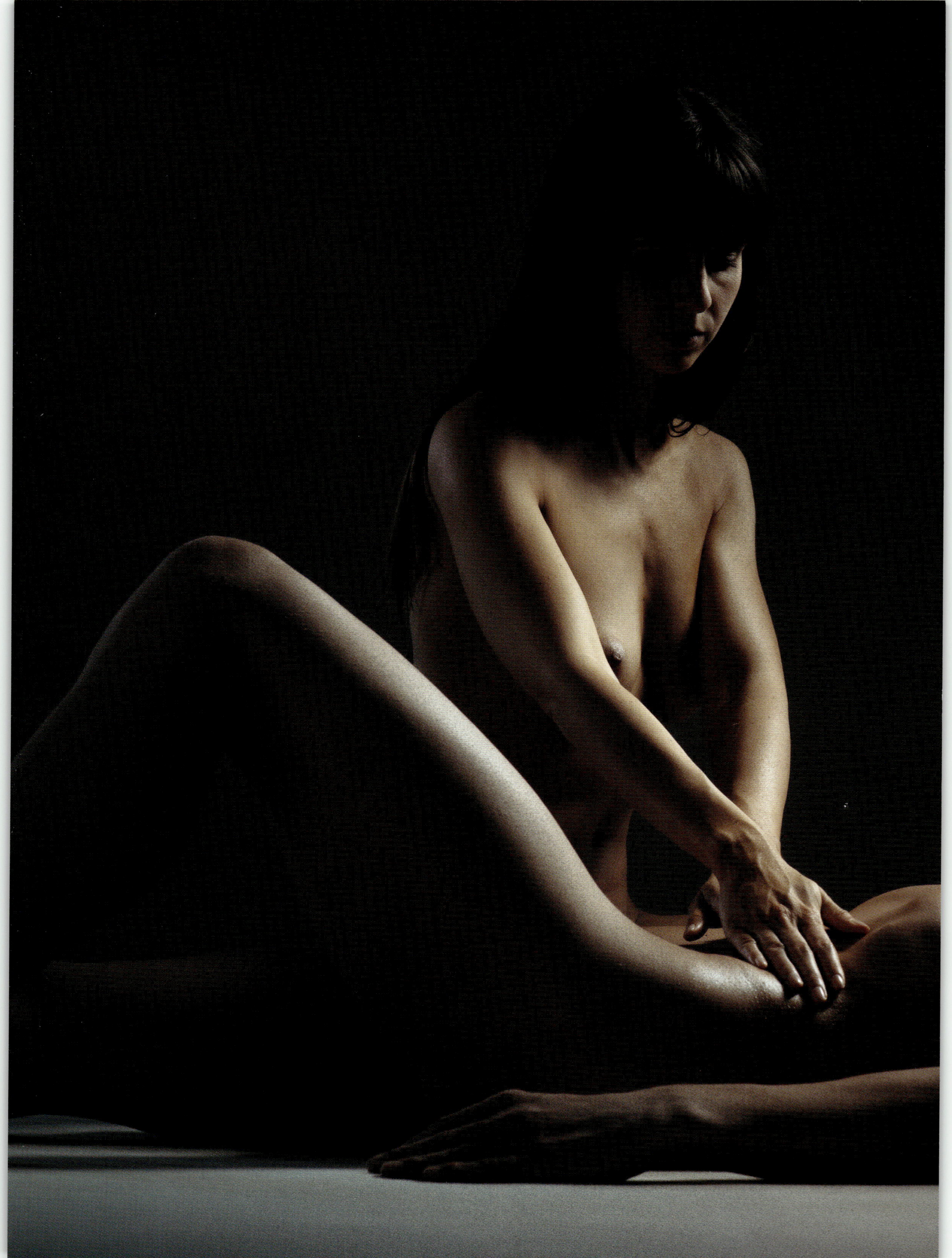

Die Hüftmassage

Während Sie neben Ihrem Partner sitzen oder knien bleiben, widmen Sie sich nun den seitlichen Bauchpartien. Um seine linke Taille und Hüfte zu behandeln, sollten Sie auf seiner rechten Körperseite sitzen – und umgekehrt.

Umgreifen Sie die Hüft- und seitlichen Bauchmuskeln sanft, und streichen Sie die Muskeln aus, indem Sie sie abwechselnd langsam zur Körpermitte hinziehen. Wenden Sie den Massagegriff sowohl im unteren Rippenbereich als auch tiefer an Taille und Hüften an.

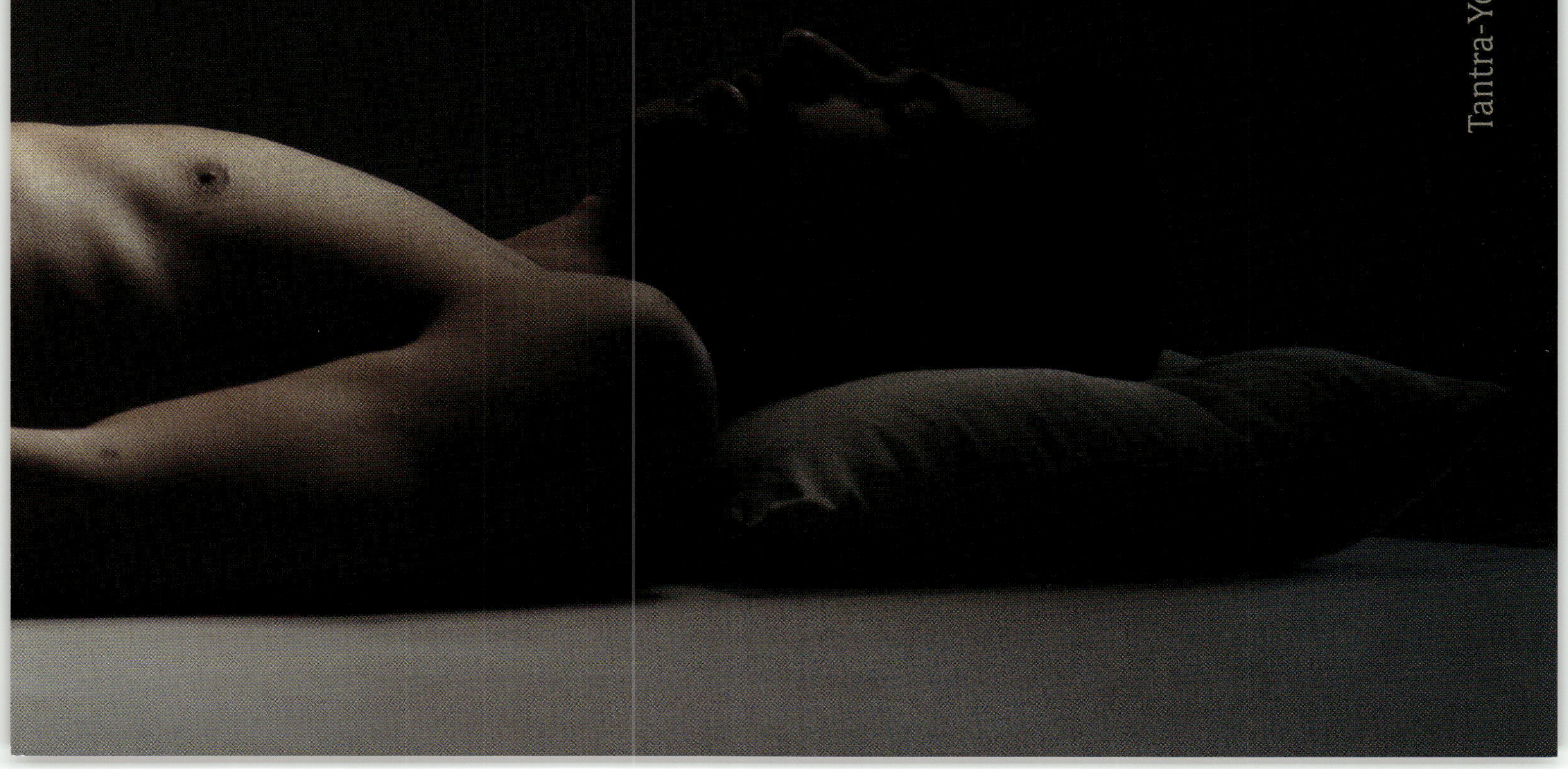

Yoni und Lingam

Je nachdem, ob der Mann seine Partnerin massiert oder umgekehrt, wird die tantrische Massage gewöhnlich mit der Massage der weiblichen Scham, der »Yoni«, beziehungsweise des Penis, des »Lingam« abgeschlossen. Wenn ein Mann seine Partnerin liebkost, wird er in dieser Phase mit kreisenden und streichenden Bewegungen ihre großen und kleinen Schamlippen sowie die Klitoris kreisend massieren, während Frauen ihren Partner stimulieren, indem sie Damm, Hoden sowie Penisschaft und Eichel streicheln.

Bei der Massage der Geschlechtsorgane im Tantra-Yoga geht es weniger um Sex, sondern um den mythologischen Hintergrund. Im Tantra werden Yoni und Lingam als Symbole für weibliche beziehungsweise männliche Gottheiten verehrt. Laut Tantra konzentriert sich die sexuelle, schöpferische Lebensenergie in erster Linie in den Geschlechtsorganen, also in Yoni und Lingam. Bei den Liebkosungen der weiblichen beziehungsweise männlichen Genitalien geht es daher nicht so sehr um Massagetechniken oder darum, seinen Partner zum Orgasmus zu bringen. Vielmehr sollte man sich darauf konzentrieren, über die Massage von Yoni oder Lingam Kontakt zur weiblichen beziehungsweise männlichen Ur-Energie herzustellen und das Verschmelzen dieser Energien zu fördern.

Bevor Sie eine Intimmassage durchführen, sollten Sie mit Ihrem Partner klären, wo dessen Grenzen liegen. Das gilt erst recht, wenn Sie Ihre Geliebte oder Ihren Geliebten noch nicht gut oder lange kennen.

Bei der Yoni- und Lingammassage wird ausschließlich Basisöl verwendet. Sesam-, Mandel- oder Kokosöl sind dabei gut geeignet. Verwenden Sie im Intimbereich ausgiebig Öl. Verzichten Sie jedoch unbedingt auf den Zusatz von ätherischen Ölen, denn sie können selbst in geringer Dosis die Schleimhäute reizen.

Die Yonimassage

Bitten Sie Ihrer Partnerin, die Beine leicht zu spreizen und aufzustellen. Setzen oder knien Sie sich neben oder zwischen die Beine Ihrer Partnerin. Streichen Sie zunächst mehrmals sanft mit den Handflächen oder Fingerkuppen an ihren Oberschenkeln entlang. Führen Sie die Hände von den Knien zur Leiste und wieder zurück.

Nun legen Sie eine Hand in Höhe des Bauchnabels auf ihren Bauch, die andere Hand über den Schamhügel, wobei Ihre Finger nach unten weisen und Ihr Mittelfinger auf der Klitoris Ihrer Partnerin ruht. Bewegen Sie Ihre Hände zunächst nicht, sondern lassen Sie sie sanft aufliegen und nehmen Sie Kontakt zum Wurzelchakra Ihre Partnerin auf.

Beginnen Sie nun damit, mit der unteren Hand den Schamhügel und die äußeren Schamlippen mit großen, kreisenden Bewegungen sanft zu massieren – verwenden Sie dabei viel Öl.

Streichen Sie abwechselnd an den äußeren Schamlippen entlang und benutzen Sie Daumen und Zeigefinger, um die Schamlippen zart zu umfassen und Ihre Hand mehrmals behutsam auf und ab zu bewegen.

Legen Sie beide Hände übereinander auf den Schamhügel Ihrer Partnerin, sodass Ihre Finger nach unten zeigen. Mit der unteren Hand spreizen Sie leicht die Schamlippen Ihrer Partnerin, während Sie Ihre Klitoris mit dem Mittelfinger der oberen Hand kreisend stimulieren.

Legen Sie nun Zeige- und Mittelfinger zusammen und führen Sie sie vorsichtig in die Yoni ein. Führen Sie sie mehrmals langsam ein und wieder aus. Um die Bewegung zu variieren, können Sie die Hand dabei zwischendurch etwas hin und her drehen oder kreisende Bewegungen mit sanftem Druck in Richtung Bauchdecke ausführen.

Nachdem Sie Ihre Finger wieder langsam aus der Yoni herausgezogen haben, legen Sie abschließend nochmals eine Handfläche auf den Bauchnabel und die andere auf die Scham Ihrer Partnerin. Beobachten Sie die Atembewegung Ihrer Partnerin und versuchen Sie, Ihren Atemrhythmus darauf einzustellen.

Lösen Sie die Hände vorsichtig, legen Sie sich neben Ihre Partnerin auf den Rücken und entspannen Sie sich, um der Wirkung der Massage gemeinsam nachzuspüren.

Die Lingammassage

Bitten Sie Ihren Partner, seine Beine leicht zu spreizen und aufzustellen. Setzen oder knien Sie sich neben oder zwischen seine Beine und lassen Sie Ihre Handflächen langsam über die Oberschenkel Ihres Partners gleiten.

Nun legen Sie eine Hand auf den Bauchnabel Ihres Partners, die andere Hand legen Sie flach über den Penis. Bewegen Sie Ihre Hände nicht, sondern lassen Sie sie passiv liegen und beobachten Sie den Atem Ihres Partners.

Ölen Sie dann Penis und Hoden gleichmäßig ein, indem Sie abwechselnd vorsichtig vom Damm aus aufwärts über seinen Lingam streichen.

Massieren Sie den Dammbereich mit den Fingerkuppen von Zeige- und Mittelfinger mit kreisenden Bewegungen. Der Damm liegt zwischen Anus und dem unteren Ansatz des Hodens und ist nicht nur eine erogene, sondern auch eine wichtige Energiezone, die mit dem Wurzelchakra verbunden ist.

Anschließend verwenden Sie viel Öl, um den ganzen Hodenbereich sanft einzuölen.

Umgreifen Sie nun den Lingam Ihres Partners mit einer Hand, sodass Ihre Handkante nach unten und der Daumen nach oben zeigt. Führen Sie die Hand mehrmals auf und ab und ölen Sie den ganzen Lingam ein.

Greifen Sie nun andersherum um den Penis – dazu drehen Sie Ihre Hand, als wollten Sie ein Glas Wasser ausschütten. Während Ihr kleiner Finger nun an der Eichel anliegt, zeigt der Daumen nach unten. Führen Sie die Hand auch in dieser Haltung mehrmals auf und ab und variieren Sie Druck und Geschwindigkeit.

Halten Sie den Lingam mit der linken Hand fest am Schaft fest, und ziehen Sie die Vorhaut nach unten. Führen Sie mit der Mitte der rechten Handfläche kleine, zarte Kreisbewegungen direkt auf der Eichel durch – benutzen Sie dabei unbedingt viel Öl.

Um die Lingammassage zu beenden, legen Sie noch einmal eine Hand auf den Bauchnabel Ihres Partners, die andere über seinen Penis. Spüren Sie den Kontakt zu Ihrem Partner. Beobachten Sie seinen Atemrhythmus und versuchen Sie, Ihren Atem zu synchronisieren.

Lösen Sie Ihre Hände dann langsam, legen Sie sich neben ihn und entspannen Sie sich, um gemeinsam der Massage nachzuspüren.

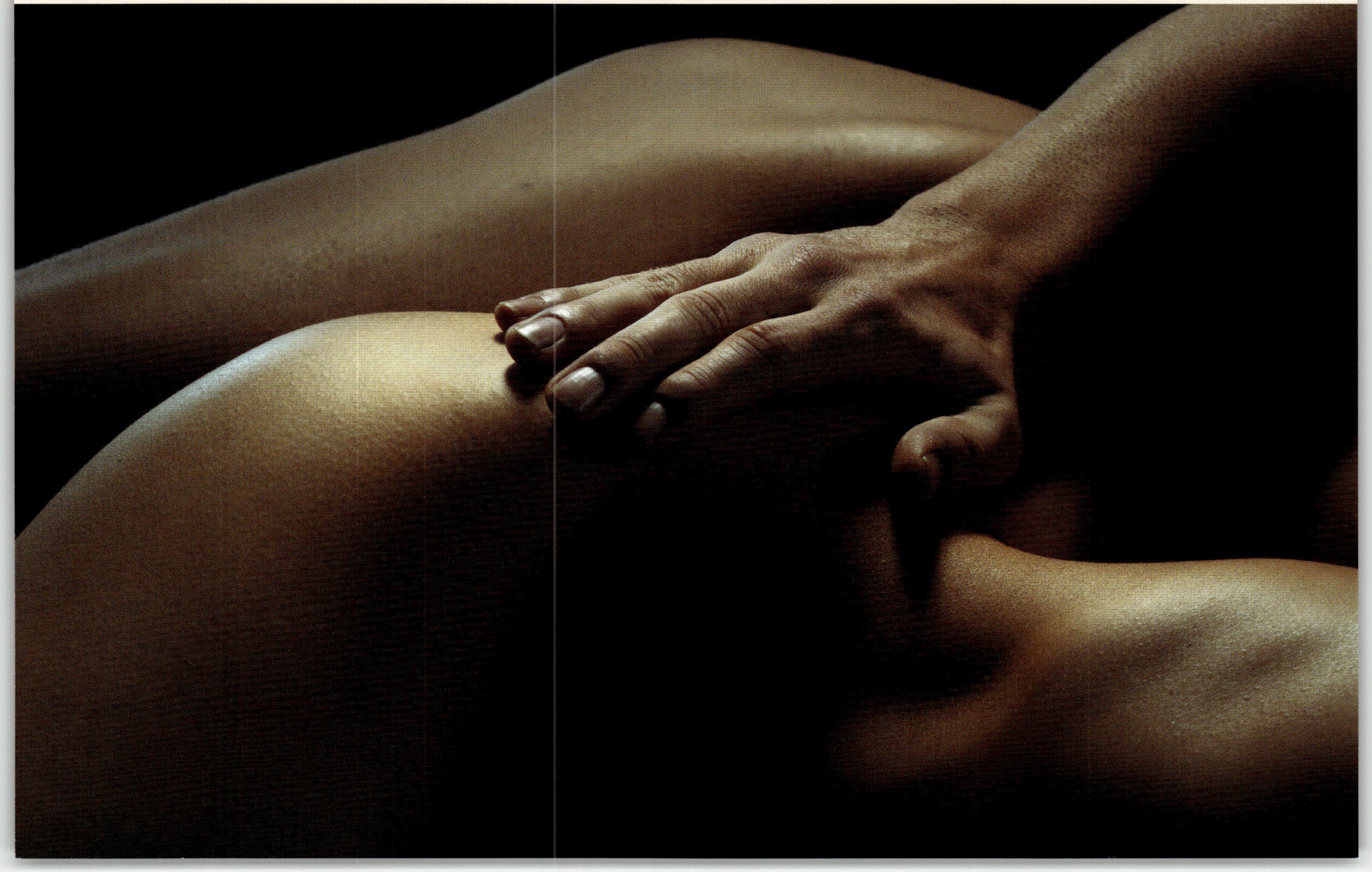

Tantra – Die ersten Schritte

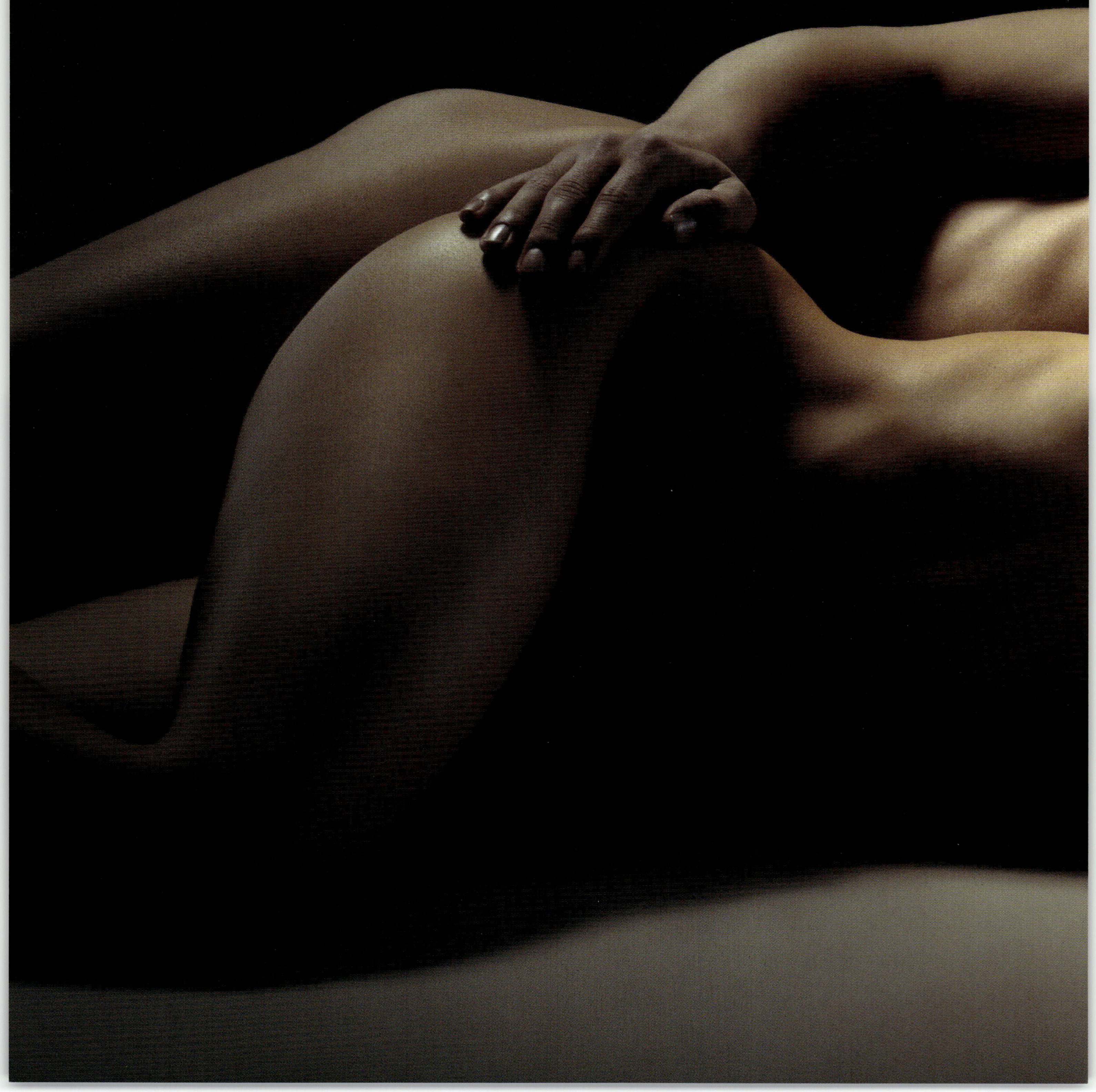

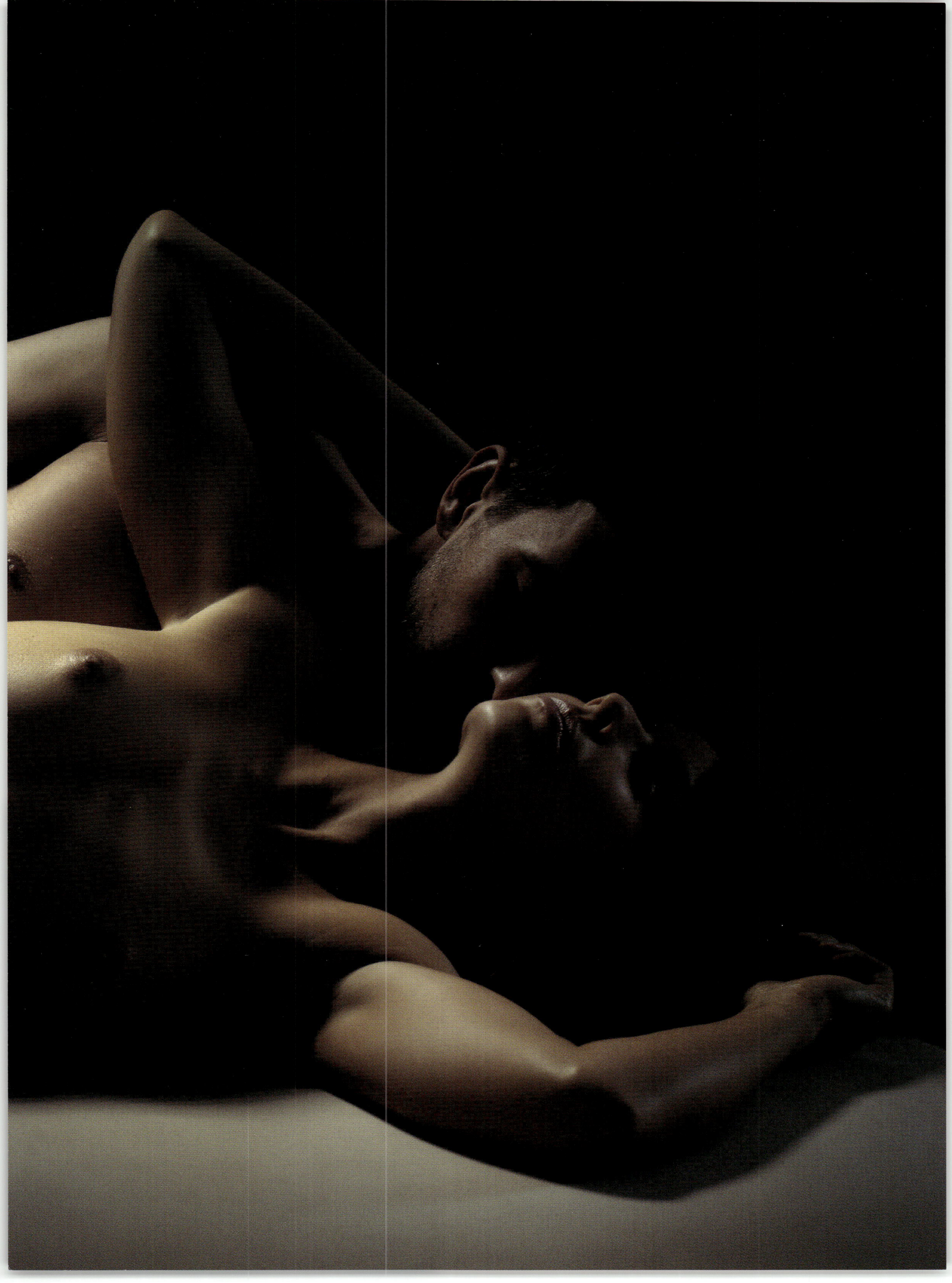

Den Höhepunkt im Tantra-Yoga bildet die tantrische Vereinigung von Mann und Frau. Wenn Sie im Folgenden nun einige klassische Liebespositionen kennenlernen, sollten Sie sich noch einmal bewusst machen, dass Sex im Tantra zwar eine Rolle spielt, dass Tantra aber viel mehr als Sex ist. An dieser Stelle könnte es sich daher lohnen, nochmals einen kurzen Blick auf die »Vier Schlüssel zur tantrischen Liebe« zu werfen (siehe Seite 20):

- Bleiben Sie achtsam
- Öffnen Sie alle Ihre Sinne
- Vertrauen Sie sich selbst und Ihrem Partner
- Öffnen Sie Ihr Herz

Tantrische Liebesstellungen sind keine Gymnastik und auch keine Akrobatik. Sie bieten Ihnen die Chance, die Verbundenheit mit Ihrem Partner auf eine spirituelle Weise zu intensivieren und zugleich Ihr Bewusstsein zu entwickeln. Achtsam sein, spielerisch bleiben und mehr spüren, statt sich zu viele Gedanken zu machen – das sind die wichtigsten Tantra-Geheimnisse.

Sexualität ist im Grunde triebgesteuert. Sie läuft normalerweise automatisch und oft nach eingefahrenen Mustern ab. Dass in der sexuellen Vereinigung aber auch die Chance für spirituelles Wachstum verborgen ist, übersehen wir leider allzu oft. Daher wird im Tantra sehr viel Gewicht darauf gelegt, genauer hinzusehen und wacher zu sein. Dabei ist es wichtig, seine Aufmerksamkeit nicht nur auf sich selbst und die Befriedigung der eigenen Bedürfnisse, sondern auch auf seinen Partner zu lenken – nicht nur auf den körperlichen Reiz, sondern auch auf die dahinter verborgenen sexuellen Energien oder mit anderen Worten: nicht nur auf das Oberflächliche, sondern auf das Wesentliche.

Ein Ritual der Sinnlichkeit

Versuchen Sie nicht, möglichst viele Stellungen in möglichst kurzer Zeit zu »absolvieren«. Ganz im Gegenteil: Beschränken Sie sich anfangs besser nur auf ein oder zwei Liebesstellungen, und gehen Sie erst allmählich dazu über, die Stellungen öfter zu wechseln. Wichtiger als das Äußere ist das Innere, daher kann es sehr hilfreich sein, wenn Sie Tantra-Yoga und insbesondere die tantrische Vereinigung in Form eines einfachen Rituals durchführen.

Rituale helfen uns, unsere Gedanken und Gefühle aus den Fesseln des Alltags zu befreien und ganz zu uns zu kommen. Ein fester Ablauf mit festgelegten Schritten ist hierbei hilfreich, doch am wichtigsten ist es, dass Sie Ihr Tantra-Ritual gemeinsam mit Ihrem Partner selbst gestalten. Strengen Regeln brauchen Sie dabei zwar nicht zu folgen, trotzdem können ein paar Punkte Ihnen Orientierung bieten:

Befreien Sie sich von allen Terminen, nehmen Sie sich genug Zeit und schalten Sie das Telefon aus. Hektik und Ablenkungen sind mit Tantra ebenso wenig vereinbar wie mit Yoga oder Meditation.

Sorgen Sie für eine wohlige, sinnliche Atmosphäre. Schmücken Sie das Bett mit bunten Tüchern und Kissen. Stellen Sie Kerzen und Blumen auf, verstreuen Sie

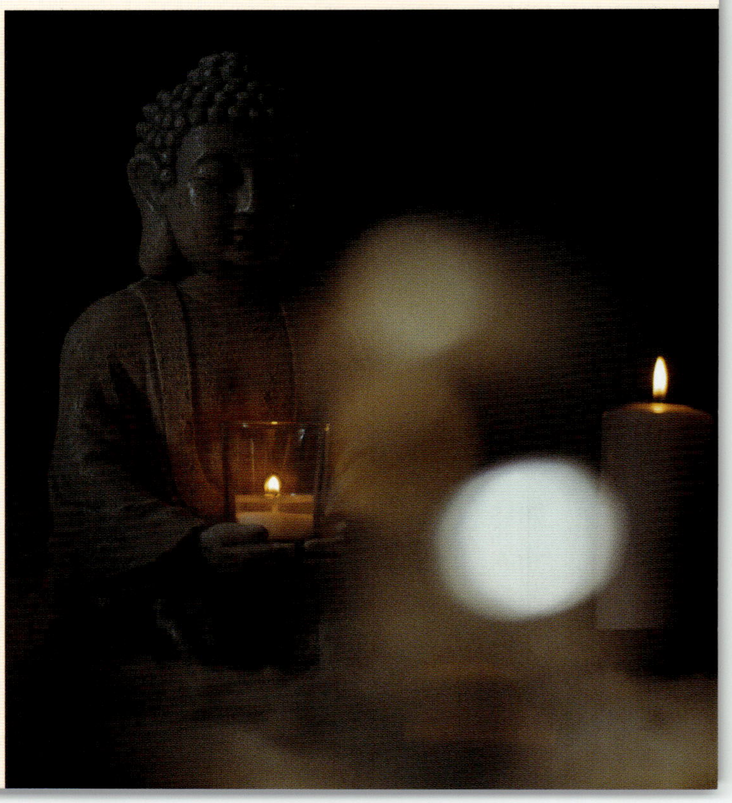

Blütenblätter rund ums Bett und lassen Sie meditative Musik laufen, wenn Ihnen das angenehm ist.

Stellen Sie ein paar Gegenstände und Speisen bereit, die Lebenslust und Sinnlichkeit symbolisieren. Neben Leuchtern und Kerzen können das beispielsweise ein paar schöne Gläser, eine Wasser- und eine Weinkaraffe, ein wenig Obst oder Brot sein, mit denen Sie sich gegenseitig füttern können. Hierbei geht es natürlich nicht darum, sich satt zu essen, sondern um die symbolische Bedeutung, dem anderen Geborgenheit zu schenken und ihn zu nähren.

Betörende Düfte spielen in Indien eine große Rolle. Klassisch sind Räucherstäbchen oder Räucherungen mit Räucherkohle und aromatischen Hölzern oder Kräutern. Heute werden stattdessen meist Duftlampen benutzt, in die wir ein paar Tropfen ätherischer Öle geben. Besonders geeignet sind dabei Vanille, Jasmin, Sandelholz, Rose oder Ylang-Ylang – ätherische Öle, die Sie in jedem Naturkostladen in guter Qualität erhalten.

Wenn Sie Ihre Liegewiese vorbereitet haben, sollten Sie sie gemeinsam mit Ihrem Partner Hand in Hand, nackt und ohne zu sprechen betreten. Setzen Sie sich kurz einander gegenüber und begrüßen Sie sich mit einer Verneigung (siehe »Namasté-Gruß«, Seite 94).

Liebesstellungen für Anfänger

Die Tantra-Stellungen, die Sie nun kennenlernen werden, sind teilweise sehr anspruchsvoll. Suchen Sie sich anfangs unbedingt einfache Positionen heraus und wählen Sie Stellungen, die Ihnen und Ihrem Partner besonders lustvoll erscheinen. In manchen Positionen ist die Frau dominant, während andere den Mann dazu auffordern, die Führung zu übernehmen. Tantra lädt Sie dazu ein, Neues auszuprobieren, und das heißt vor allem, dass Sie alte Muster, die sich in Beziehungen gern einschleichen, sprengen sollten. Das beinhaltet, dass Sie sich mit der Zeit auch auf jene Stellungen einlassen sollten, die Sie normalerweise meiden würden. Nur wenn beide frei genug sind, sowohl die dominante als auch die hingebungsvolle Rolle einzunehmen, können Sie die tantrische, von Hemmungen und Blockaden befreite Sexualität erleben.

Bleiben Sie wach und achtsam gegenüber Ihren eigenen Reaktionen, wie auch gegenüber den Gefühlen und Stimmungen Ihres Partners. Tauschen Sie sich grundsätzlich mit Ihrem Partner über die verschiedenen Praktiken des Tantra-Yoga wie Massagen, Yogastellungen oder die sexuelle Vereinigung und Ihre Erfahrungen aus. Tun Sie das jedoch nicht während, sondern lieber erst nach der Praxis.

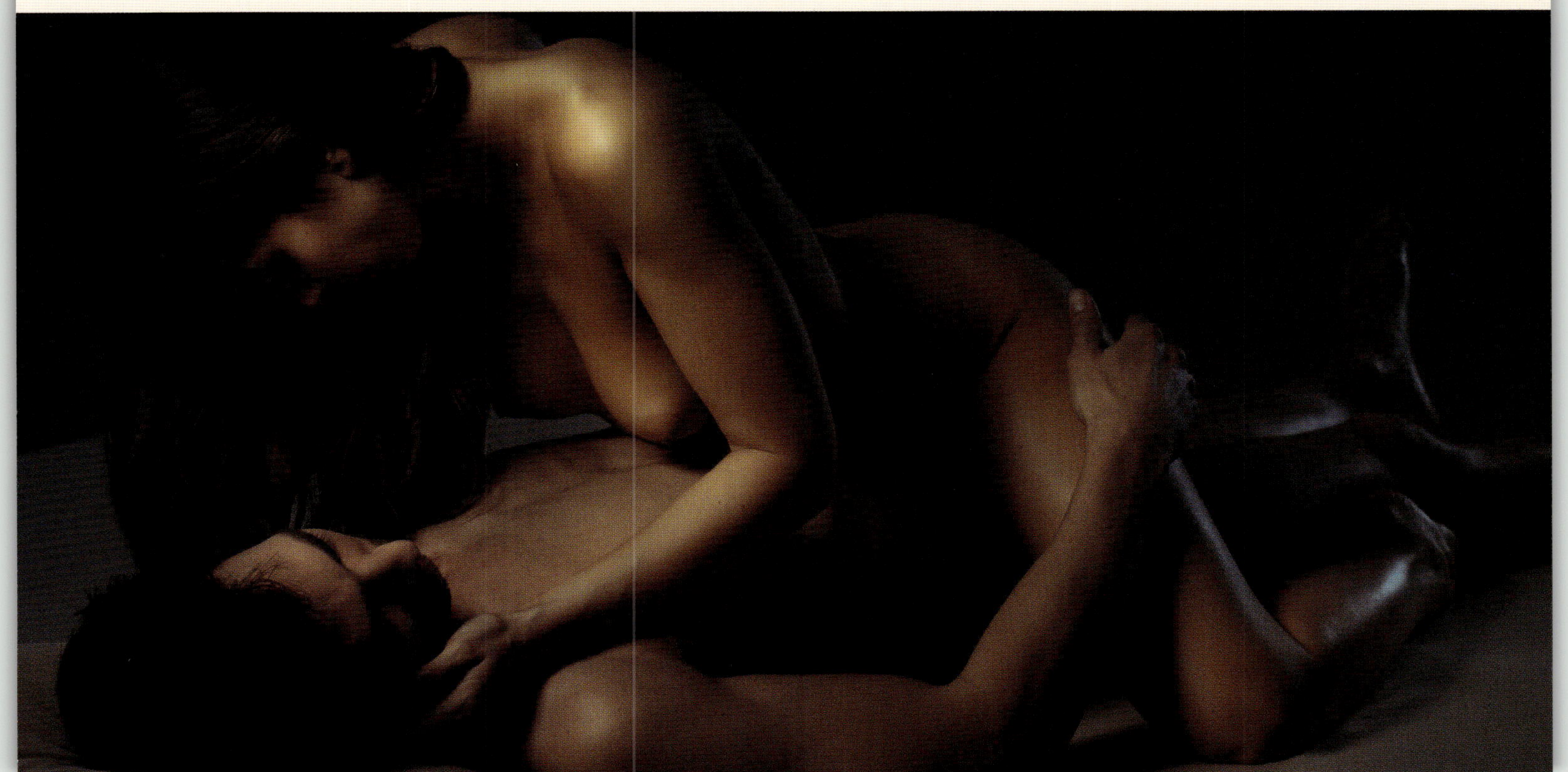

Shaktis Hocke

Der Mann liegt auf dem Rücken und streckt seine Beine entspannt aus. Seine Partnerin steht zunächst in Höhe seines Beckens über ihm und geht dann tief in die Hocke, um sich auf ihren Partner zu setzen und seinen Lingam einzuführen.
In dieser Stellung kann der Mann die Knöchel seiner Partnerin umfassen oder mit den Händen ihre Oberschenkel streicheln. Sie übernimmt die aktive Rolle und kann die Intensität nach Belieben steigern, indem sie ihr Becken kreisen lässt.

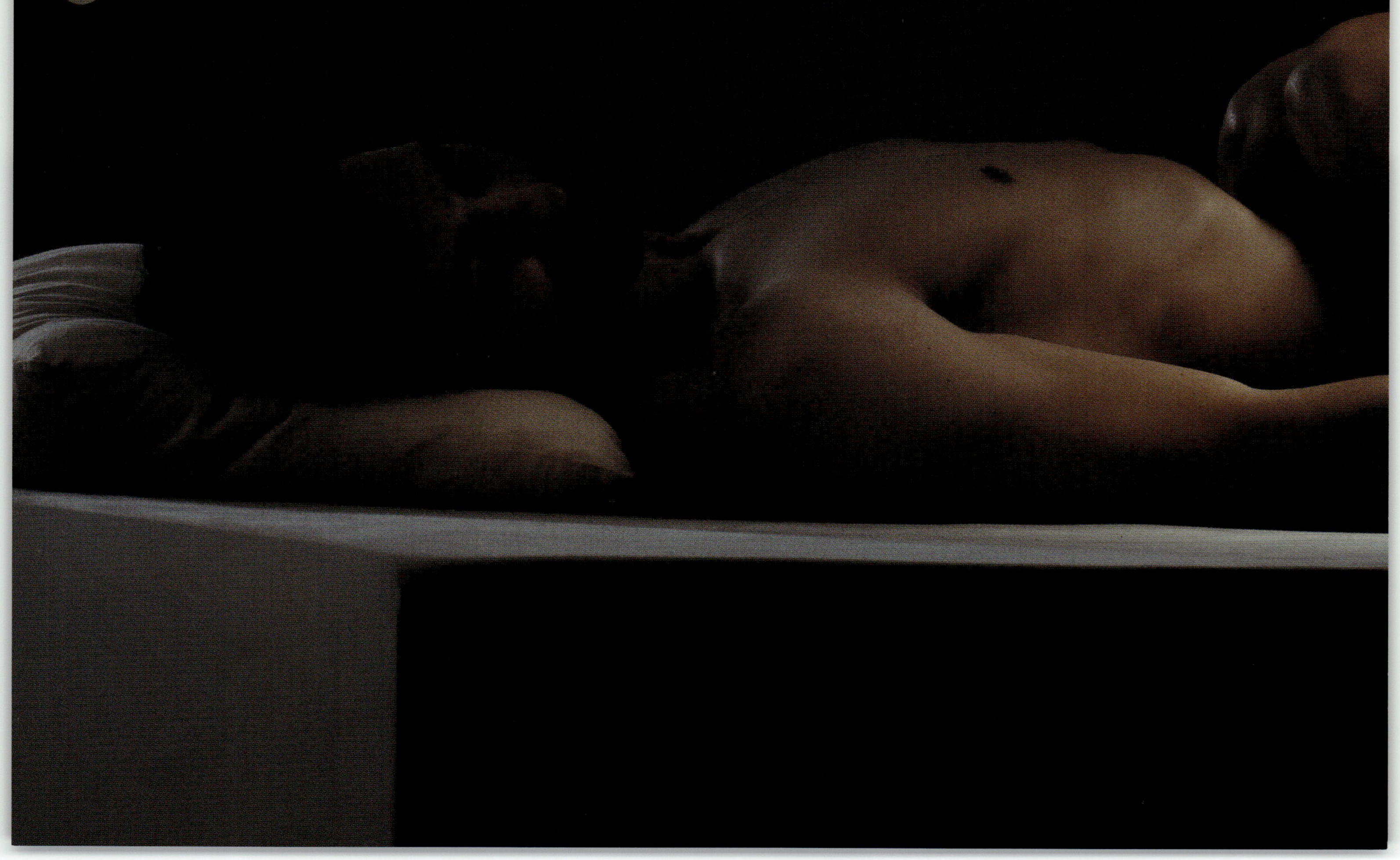

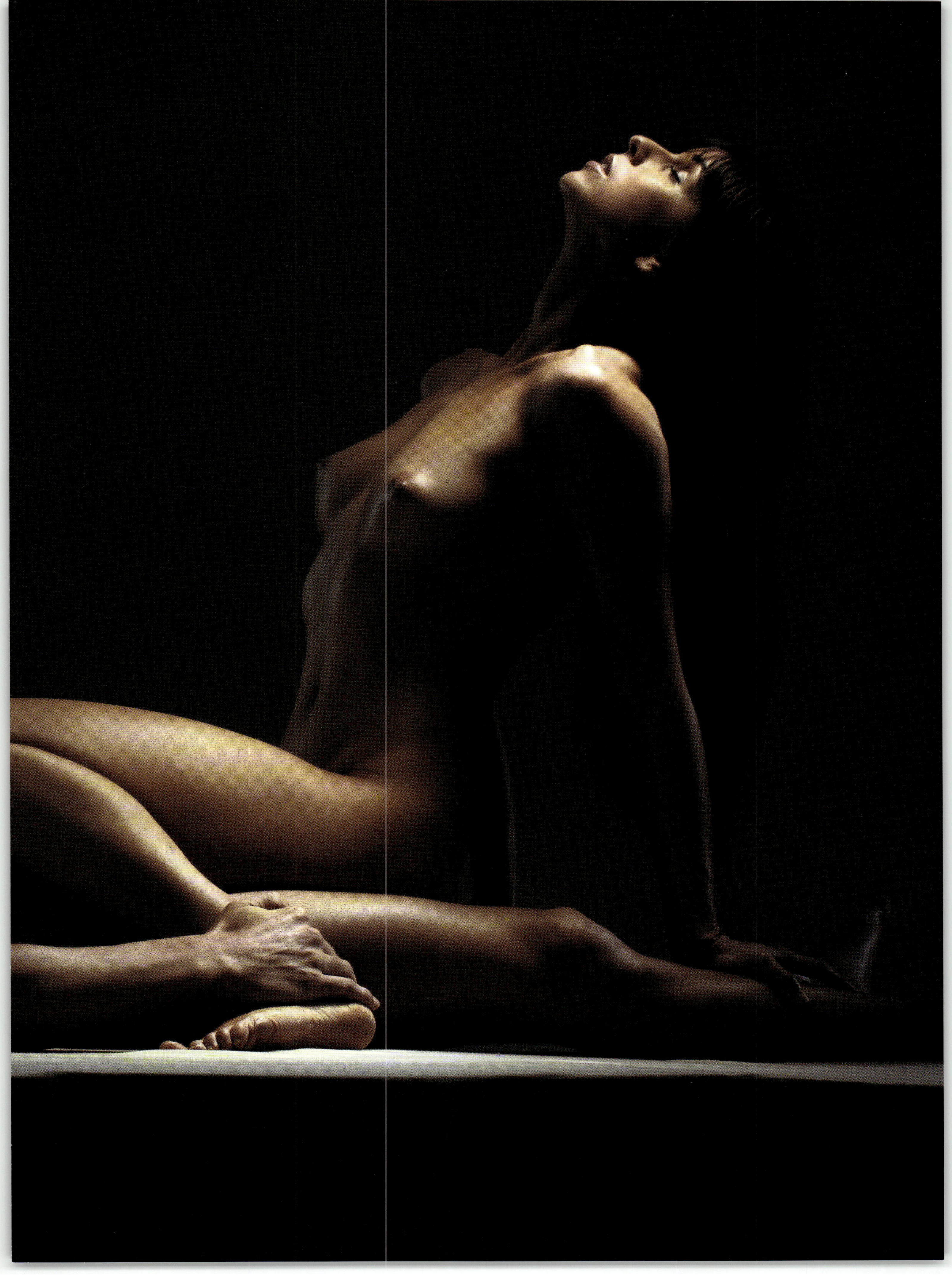

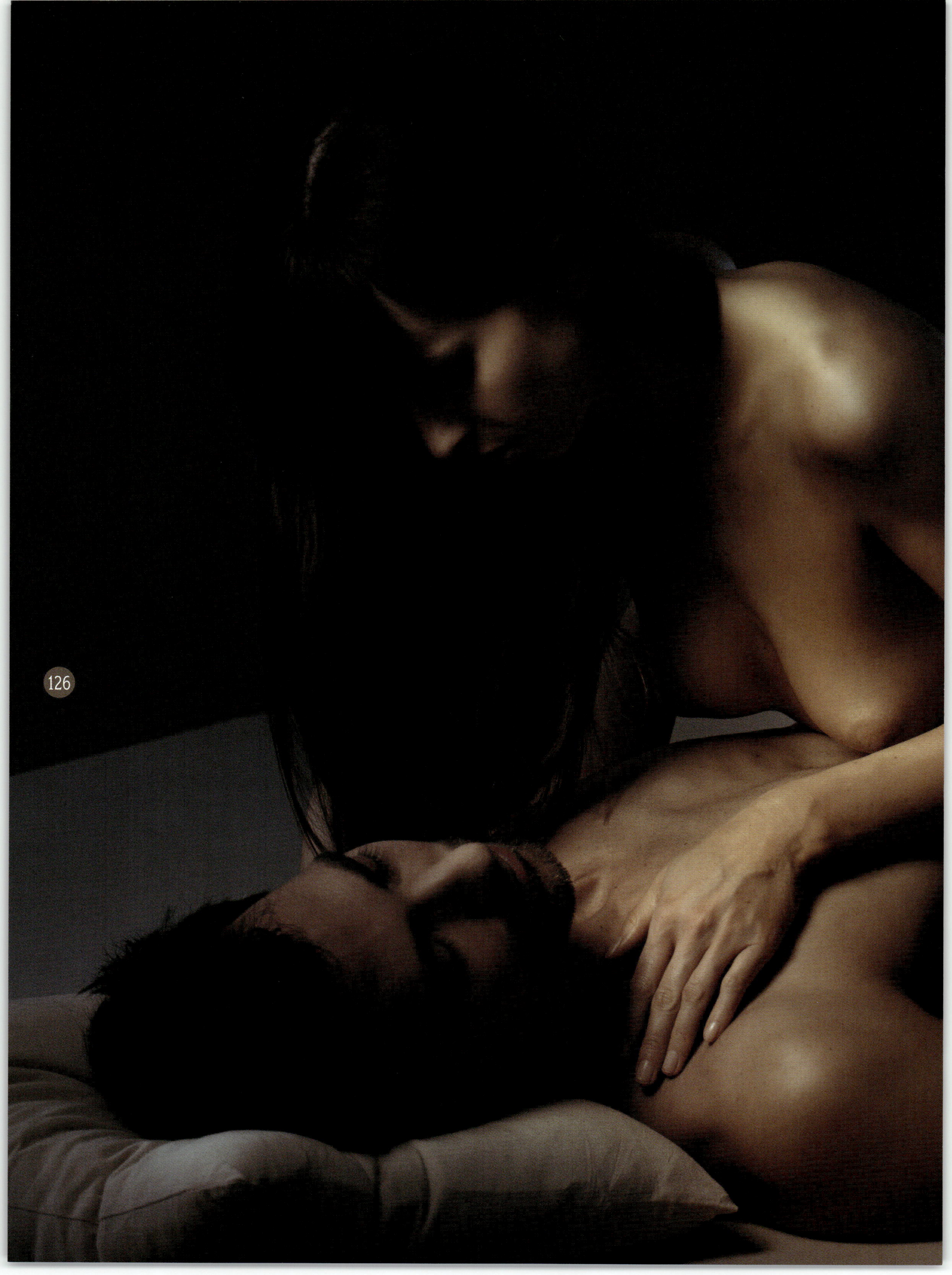

Zugewandte Reiterin

Die Stellung gleicht Shaktis Hocke. Auch hier übernimmt die Frau die aktive Rolle und sitzt auf ihrem Partner. Ihr Liebster liegt flach auf dem Rücken – seine Beine sind geschlossen, aber entspannt.

Die Frau lässt sich langsam auf seinem Schoß nieder und führt seinen Lingam ein. Diesmal beugt sie den Oberkörper anschließend jedoch nach vorne, bis ihre Brüste seine Brust berühren.

Anfangs sollten beide bewegungslos in dieser Stellung verweilen und sich auf die Berührung mit dem Partner konzentrieren. Versuchen Sie, Ihren Atem mit dem Atem Ihres Partners zu synchronisieren.

Nach einigen Atemzügen kann die Frau beginnen, ihr Becken langsam auf und ab zu bewegen oder kreisen zu lassen. Ihr Partner kann sie unterstützen, indem er ihre Hüften mit den Händen umgreift.

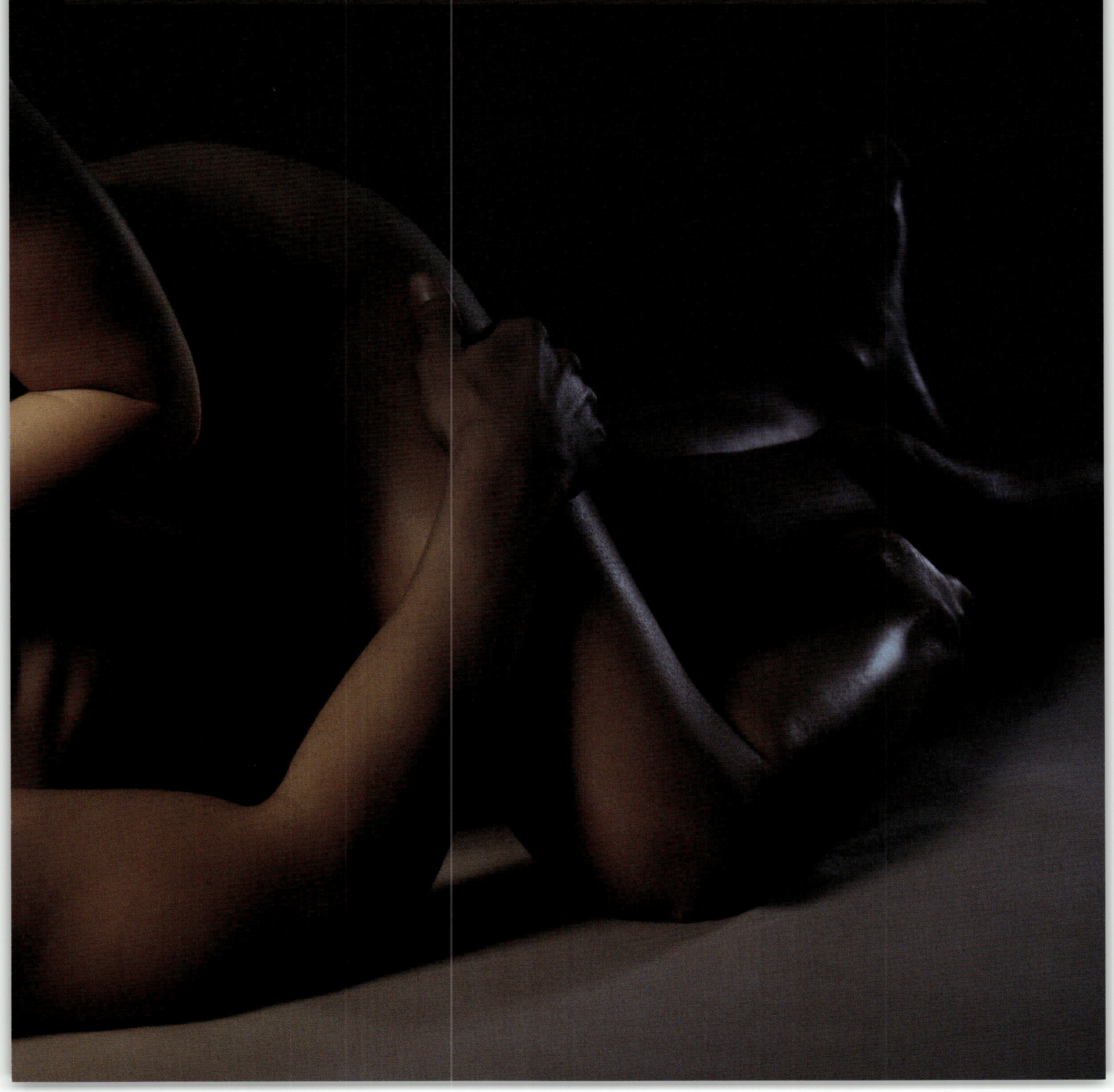

Umgekehrte Reiterin

Auch in dieser Stellung liegt der Mann auf dem Rücken und die Frau sitzt auf ihm – ähnlich wie in den beiden vorherigen Haltungen. Doch wie der Name schon sagt, sitzt die Frau diesmal umgekehrt auf ihrem Partner – sie hat ihm also den Rücken zugewandt und blickt in Richtung seiner Füße.

Während der Mann passiv liegen bleibt und sich seiner Partnerin vertrauensvoll hingibt, setzt sie sich auf seinen Schoß und hilft ihm, seinen Lingam einzuführen. Die Frau kann ihr Gewicht mit den Händen an seinen Oberschenkeln oder Knien abstützen.

Beide bleiben einige Atemzüge lang bewegungslos liegen und lenken die Achtsamkeit auf den äußeren und inneren Kontakt mit ihrem Partner. Anschließend kann die Frau wippende oder kreisende Bewegungen durchführen und so Tempo und Intensität der Vereinigung variieren. Auch kann Sie abwechselnd aufrecht oder auch etwas nach hinten oder vorne gebeugt sitzen.

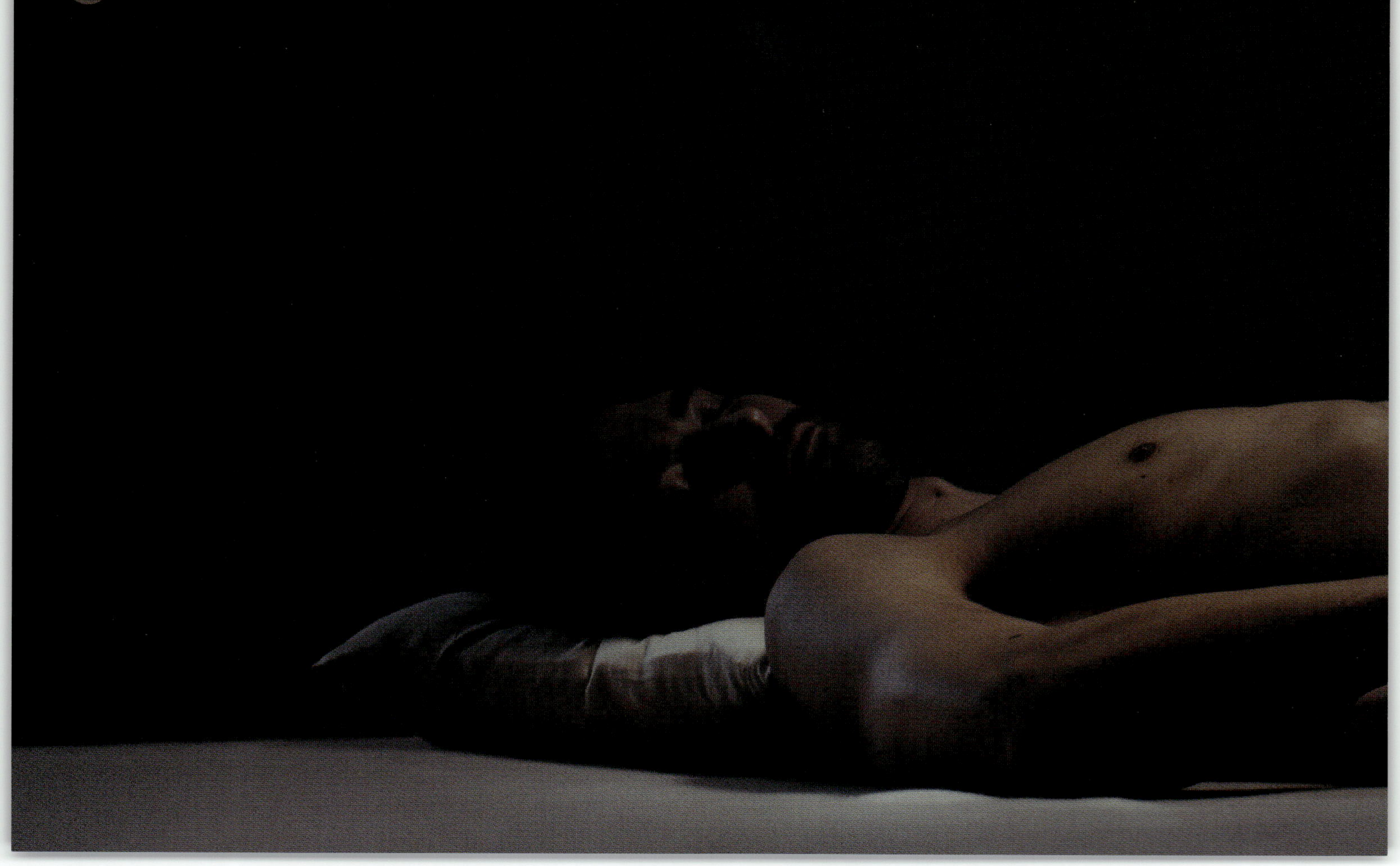

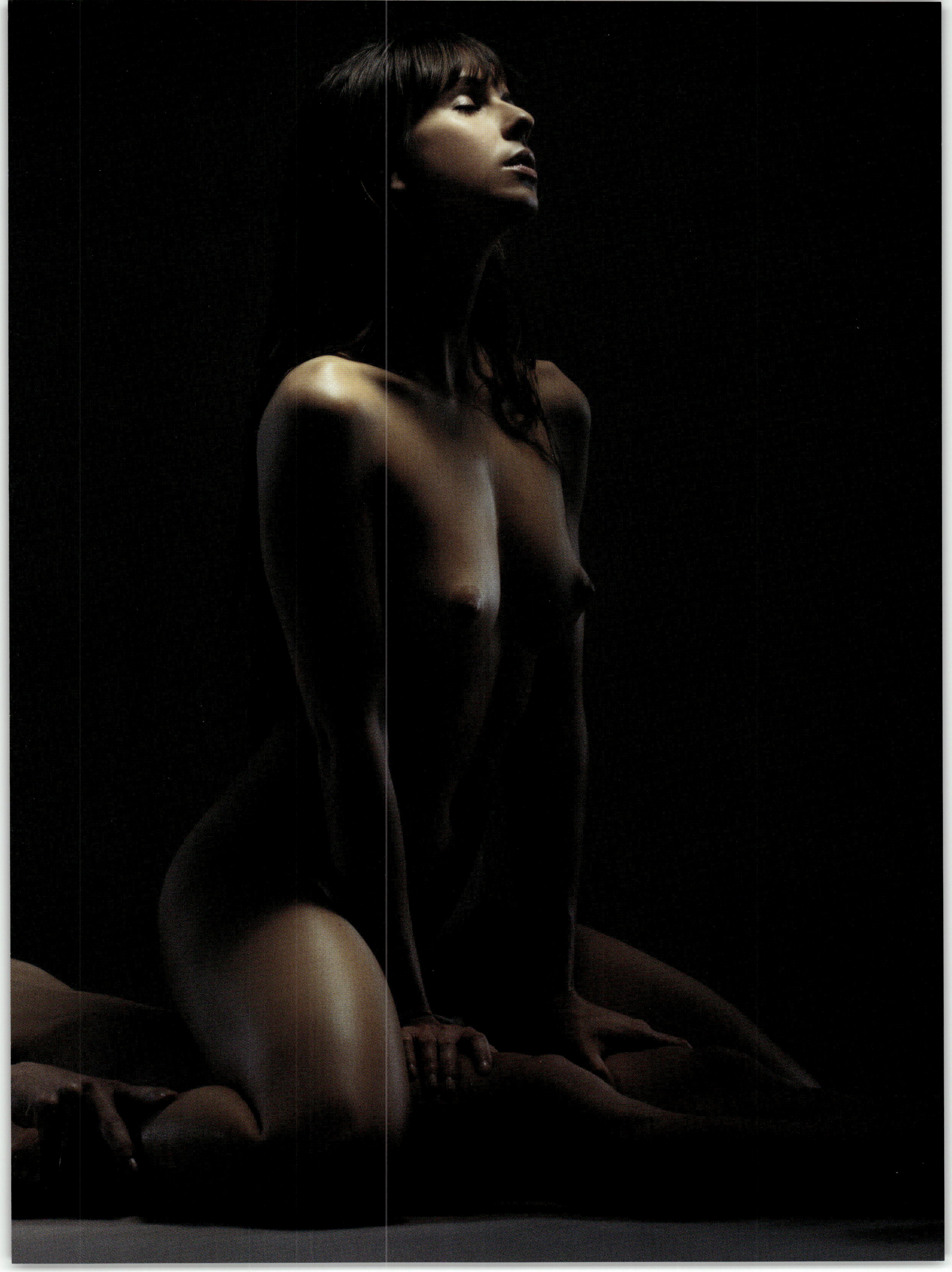

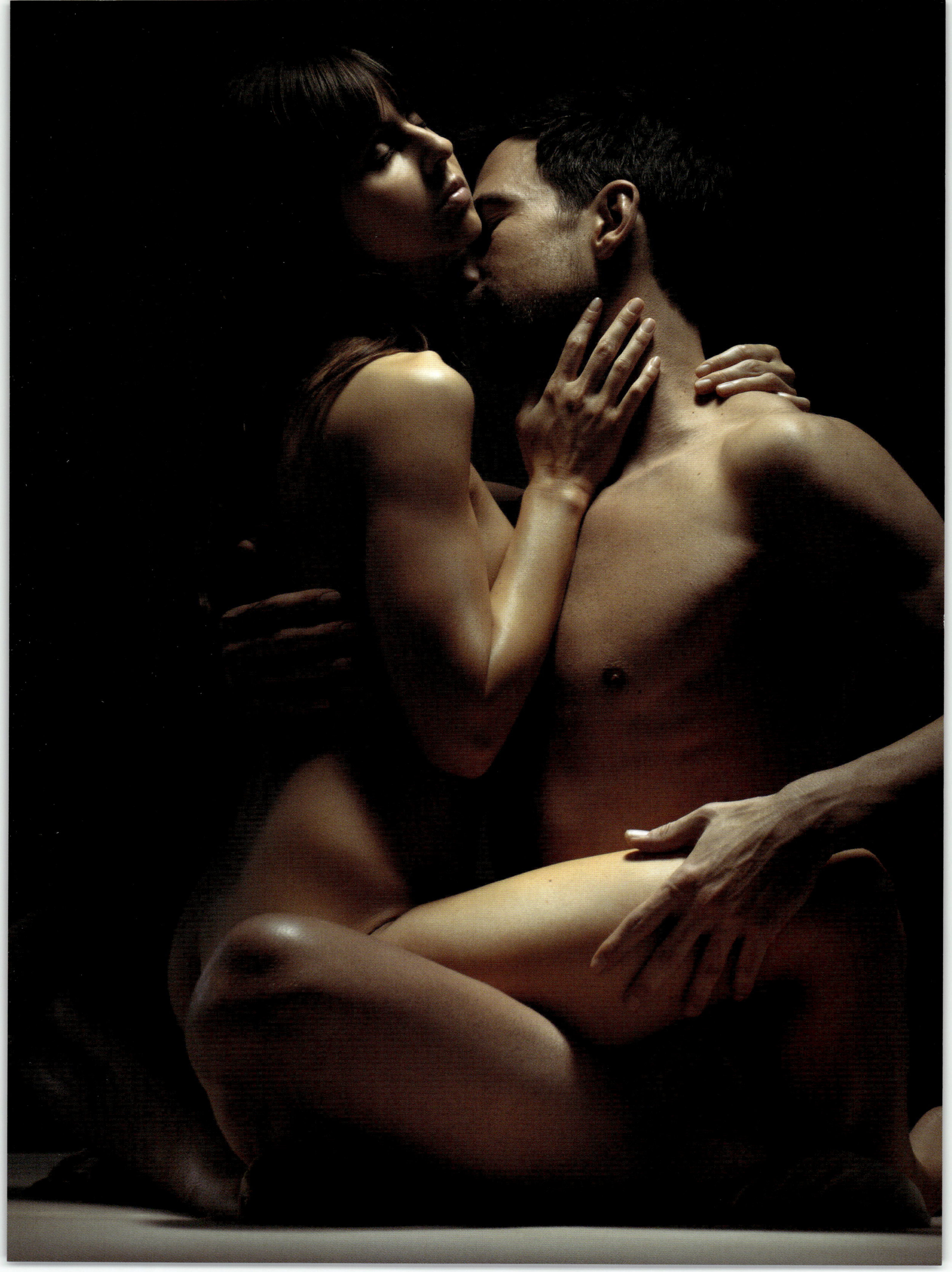

Umschlingender Lotos

Der »umschlingende Lotos« gehört zu den Sitzpositionen. Da der Rücken beider Partner dabei aufrecht ist, kann die Energie in allen Chakras frei fließen. Zudem fördert die aufrechte Stellung die Bewusstheit und Achtsamkeit bei beiden.

Der Mann sitzt im Schneidersitz. Damit sein unterer Rücken nicht einknickt, sollte er sich auf ein festes, nicht zu flaches Kissen setzen. Die Füße zieht er möglichst nah an den Körper heran, ohne jedoch seine Dehngrenze zu überschreiten.

Die Frau lässt sich mit gespreizten Beinen auf dem Schoß ihres Liebsten nieder und hilft ihm, seinen Lingam einzuführen. In der Endstellung verschränkt sie ihre Beine hinter seinem Rücken und umarmt ihn.

In dieser Stellung sind nur sehr sanfte und relativ kleine Bewegungen möglich – wichtiger ist jedoch, die Nähe zu seinem Partner zu spüren, gemeinsam zu atmen und sich ganz für den anderen zu öffnen.

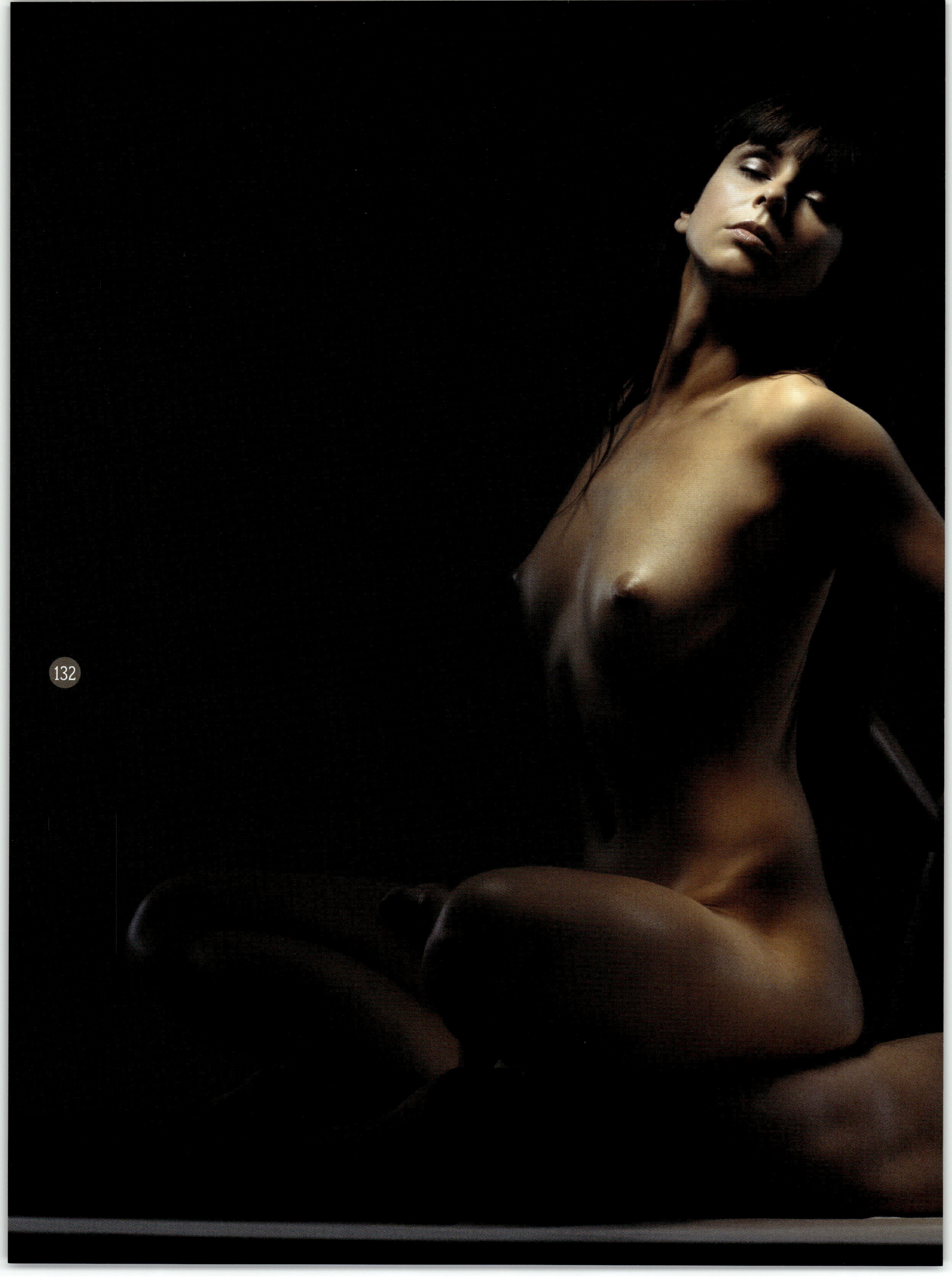

Umgekehrter Lotos

Auch diese Liebesstellung gehört zu den sitzenden Positionen, die im Tantra insgesamt eher selten sind. Sie ist eine Variante der »Umgekehrten Reiterin«, eignet sich jedoch vor allem für fortgeschrittene Paare. Gerade für die Frau ist die Stellung relativ schwierig einzunehmen – sie erfordert viel Flexibilität und ist auch eine gute Gleichgewichtsübung.

Während der Mann entspannt auf dem Rücken liegt, setzt seine Partnerin sich umgekehrt auf seinen Schoß – er sieht auf ihren Rücken, während sie in Richtung seiner Füße blickt.

Sobald die Frau sich niedergelassen und seinen Lingam eingeführt hat, kreuzt sie die Beine. Traditionell wird die Stellung im Lotossitz durchgeführt, doch je nach Beweglichkeit kann die Frau ebenso gut im Schneider- oder im halben Lotossitz sitzen. Der Mann sollte seine Partnerin an den Händen halten und aktiv abstützen.

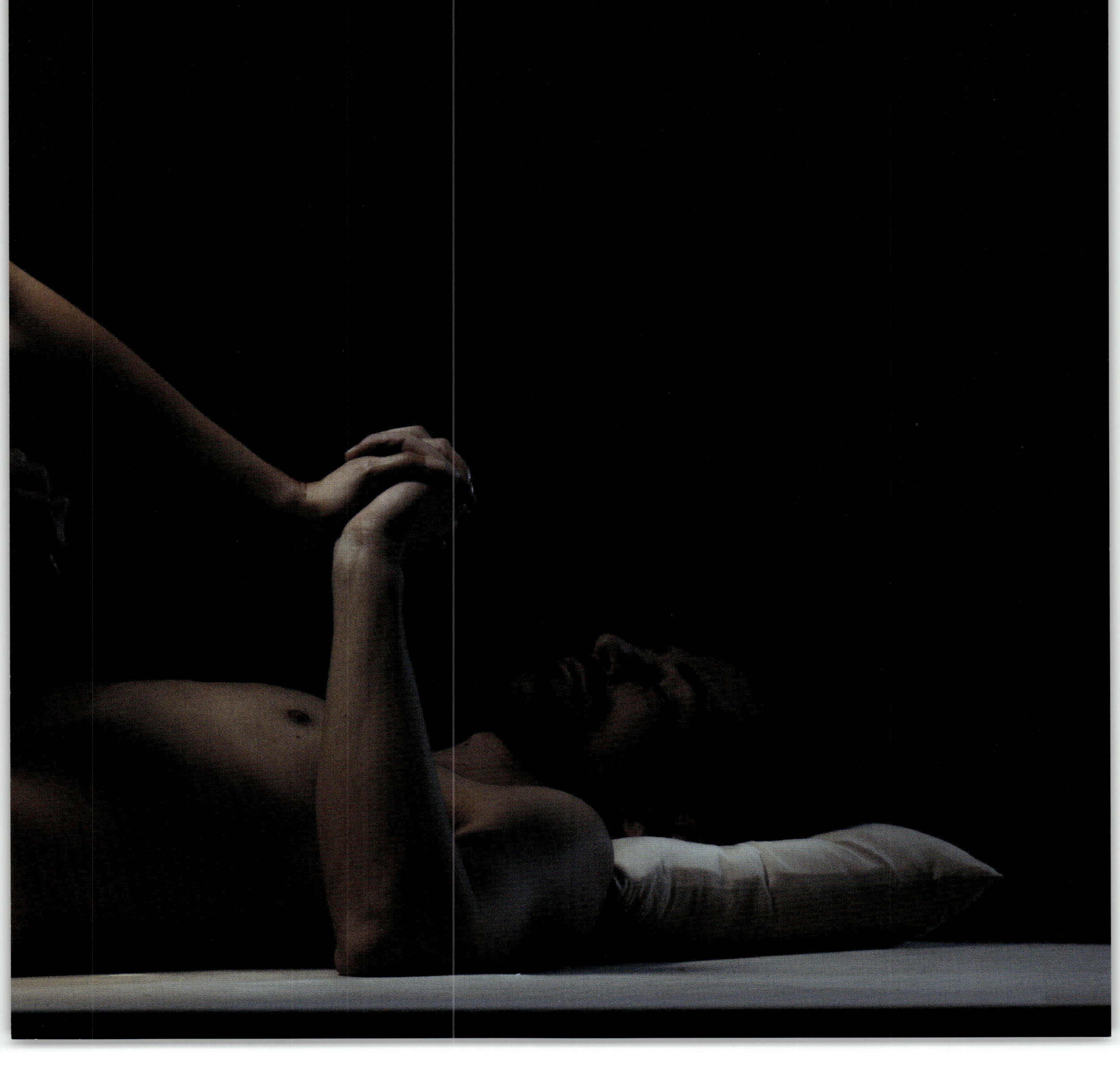

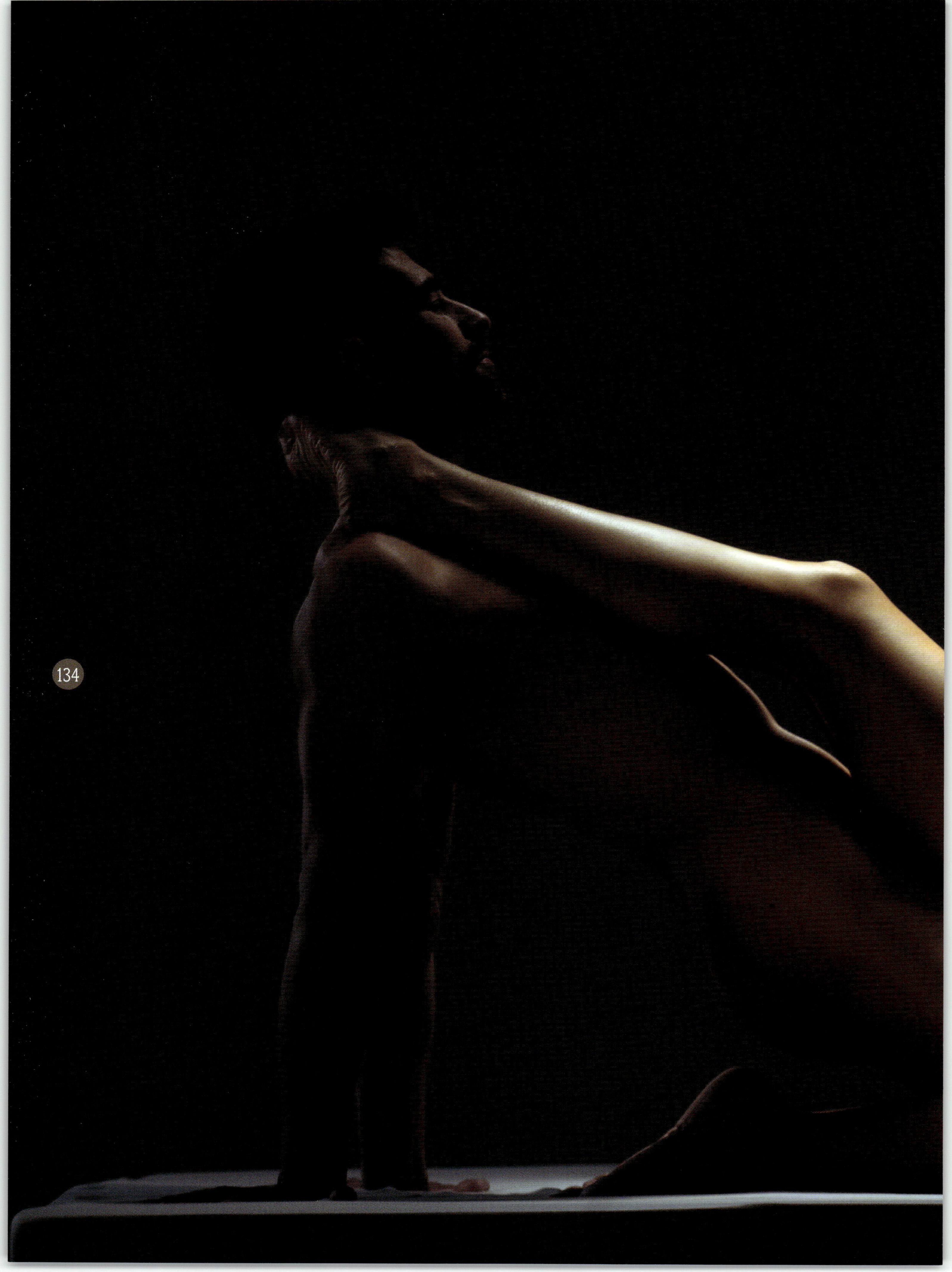

Speerspitze

Die »Speerspitze« gehört zu den schwierigsten Tantra-Techniken. Sie erfordert von beiden eine gute Flexibilität und relativ viel Kraft.

Zunächst setzt sich der Mann in den Fersensitz – dabei kann es hilfreich sein, ein Kissen zwischen Gesäß und Unterschenkel zu legen und die Knie zu öffnen, da die Haltung dadurch stabiler wird. Dann lehnt er seinen Oberkörper nach hinten und stützt sich mit den Armen ab.

Seine Partnerin setzt sich dann mit nach oben gestreckten Beinen auf seinen Schoß, was viel Geschick erfordert und umso leichter fällt, je besser beide aufeinander eingespielt sind. Die Frau lehnt ihren Oberkörper nach hinten und stützt sich mit den Armen ab. In der Endstellung sollten die Füße der Frau auf den Schultern ihres Partners liegen – ihr Po ist in möglichst engem Kontakt zu seinem Becken, um ihm das Eindringen zu erleichtern.

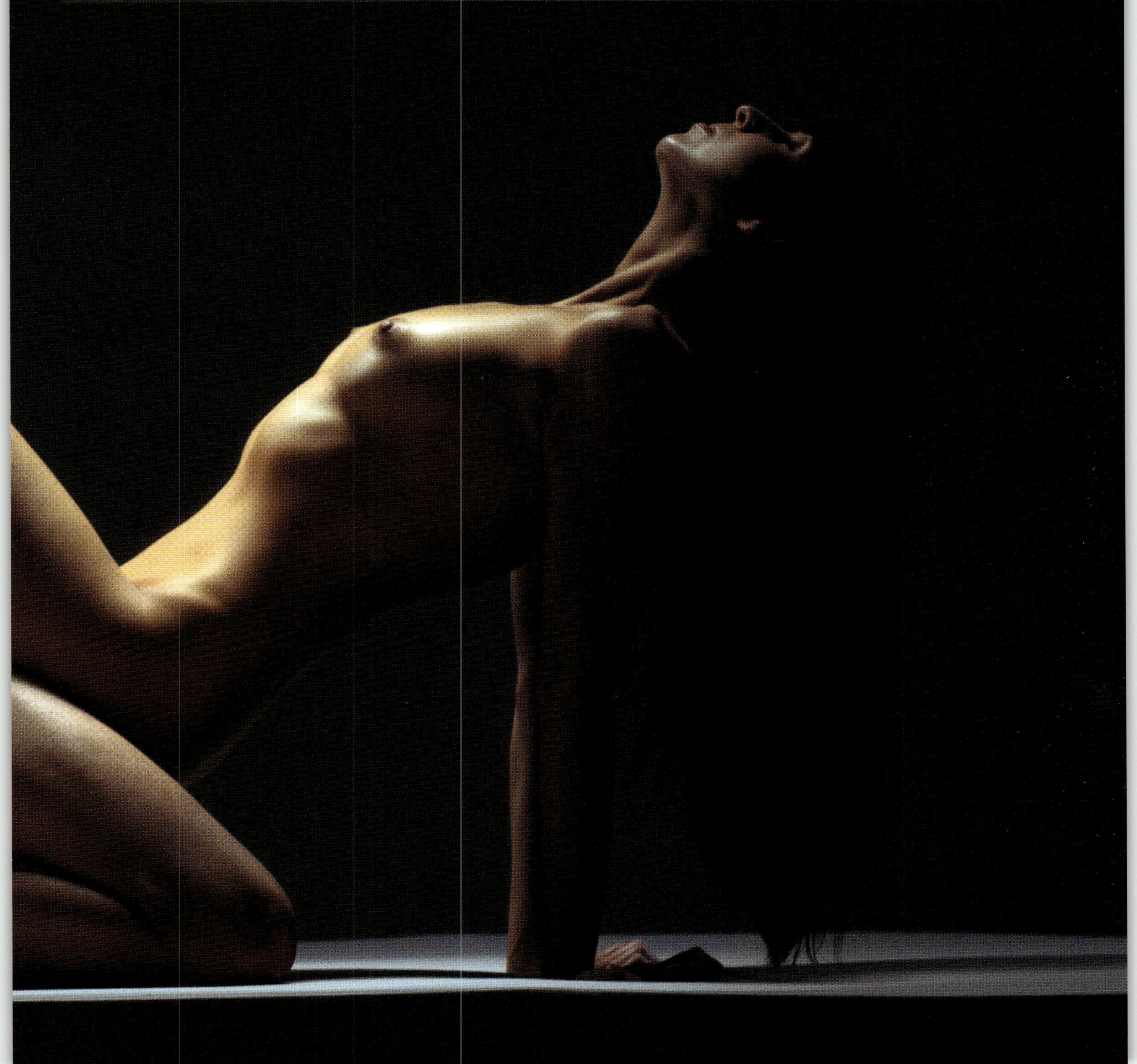

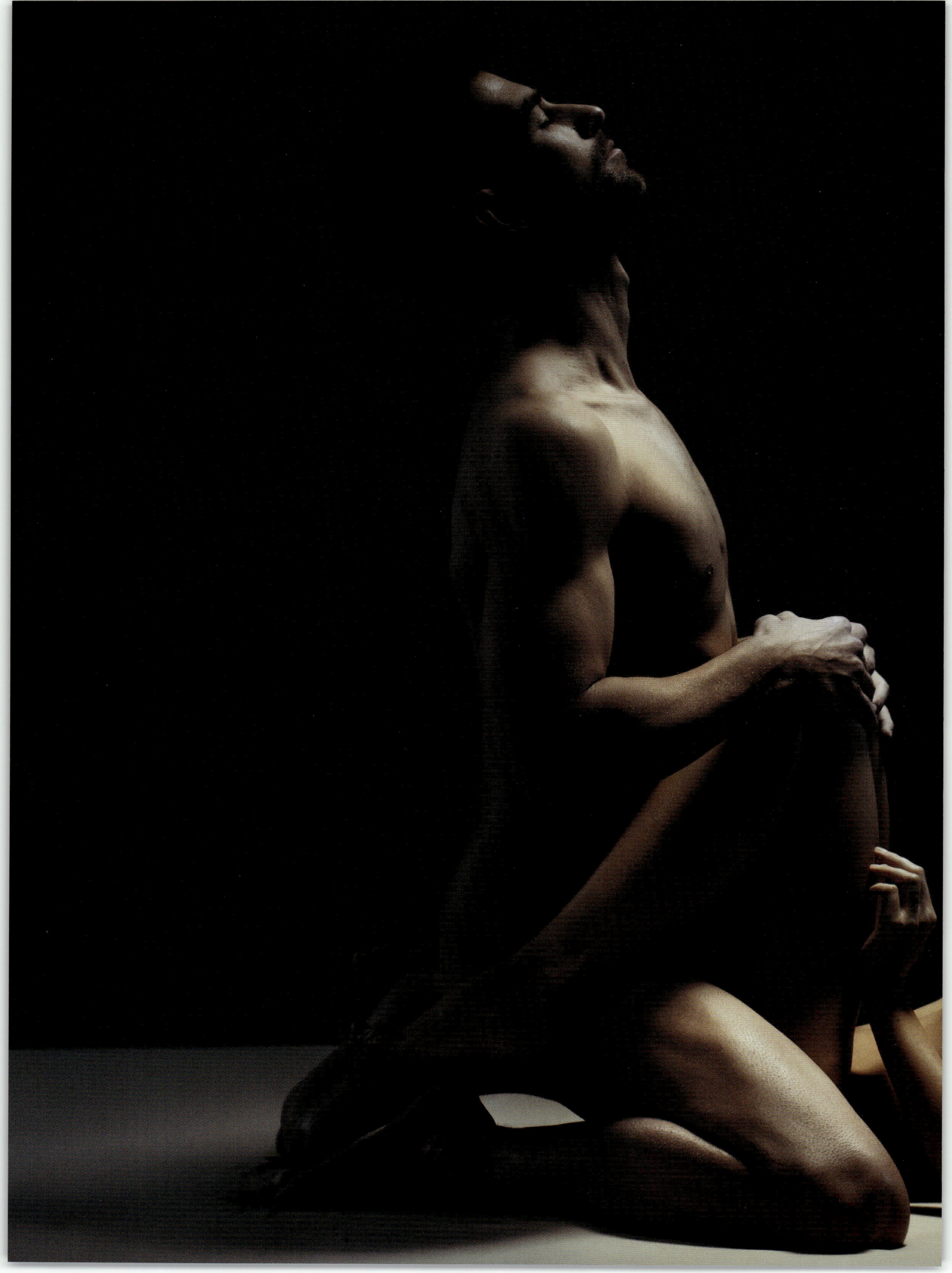

Stellung der Krabbe

Die Stellung der Krabbe wird auch als »Krebsstellung« bezeichnet. Die Frau legt sich auf den Rücken, winkelt ihre Beine an und zieht die Schenkel an die Brust.

Der Mann kniet sich im Fersensitz zwischen ihre Beine. Die Knie seiner Partnerin bleiben in dieser Stellung weitgehend geschlossen. Er schiebt ihre Oberschenkel sanft zusammen und hilft ihr dabei, die Beine ganz entspannt zu halten.

Der Mann übernimmt die aktive Rolle und kann das Becken seiner Partnerin ein wenig anheben, um die Vereinigung zu erleichtern.

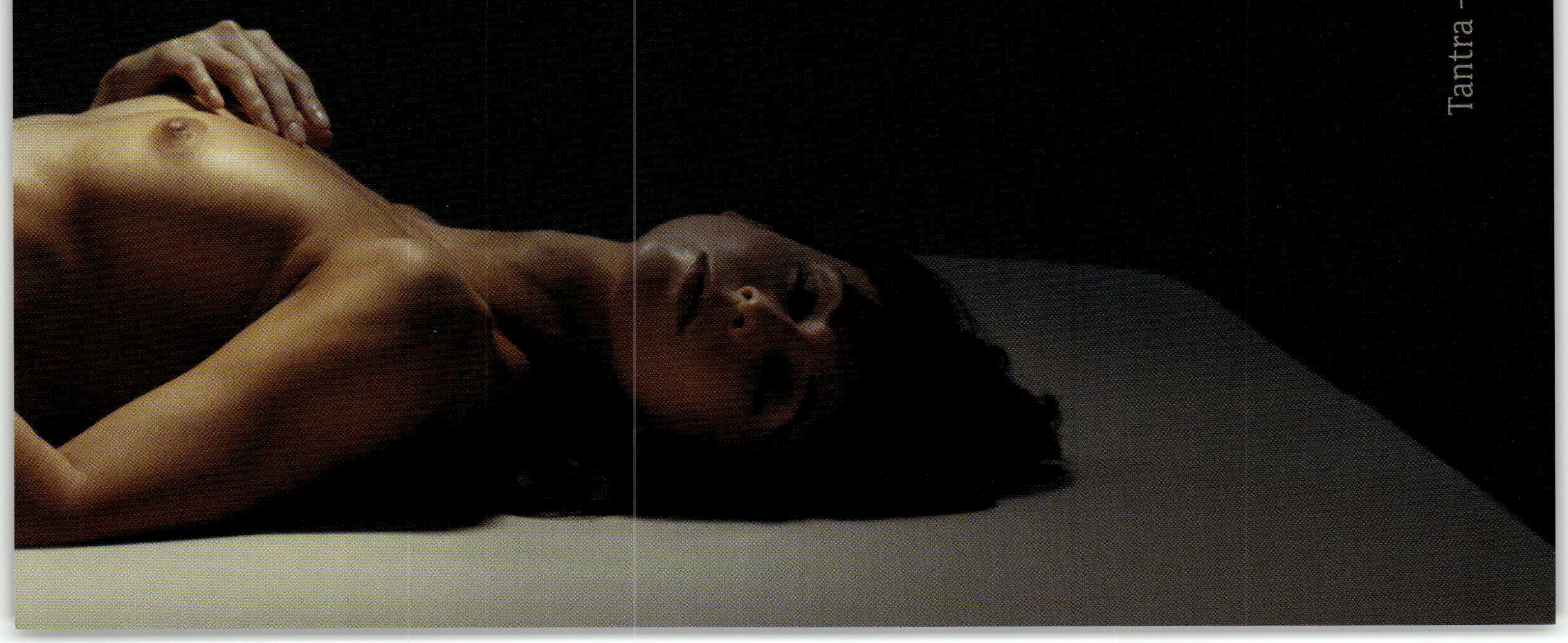

Gepresste Stellung

Wieder liegt die Frau entspannt auf dem Rücken. Sie winkelt ihre Beine an und sollte die Knie so nah wie möglich an ihren Oberkörper heranziehen. In der Endstellung stellt sie ihre Füße auf der Brust ihres Liebsten ab.

Diese Stellung ermöglicht es beiden, ein gutes Gleichgewicht zwischen Geben und Empfangen zu finden. Wenngleich der Mann die aktive Rolle übernimmt, kann seine Partnerin ihn während des Liebesaktes kontrollieren, indem sie den Druck auf seine Brust variiert und dadurch den Winkel seines Oberkörpers und die Tiefe des Eindringens beeinflusst.

Auch der Mann kann die Intensität variieren, indem er ihre Schenkel fester oder weniger fest zusammendrückt oder das Becken seiner Partnerin leicht anhebt.

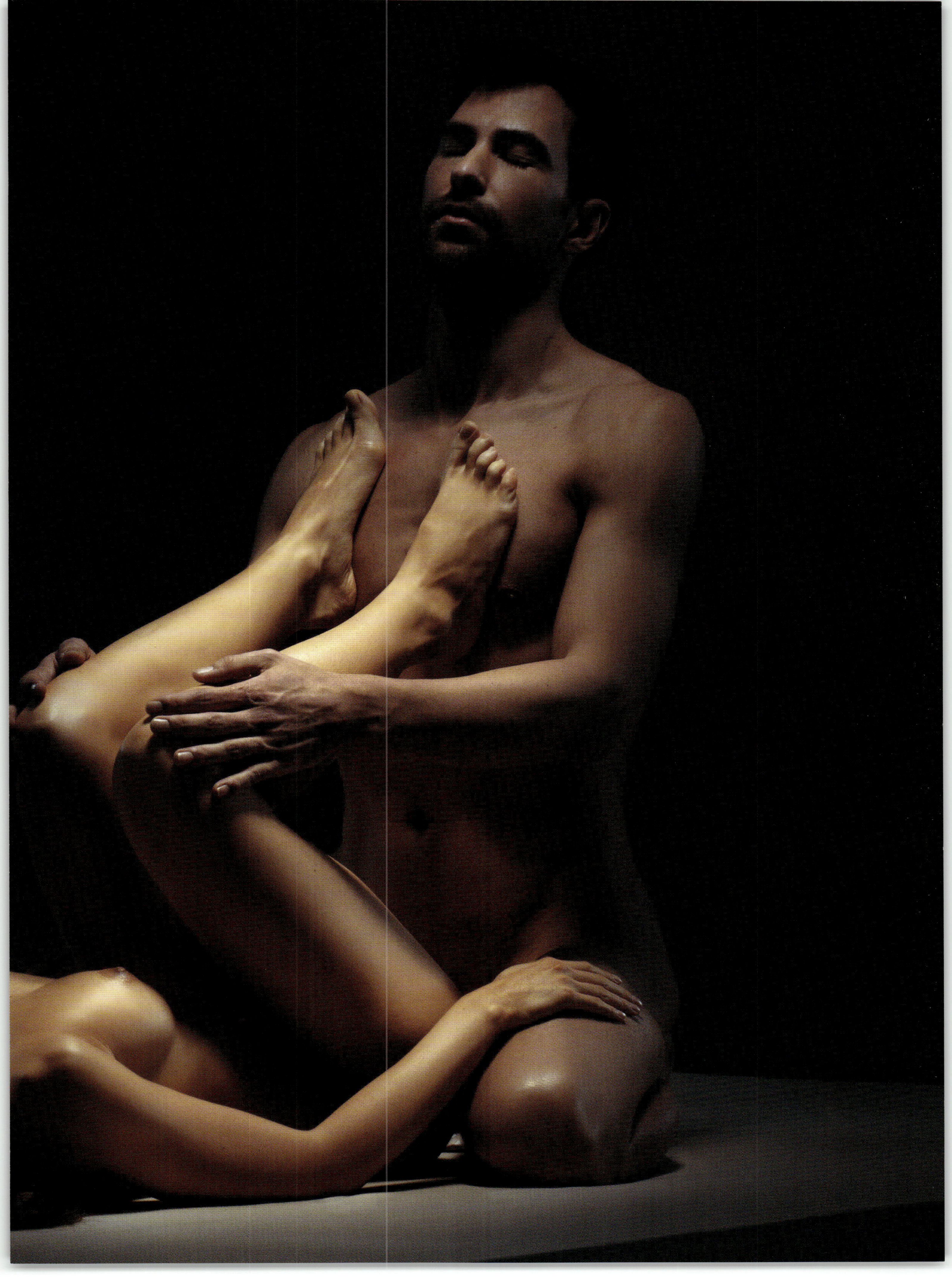

Gestreckte Haltung

Diese Stellung ist eine sehr einfache Variante der »Speerspitze« (siehe Seite 134). Die Frau liegt auf dem Rücken und zieht ihre Schenkel ganz an ihren Oberkörper heran. Dann hebt sie die gebeugten Beine nach oben und legt ihre Unterschenkel auf den Schultern ihres Partners ab.

Der Mann nimmt den Fersensitz ein und beugt den Oberkörper leicht nach vorne.

Die Technik lädt die Frau dazu ein, sich weit zu öffnen und erfordert entsprechend viel Vertrauen. Da die Haltung es dem Mann ermöglicht, sehr tief in seine Partnerin einzudringen, sollte er entsprechend vorsichtig und einfühlsam sein. Wie bei allen Tantra-Stellungen ist es auch hier wichtig, die eigenen Grenzen und die des Partners auszuloten. In einer Variante dieser Stellung legt die Frau ihre Füße nicht über die Schultern ihres Partners, sondern streckt die Beine senkrecht nach oben.

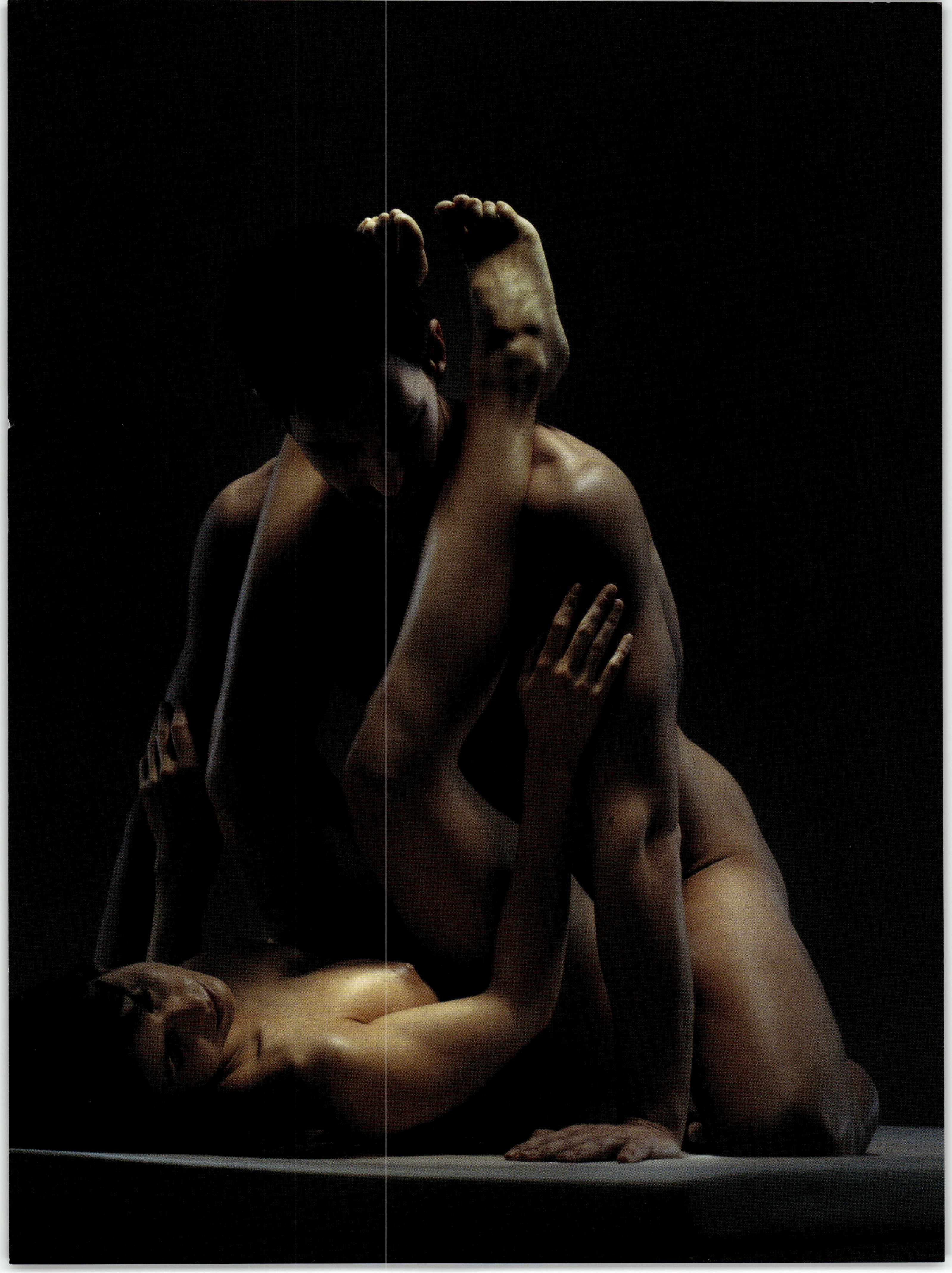

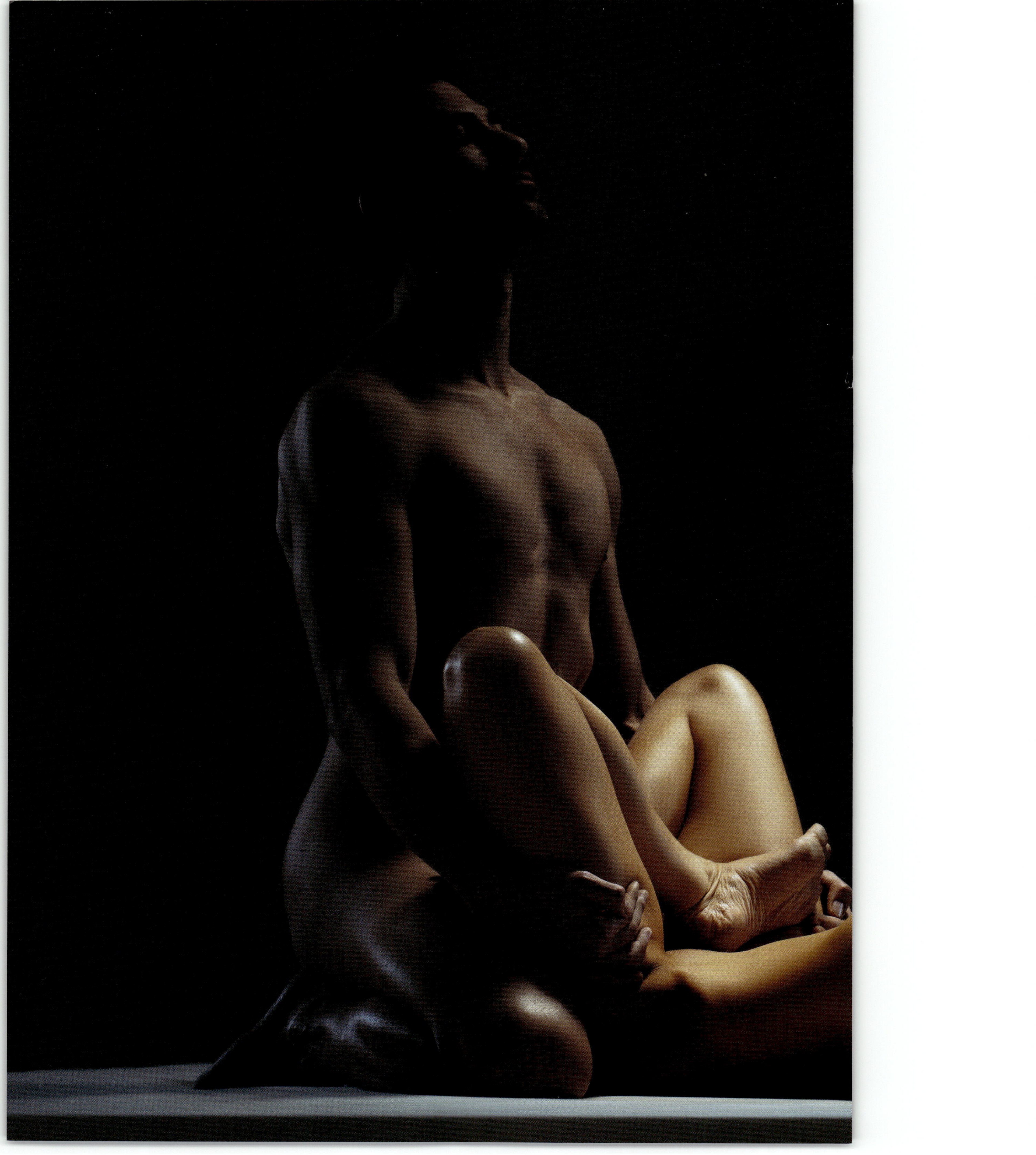

Lotosblatt

Diese Technik erfordert von der Frau ein hohes Maß an Flexibilität. Die hier beschriebene Variante ist auf alten Darstellungen indischer Tempel selten zu sehen – häufiger als in der Lotoshaltung werden die Beine im Schneidersitz gekreuzt. Achten Sie vor allem auf Ihre eigenen Möglichkeiten – für das Lustempfinden ist es letztlich gleichgültig, auf welche Weise Sie die Beine kreuzen.

Die Frau liegt auf dem Rücken und kreuzt die Beine. Im Lotossitz wird der rechte Fuß auf dem linken und der linke auf dem rechten Oberschenkel abgelegt – oder umgekehrt. Zwingen Sie sich jedoch keinesfalls in diese Stellung hinein. Nehmen Sie im Zweifelsfall lieber den halben Lotossitz (siehe Seite 53) oder aber den Schneidersitz ein, indem Sie Ihre Unterschenkel einfach in Höhe der Knöchel kreuzen.

Der Mann kniet im Fersensitz vor seiner Partnerin und unterstützt sie, indem er ihre Beine sanft hält oder ihr Becken etwas anhebt.

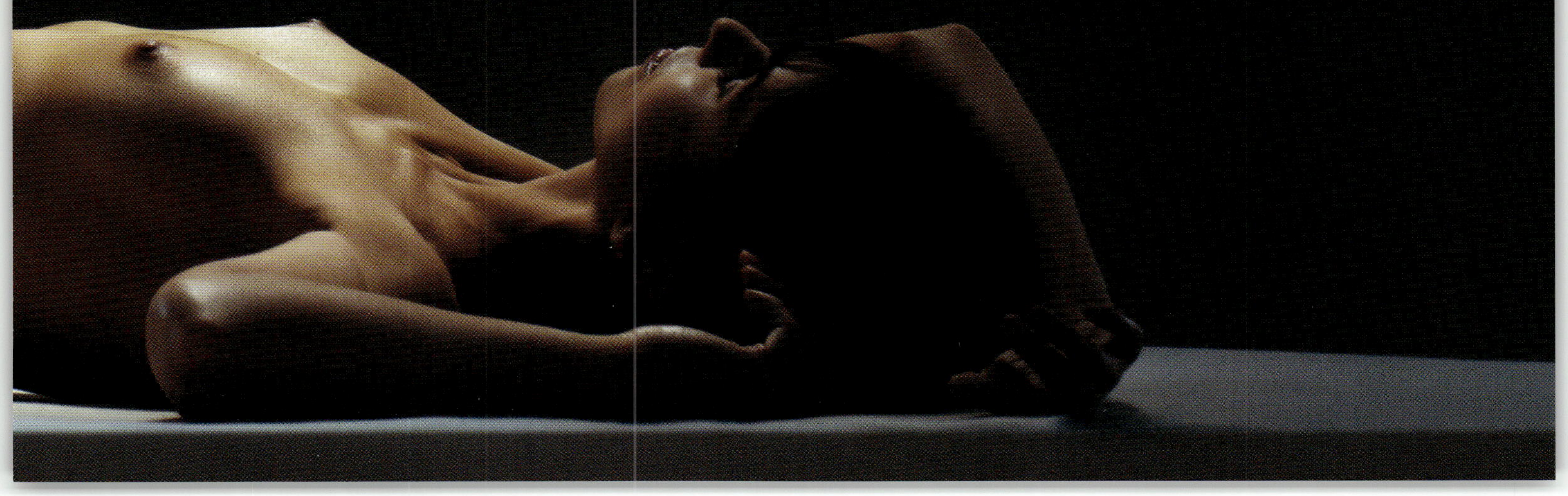

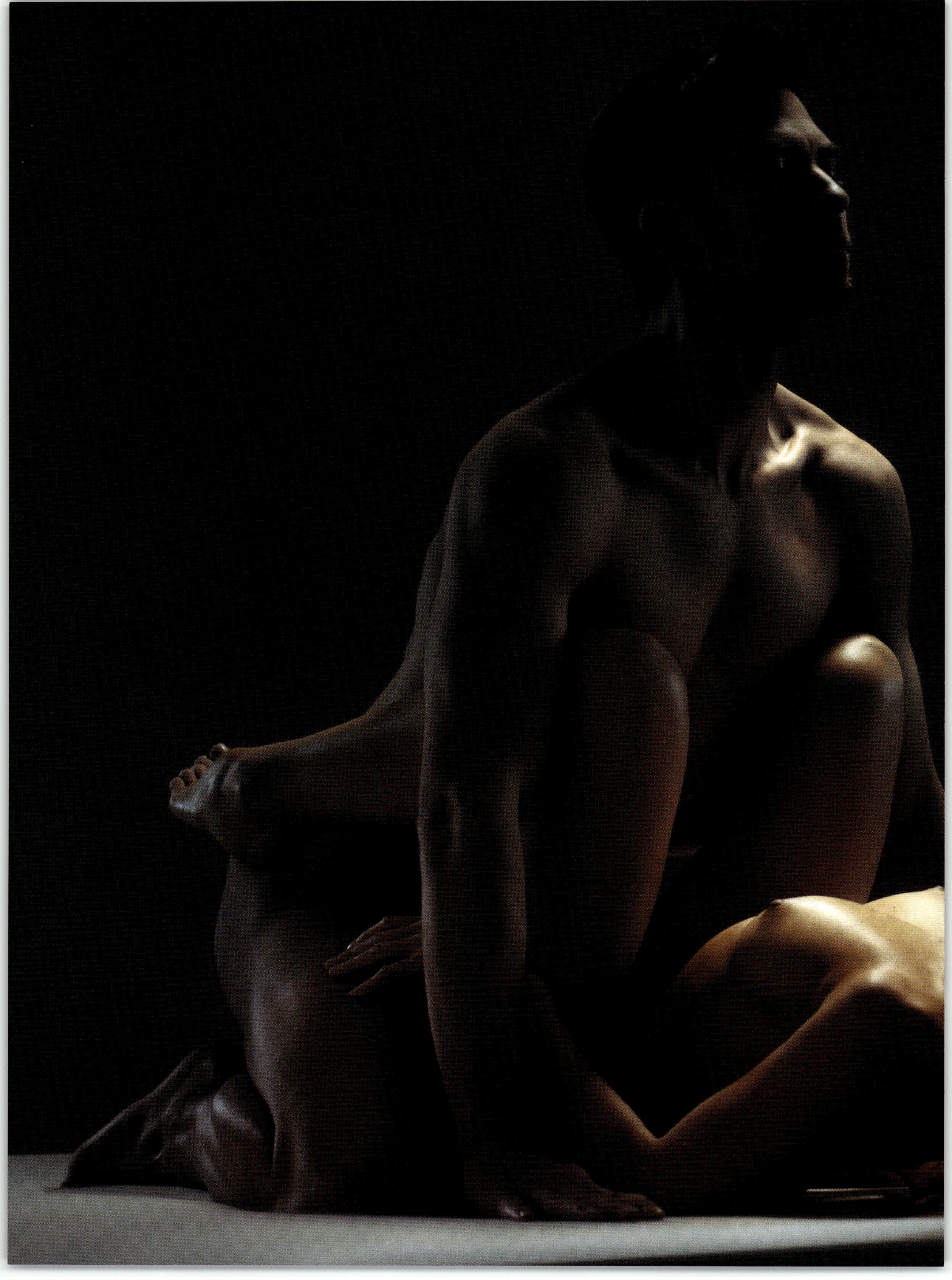

Indras Gattin

»Indras Gattin« ist eine Variation der »Stellung der Krabbe« (siehe Seite 136). Sie wird genauso eingenommen, der Unterschied besteht allerdings darin, dass die Knie der Frau diesmal nicht zusammengedrückt werden, sondern weit geöffnet bleiben sollten.

In der Ausgangsstellung zieht die Frau ihre Knie möglichst nah an den Oberkörper heran, um ihrem Partner das Eindringen zu erleichtern.

Der Mann kniet im Fersensitz vor seiner Partnerin und stützt das Gewicht seines Oberkörpers mit den Armen ab.

Anfangs sollten beide bewegungslos verharren, die Konzentration auf die unteren Chakras richten und versuchen, ihren Atem miteinander in Einklang zu bringen.

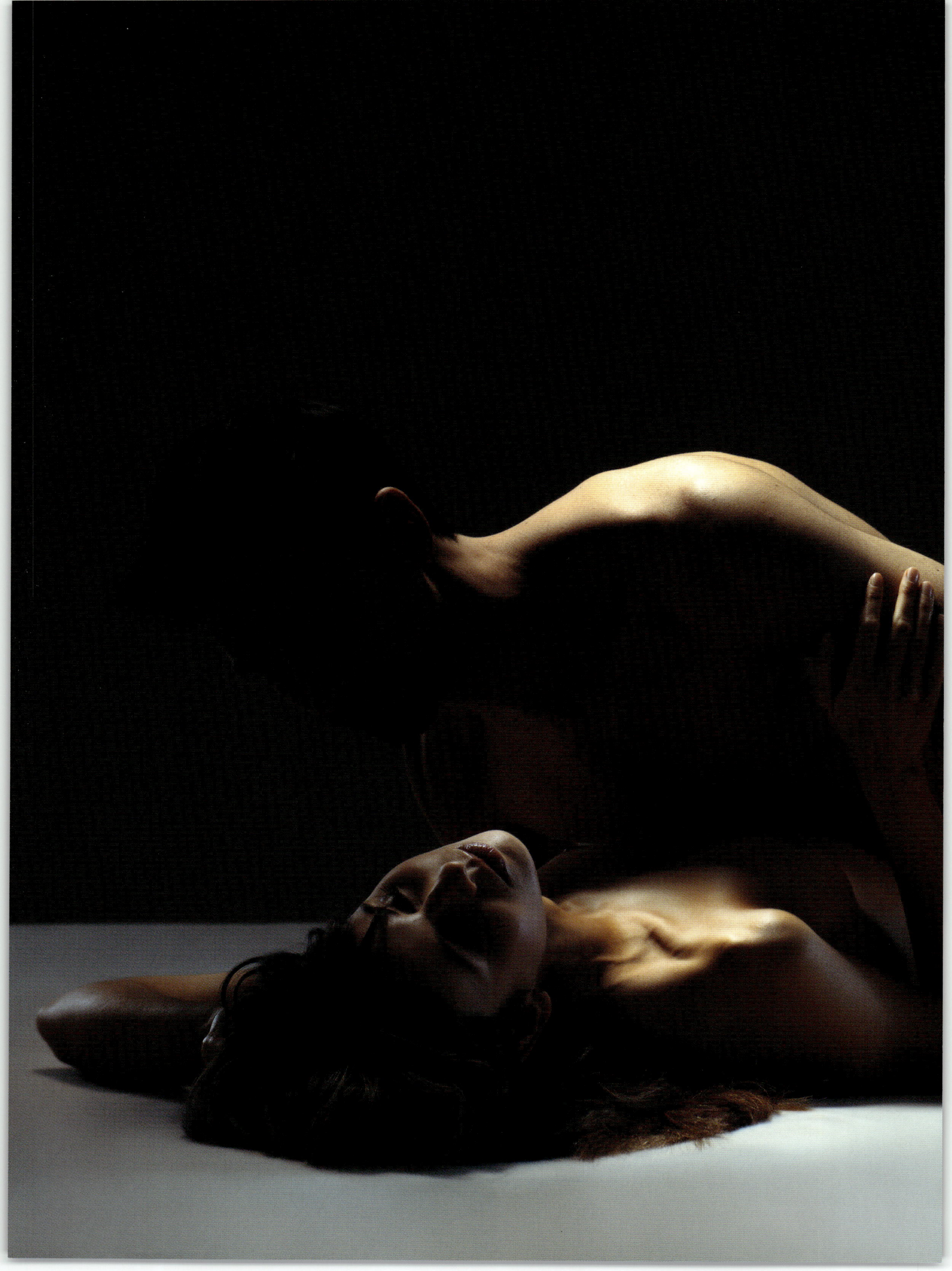

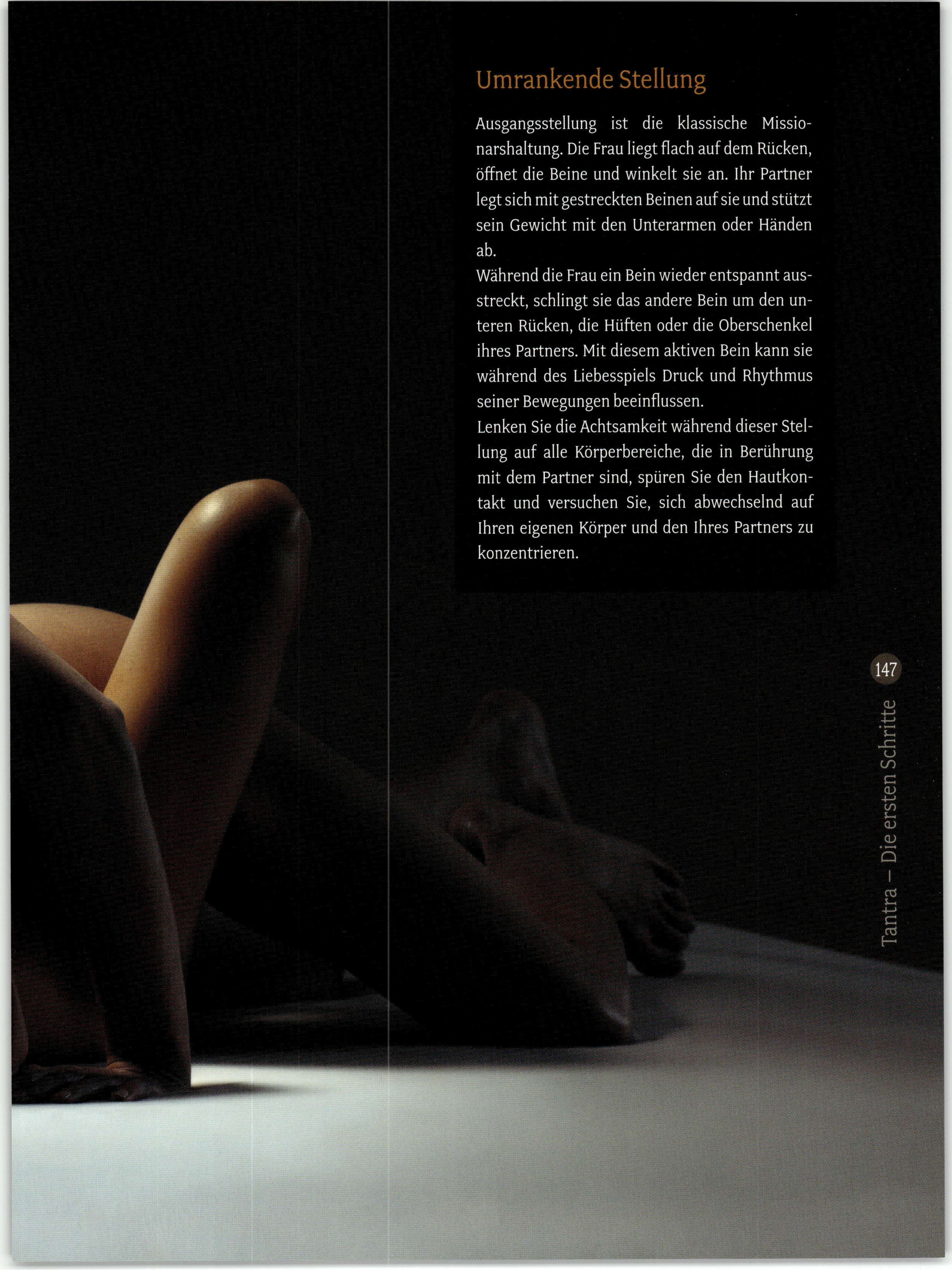

Umrankende Stellung

Ausgangsstellung ist die klassische Missionarshaltung. Die Frau liegt flach auf dem Rücken, öffnet die Beine und winkelt sie an. Ihr Partner legt sich mit gestreckten Beinen auf sie und stützt sein Gewicht mit den Unterarmen oder Händen ab.

Während die Frau ein Bein wieder entspannt ausstreckt, schlingt sie das andere Bein um den unteren Rücken, die Hüften oder die Oberschenkel ihres Partners. Mit diesem aktiven Bein kann sie während des Liebesspiels Druck und Rhythmus seiner Bewegungen beeinflussen.

Lenken Sie die Achtsamkeit während dieser Stellung auf alle Körperbereiche, die in Berührung mit dem Partner sind, spüren Sie den Hautkontakt und versuchen Sie, sich abwechselnd auf Ihren eigenen Körper und den Ihres Partners zu konzentrieren.

Offene Tigerhaltung

Die Frau lässt sich auf dem Bett im Vierfüßlerstand vor ihrem Liebsten nieder, der hinter ihr kniet. Während er die Hüften oder Taille seiner Partnerin mit den Händen umfasst, öffnet sie ihre Beine.

Die Stellung kann entweder durchgeführt werden, indem die Frau im klassischen Vierfüßlerstand bleibt oder aber ihren Oberkörper, Kopf und die Arme flach auf dem Bett ablegt und ins Hohlkreuz geht, während sie ihr Becken weit nach oben gestreckt hält, was die intensivere Variante ist.

Eine weitere Variante dieser Position besteht darin, dass die Frau ihre Beine nicht spreizt, sondern geschlossen hält, wobei ihr Partner seine Knie öffnen muss, damit sie ihre Beine zwischen seinen Knien ablegen kann.

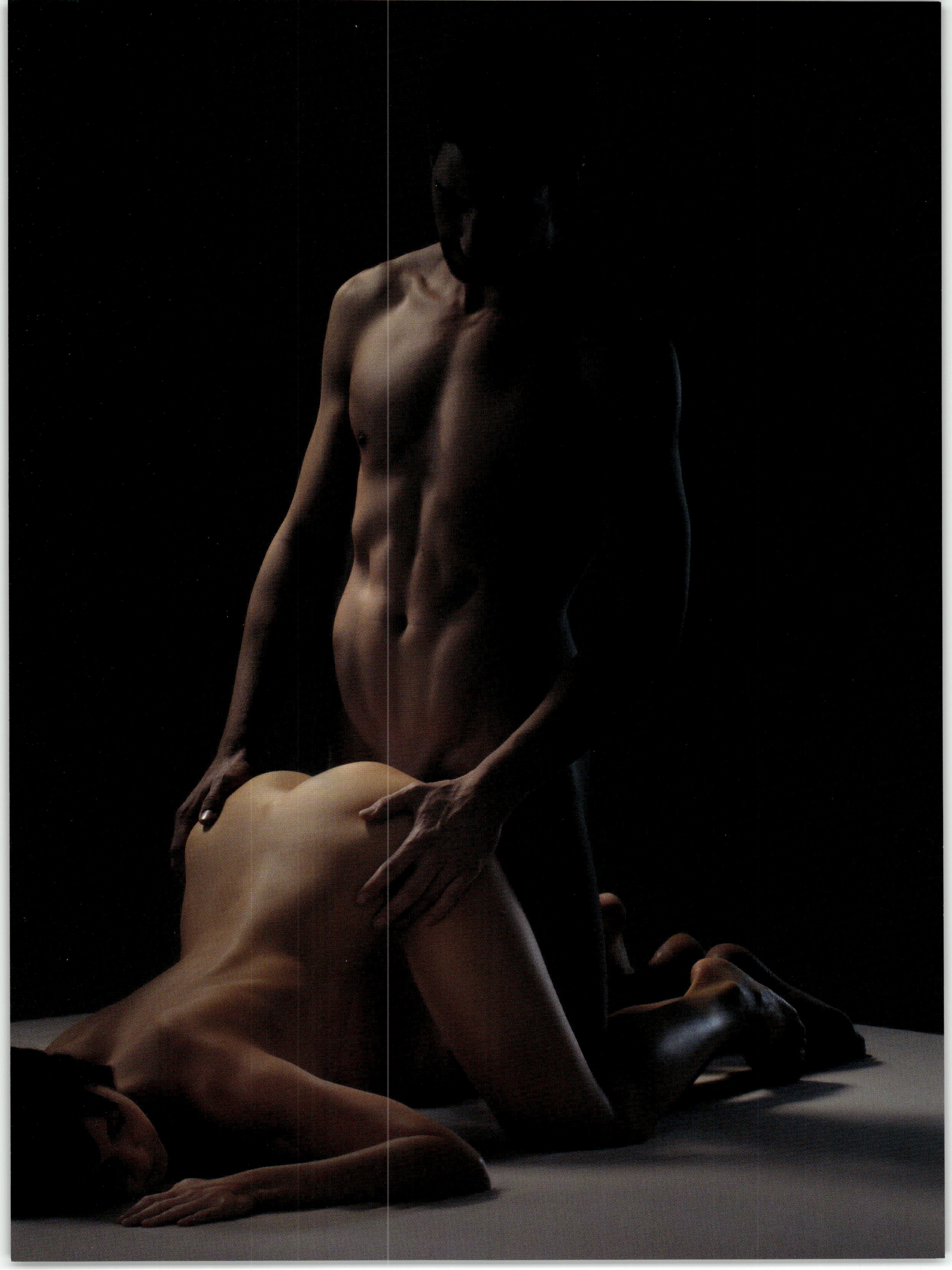

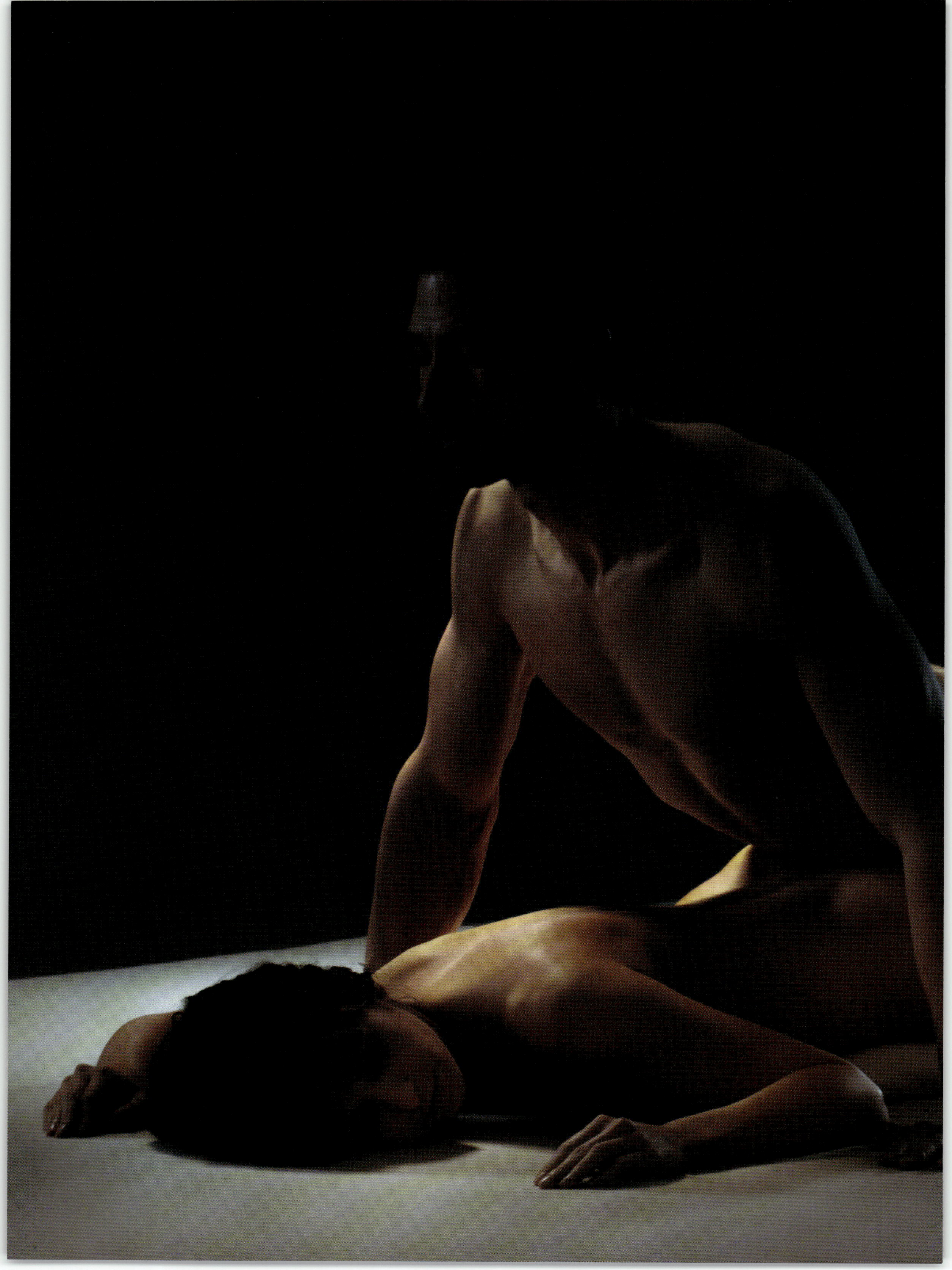

Elefantenhaltung

Im Gegensatz zur Tigerhaltung liegt die Frau in dieser Stellung flach auf dem Bauch. Die Beine bleiben gestreckt und werden nur wenig gespreizt. Um ihrem Partner das Eindringen zu erleichtern, sollte sie ein großes Kissen unter ihr Becken legen. Ihren Kopf kann sie auf ein Kissen oder die Stirn auf den verschränkten Händen ablegen.

Sobald der Mann von hinten in seine Partnerin eingedrungen ist, stützt er das Gewicht seines Oberkörpers mit den Händen ab. Sein Oberkörper kann entweder leicht nach oben gestemmt werden, oder er legt seine Brust auf dem Rücken seiner Partnerin ab, wobei er sein Gewicht auch hierbei mit den Händen oder Armen abstützen sollte.

Bleiben Sie einige Atemzüge lang regungslos in dieser Stellung liegen, nehmen Sie Ihren Partner achtsam wahr und stimmen Sie sich energetisch auf ihn ein, bevor Sie beginnen, sich sanft und rhythmisch zu bewegen.

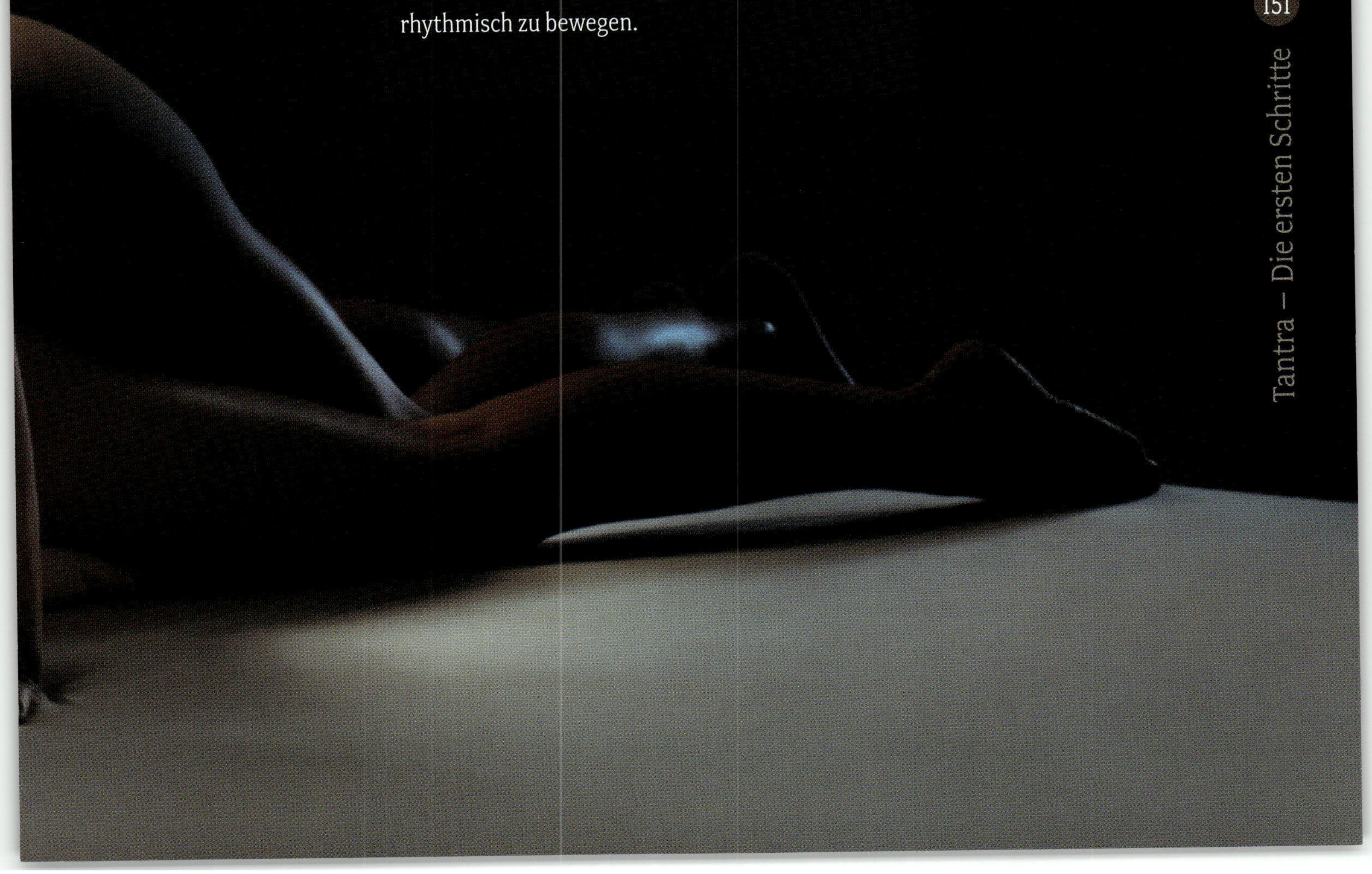

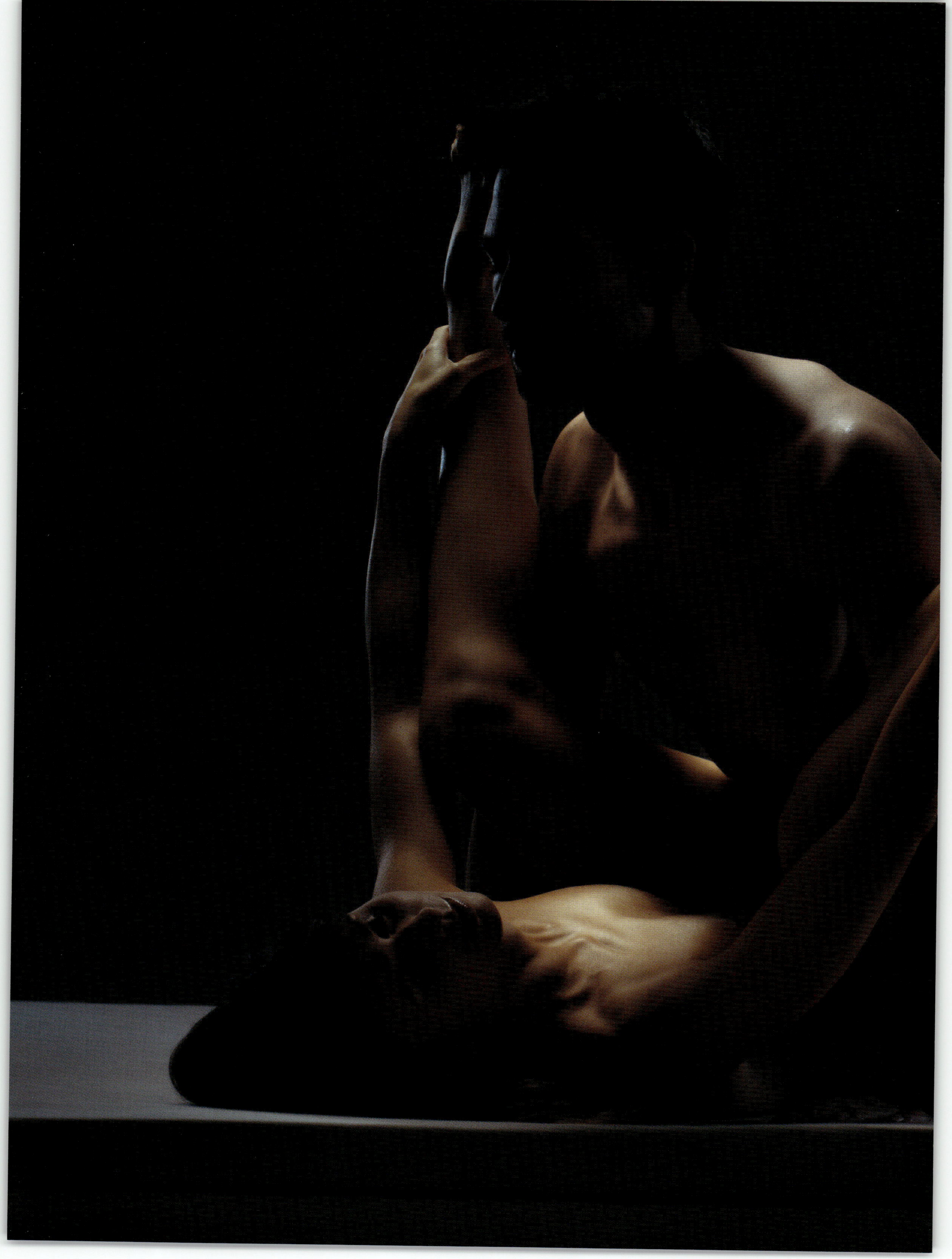

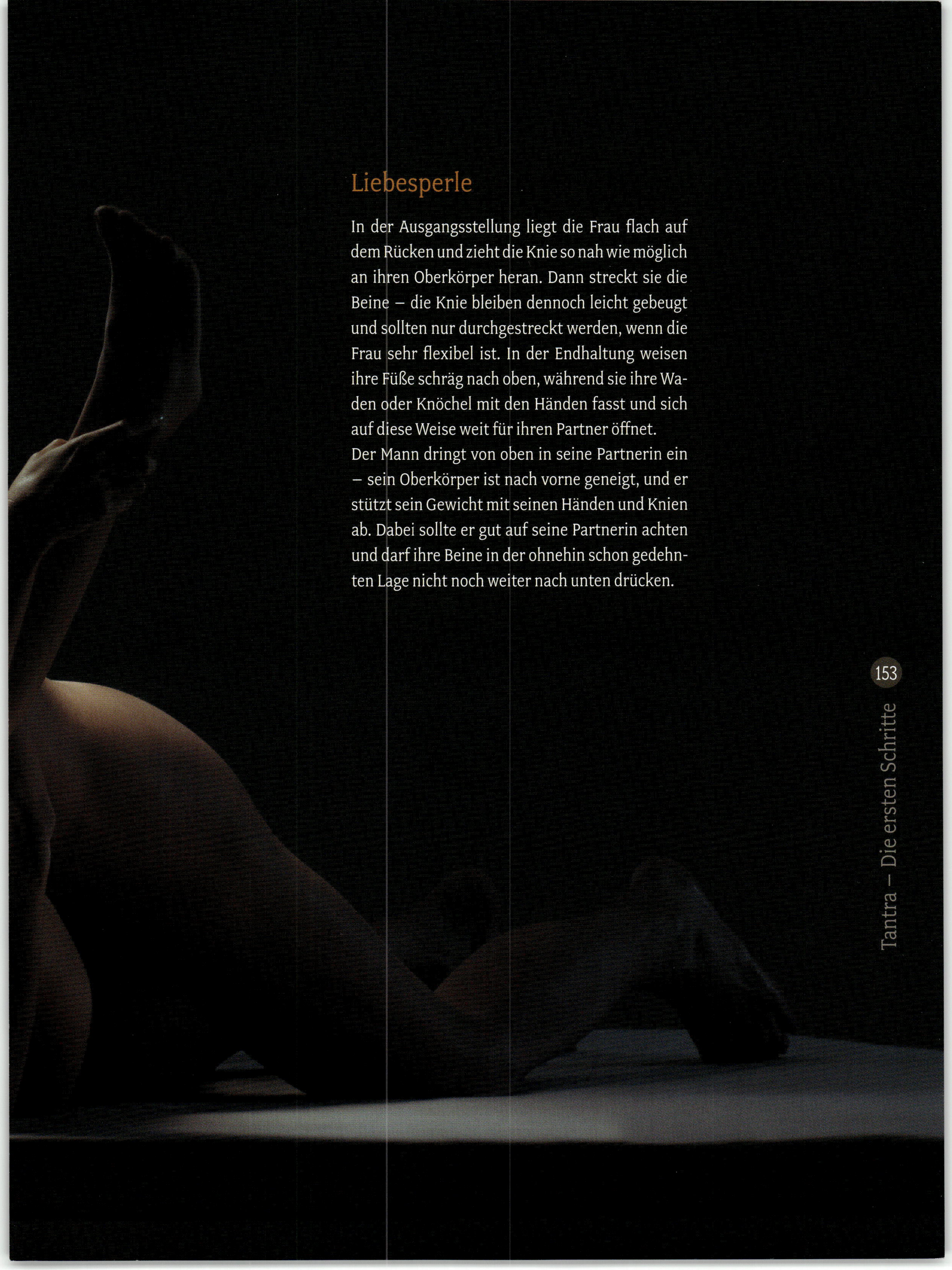

Liebesperle

In der Ausgangsstellung liegt die Frau flach auf dem Rücken und zieht die Knie so nah wie möglich an ihren Oberkörper heran. Dann streckt sie die Beine – die Knie bleiben dennoch leicht gebeugt und sollten nur durchgestreckt werden, wenn die Frau sehr flexibel ist. In der Endhaltung weisen ihre Füße schräg nach oben, während sie ihre Waden oder Knöchel mit den Händen fasst und sich auf diese Weise weit für ihren Partner öffnet.
Der Mann dringt von oben in seine Partnerin ein – sein Oberkörper ist nach vorne geneigt, und er stützt sein Gewicht mit seinen Händen und Knien ab. Dabei sollte er gut auf seine Partnerin achten und darf ihre Beine in der ohnehin schon gedehnten Lage nicht noch weiter nach unten drücken.

Liebesgrotte

Die Stellung der »Liebesgrotte« wird auch oft als »Löffelchen« bezeichnet. Um die Stellung einzunehmen, liegen beide Partner auf der gleichen Körperseite – der Mann liegt hinten, die Frau vor ihm, wobei sie ihm den Rücken zuwendet. Brust, Bauch und die Vorderseite der Oberschenkel des Mannes berühren also ihren Rücken, ihren Po und die Rückseite ihrer Beine.

Um das Eindringen zu erleichtern, sollte die Frau ihre Beine anfangs ein wenig spreizen. Danach kann sie sie entweder leicht geöffnet lassen oder schließen. In dieser Stellung ist der Hautkontakt sehr eng. Während die Frau sich an ihren Liebsten schmiegt, kann er seinen Arm um sie legen oder sie streicheln.

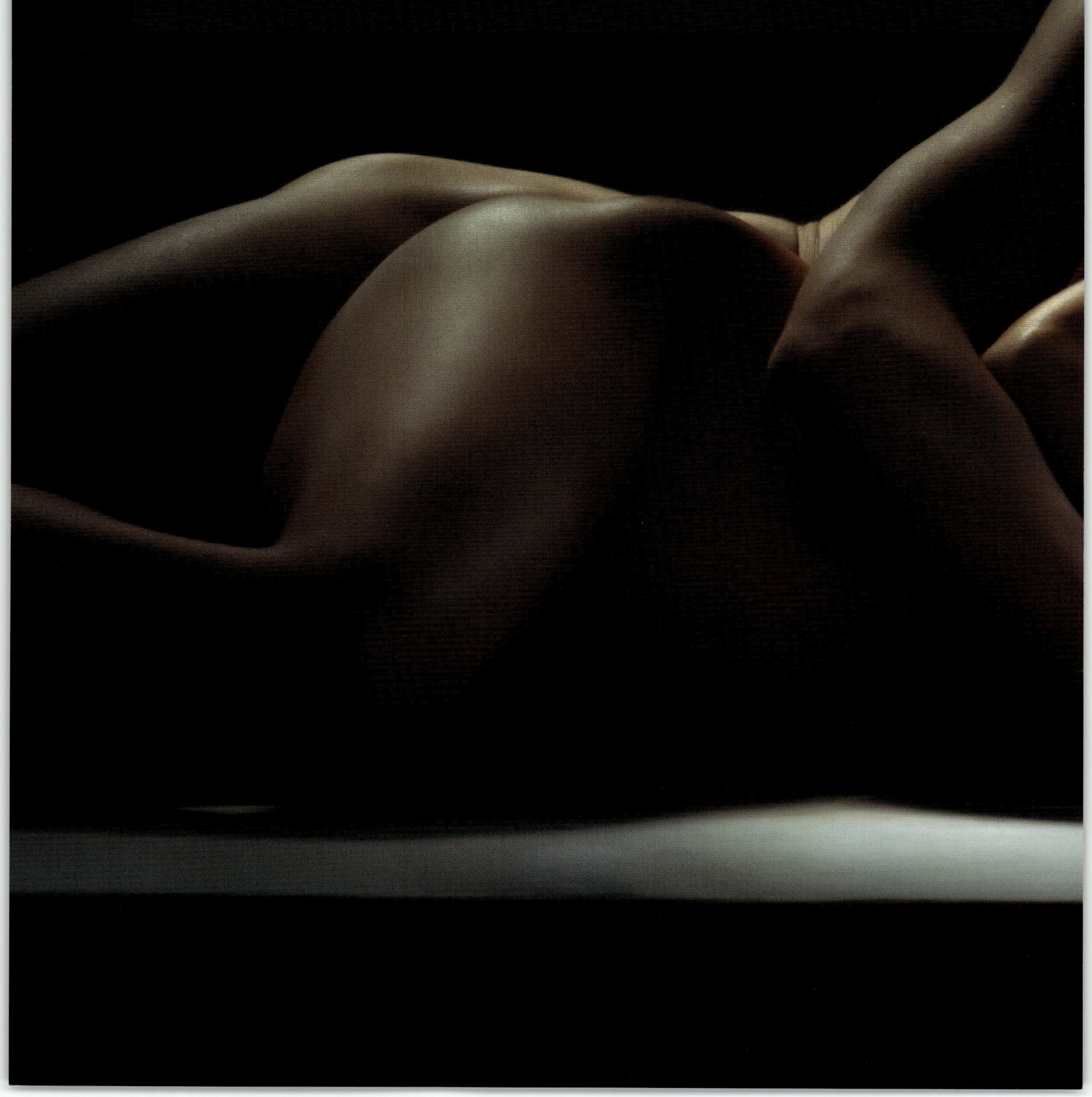

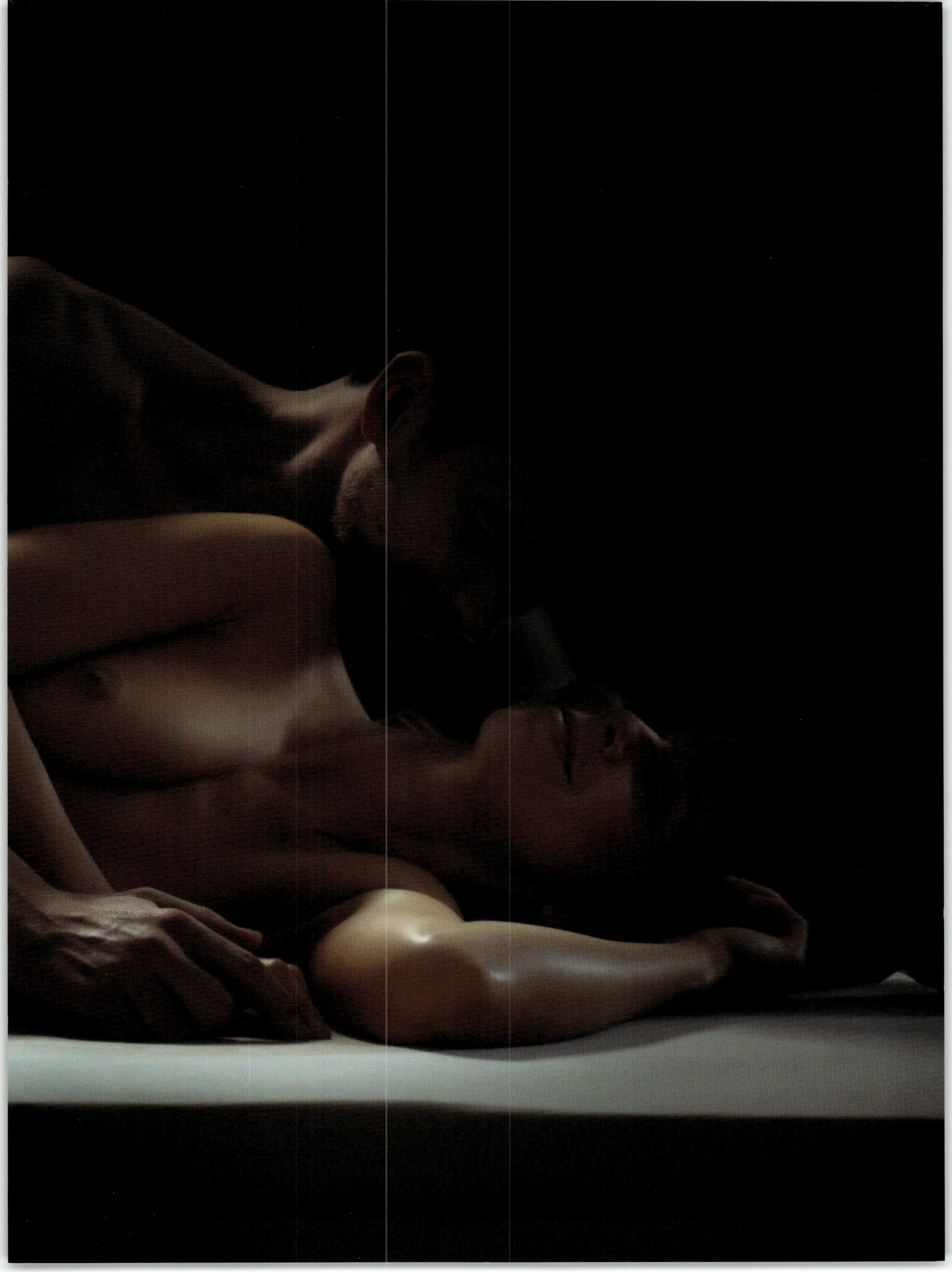

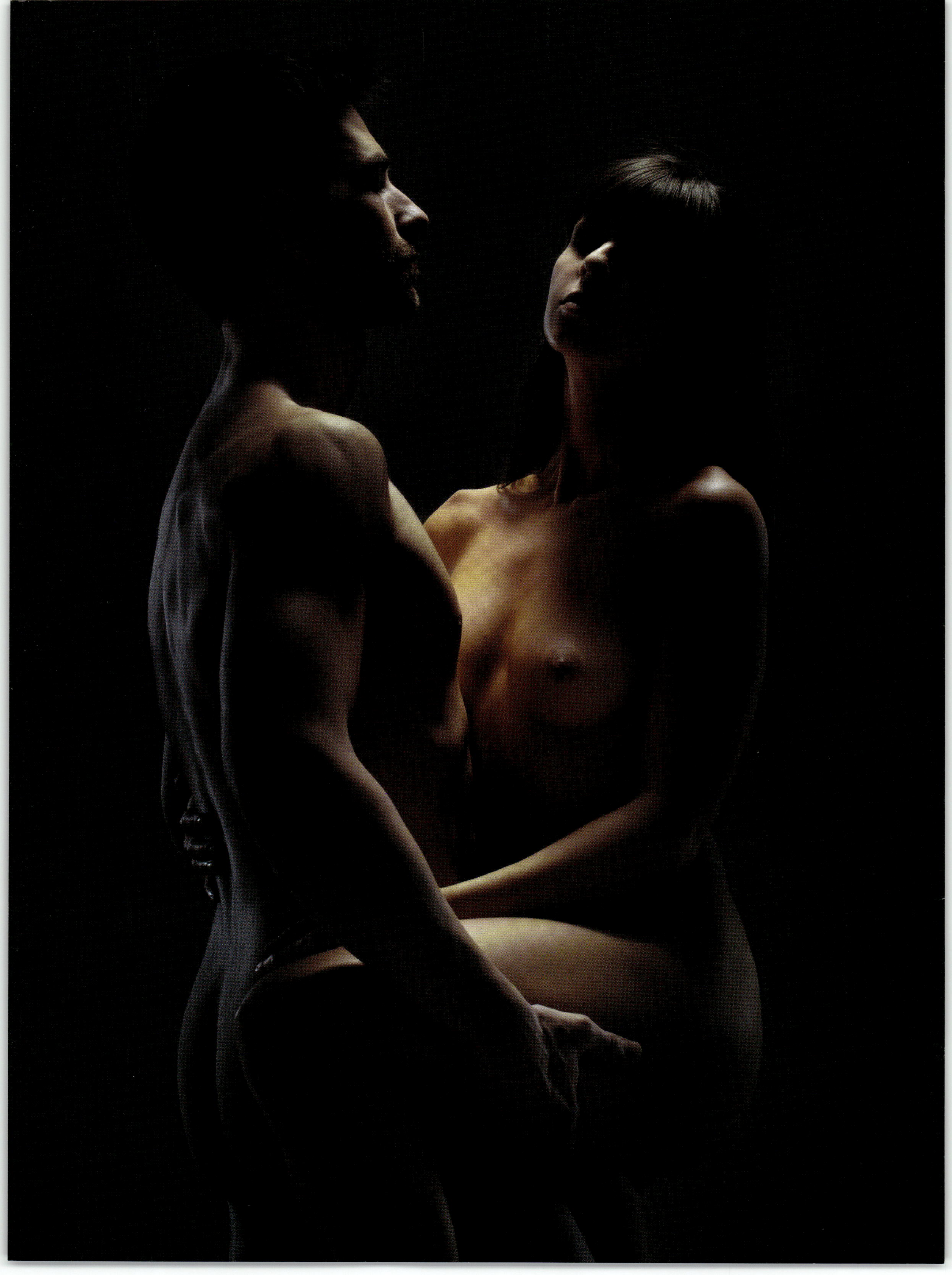

Umrankender Efeu

Ebenso wie sitzende sind auch stehende Stellungen gut geeignet, um Energieblockaden in sämtlichen Chakras zu lösen. Der »umrankende Efeu« setzt voraus, dass der Größenunterschied zwischen den Partnern nicht zu groß ist. Notfalls kann die Frau aber auch auf einem kleinen Schemel stehen, wenn sie deutlich kleiner als ihr Partner ist.

Der Mann steht aufrecht – die Füße sind etwa hüftbreit auseinander und die Knie bleiben locker und leicht gebeugt.

Seine Partnerin schmiegt sich möglichst eng an ihn an, hebt ein Bein an und schlingt es um seine Taille. Sie kann ihm helfen, seinen Lingam einzuführen, was in stehenden Stellungen manchmal schwierig sein kann.

Der Mann stützt seine Partnerin, indem er ihren Oberschenkel hält. Der »umrankende Efeu« fällt leichter, wenn einer der beiden Partner sich mit dem Rücken an einer Wand abstützt.

Weitere Titel von Kalashatra Govinda

160 Seiten
mit über 60 Farbfotos
und Illustrationen

ISBN: 978-3-424-15324-8

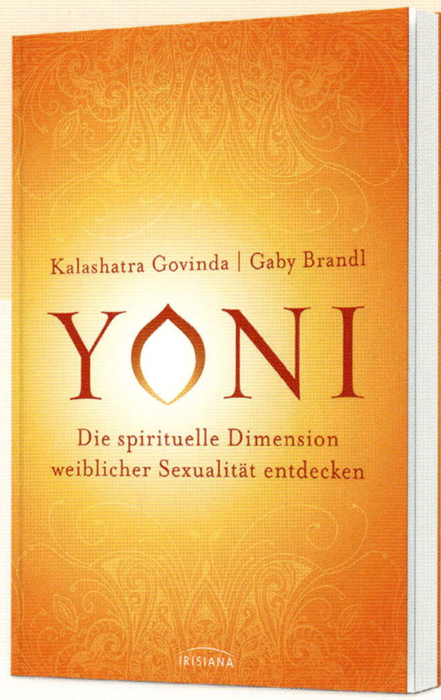

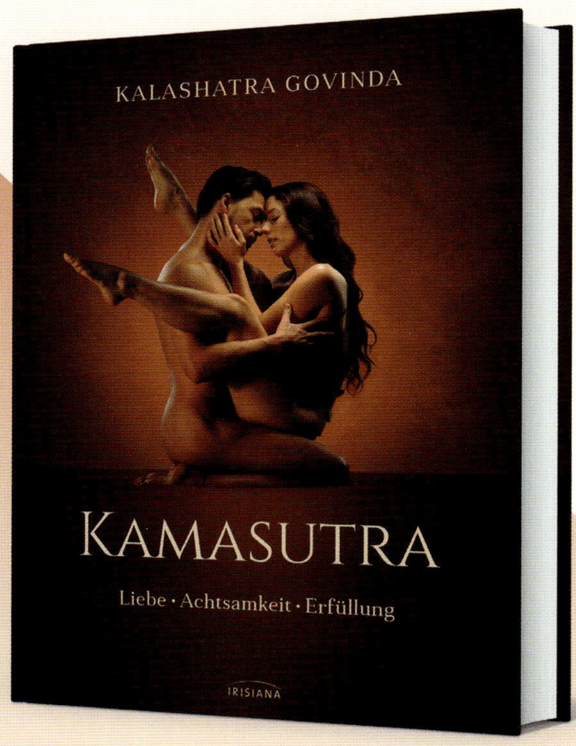

160 Seiten
mit über 100 Farbfotos

ISBN: 978-3-424-15267-8

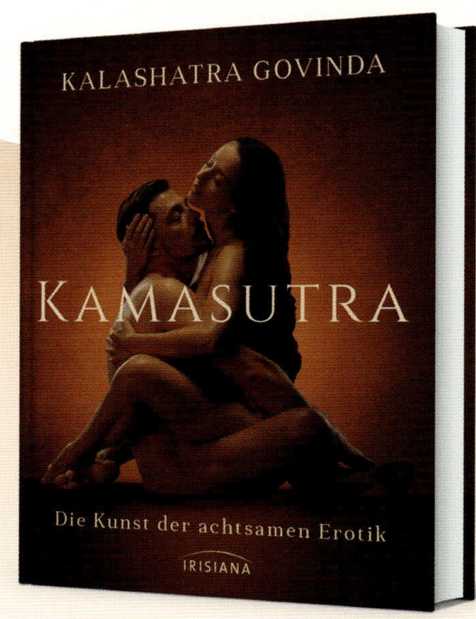

112 Seiten
mit über 60 Farbfotos

ISBN: 978-3-424-15365-1

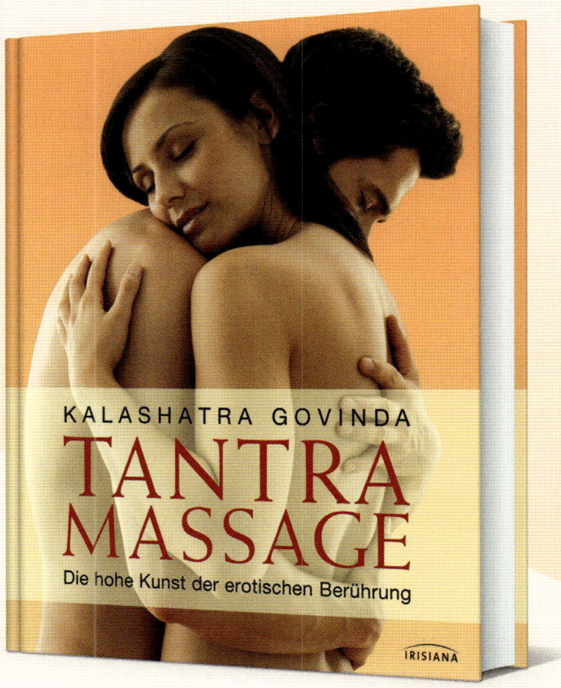

112 Seiten
mit über 100 Farbfotos
und Illustrationen

ISBN: 978-3-424-15163-3

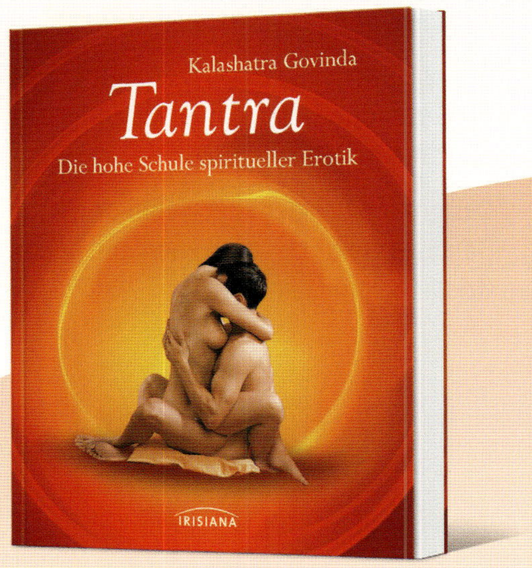

144 Seiten
mit über 50 Farbfotos

ISBN: 978-3-424-15206-7

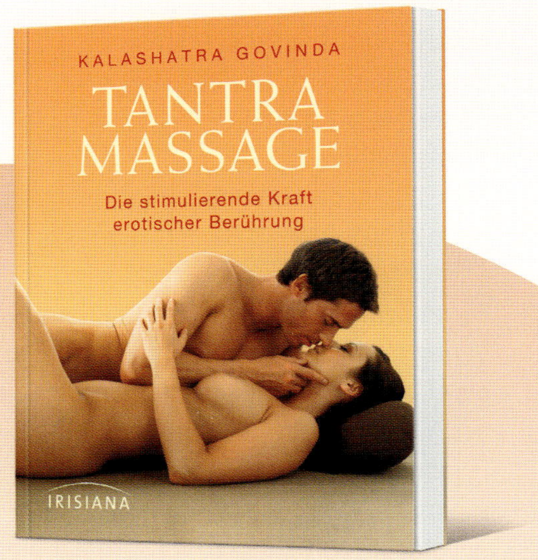

144 Seiten
mit über 80 Farbfotos

ISBN: 978-3-424-15162-6

Impressum

1. Auflage

Neumarkter Straße 28, 81673 München
Projektleitung: Sven Beier
Satz, Layout und Umschlaggestaltung: Christian Martin Weiss
Bildredaktion: Sabine Kestler
Herstellung: Angelika Tröger
Druck und Bindung: DZS Grafik d.o.o., Ljubljana
Printed in Slovenia

MIX
Papier aus verantwortungsvollen Quellen
FSC® C106600

Verlagsgruppe Random House FSC® N001967

ISBN: 978-3-424-15389-7

Bildnachweis:
Fotografie: Christian Martin Weiss
Assistenz: Sylwia Makris
Models: Katharina und Etienne
Styling: Rebekka Dornhege Reyes
Haare/Make up: Nilgün Konya
Mit Ausnahme von:
Seite 25: Nicolas Olonetzky/Südwest Verlag
Seite 27, Seite 30-33: Sabine Timmann

Weitere Bücher von Kalashatra Govinda

Tantra Massage.
Die hohe Kunst der erotischen Berührung
(Irisiana, München 2012)

Tantra – Geheimnisse östlicher Liebeskunst
(Irisiana, München 2013)

Shiva Shiva. Das Geheimnis der indischen Götter.
Mythen, Meditationen, Rituale
(Kailash, München 2014)

Kamasutra: Liebe – Achtsamkeit – Erfüllung
(Irisiana, München 2015)

Aura Praxisbuch: Den Energiekörper wahrnehmen und heilen
(Irisiana, München 2016)

Grundlagen des Atem-Yoga:
Lebensenergie wecken, Selbstheilungskräfte aktivieren, Gelassenheit entwickeln. Mit allen klassischen Pranayama-Übungen (Buch mit CD)
(Irisiana, München 2017)

Yoni – Die spirituelle Dimension weiblicher Sexualität entdecken
(Irisiana, München 2017)

Chakra-Praxisbuch. Spirituelle Übungen für Gesundheit, Harmonie und innere Kraft
(Goldmann, München 2018)

Das große Buch der Energieheilung:
Den Energiekörper verstehen und behandeln
(Irisiana, München 2018)